통합교정운동 중심의

허리근 솔루션

이민규 외 옮김

개선된 기능을 위한 재활, 교정운동, 및 트레이닝을 위한 지침서

The Psoas Solution

The Practitioner's Guide to Rehabilitation, Corrective Exercise, and Training for Improved Function

Evan Osar

영 문 출 판 사

■ **역자대표**

이민규 이천 현대치과 원장

■ **옮긴이** (가나다 순)

김소영 더 클래식 500, 골프피지오센터 원장
김우성 맘스바디케어 대표
김항진 MPI 모던필라테스 대표
김효철 원광디지털대학교 한방미용예술학과 교수
박찬후 김천대학교 스포츠재활과 교수
배혜진 밸런스원 운동센터 대표
전재국 청담 우리들병원 척추건강치료실 실장
최신우 (주) 케이나인 케어스 대표

The Psoas Solution by Evan Osar

허리근 솔루션 : 개선된 기능을 위한 재활, 교정 운동, 및 트레이닝을 위한 치료사의 가이드는 캘리포니아 Berkeley에 있는 비영리 교육 기반인, 주민 예술과 과학의 연구를 위한 협회의 지원으로 발행되었으며, 이 협회는 파트너들과 협업으로 다문화 관점을 개발하고, 예술, 과학, 인류애, 및 치유에 관한 전체론적인 시각을 육성하고, 그리고 인체, 정신, 및 자연의 관계에 관한 출판업으로서 개인과 전체 교류의 씨앗이 된다.

통합교정운동 중심의
허리근 솔루션

2019년 8월 23일 초판인쇄
2019년 8월 30일 초판발행

지은이 : Evan Osar
옮긴이 : 이 민 규 외
발행인 : 박 병 조
발행처 : 도서출판 영문출판사
등　록 : 1987년 12월21일 제2-419호
주　소 : 서울시 강남구 삼성동 69-1
전　화 : (02) 514-5590, 776-5590
팩　스 : (02) 756-8943
홈페이지 : www.ymsbook.net
E-mail : yeongmunsa@empal.com
정　가 : 25,000원
ISBN 978-89-7224-452-3 93510

※ 파본은 교환해 드립니다.

목차 Contents

실험, 발견, 및 가장 중요한 것으로 배움에 대한 기회를 마련해 준 멋진 개인들 모두에게 이 책을 바칩니다.
나를 믿고 당신의 건강을 맡긴 것에 대해 감사드립니다.

감사의 글 Acknowledgments

감사의 말을 전하고 싶다:

내 발행인 Jon—당신과 함께 일을 한 것은 기쁨이었고 당신과 전문적인 관계를 갖는 복을 받았습니다. 나에게 나의 메시지를 쓰고 전달할 기회뿐만 아니라 창의적인 자유를 제공해 주신 것에 감사합니다.

Gretchen—내 첫 책을 건설적으로 비평을 한 이후 나의 코치가 된 것은 당신의 의도라고 생각하지 않습니다; 그러나, 이것은 많이 흩어져 있던 내 생각과 아이디어들을 정리하도록 하는 과정을 통해서 나는 그들이 바라건대 다른 이들을 교육하고 힘을 넣어 줄 수 있게 돕도록 표현할 수 있게 되었습니다. Gretchen, 당신의 안내, 부드러운 격려, 및 지난 몇 년간의 단호한 지원 모두에 감사 드립니다. 나의 집필과 교습은 우리가 함께 일한 인연으로 영원히 바뀌었습니다.

내가 지극하게 사랑하는 아내인 Jenice—당신은 나에게 지지와 기반을 주었으며, 최고가 되라고 매일 응원했습니다. 당신은 내 일부분이기 때문에 내 생의 모든 나날을 축복이라 생각합니다.

나는 배움과 성장을 계속하기 위해서 가장 필요한 것은 인간애라고 생각합니다. 만약 누군가 자신을 다른 누구보다도 스마트하고 아는 것이 많다고 간주할 경우, 누군가가 선택한 분야에서 가장 스마트한 사람들을 찾고 그에게서 배울 기회가 부족하게 될 것이다. 나는 많은 훌륭한 개인들이 수 년 이상 배우고 연구할 영광을 가진 것을 알고 있으며 감사하게 생각한다. 이러한 사람들은 그 분야에서 진정한 천재들이며, 나는 Isaac Newton경의 유명한 인용구가 항상 생각이 난다:

"내가 더 멀리 볼 수 있었던 것은 거인의 어깨 위에서 있었기 때문이다." 다 말씀은 드리지 못하지만 그러한 분들은 다음과 같다:

Linda-Joy Lee박사, Diane Lee, Shirley Sahrmann, Karel Lewit, Vladimir Janda, Pavel Kolar, 및 the Prague School 강사들, Paul Hodges박사, Gwendolyn Jull, Carol Richardson, Julie Hides, 및 Sean Gibbons. 이러한 분들에게서 배울 기회를 가졌다는 것이 나를 겸손하게 만들었다. 그들의 기여를 이 책 전체에서 볼 수 있다.

Evan Osar

서문 Preface

〈허리근 솔루션〉을 구입하였거나 선물로 받았을 경우, 둘 중의 하나일 것이다:

1. 카이로프랙터, 일반 의사, 물리치료사, 피트니스 전문가, 또는 도수 치료사로 허리, 골반, 또는 힙 문제들이 허리근과의 연관이 의심되는 경우이다.

   나는 이 책의 내용이 현재 지식 기반을 늘려주고, 보다 중요하게, 허리근과 연관된 만성적인 자세 및 움직임 증후군을 겪고 있는 고객이나 환자들뿐만 아니라, 높은 수준으로 기능하기를 원하는 고객들과 함께하는 당신의 치료를 도울 수 있는 실질적인 정보가 되기를 바란다.

2. 당신은 만성적인 허리나 골반 또는 힙 문제들을 겪고 있거나 카이로프랙터, 메디컬 의사, 물리치료사나 마사지치료사가 허리근이 당신 문제의 원인이라는 말을 들은 누군 가이다.

   나는 당신에게 이 책이 도움이 되기를 바란다. 그러나, 나는 내 자신의 환자들에게 존재하는 모든 테크닉들과 전략들을 활용하고 있지만, 불행하게도 당신 특유의 문제가 이 책 안에서 다루고 있는 것에 포함되는 지는 보장하지 못한다. 당신의 건강 관리자는 그것이 포함하고 있는 정보가 당신의 상황에 적용할 수 있는지 없는지를 결정할 수 있다. 그것이 그럴 경우, 그리고 당신이 그 과정에 성실하고 인내심이 있어서, 당신의 특유의 상황에 정보를 적절하게 사용할 경우, 나는 이 책이 당신을 도와서 보다 최적의 자세와 움직임 습관을 개발하는 것을 도울 수 있기를 바란다.

허리근 솔루션에 대하여

이 책은 현재 허리근에 대해서 사용할 수 있는 정보의 모음집을 대신하는데, 임상적인 증거가 섞여있으며 그 개념들의 실용적인 적용이 통합되었다. 그것은 당신 자신이나 당신의 고객/환자의 자세 또는 움직임 기능장애들이나, 만성 허리, 골반, 및/ 또는 척추 문제들을 위한 임시 변통을 위한 솔루션으로 의도되지 않았다.

인생이 그러하듯이. 최적의 자세나 움직임 전략의 개발이나, 개인의 만성 문제들의 개선은 목표라기보다는 하나의 여행이다. 그 해결책은 여행 안에, 습관에 대한 자기-발견 안에, 그리고 최적의 자세 및 움직임 표현을 위한 보다 효율적인 전략을 찾는 데에 있다. 이 여행이 종종 성공적인 결과로 끝나기도 하지만, 이것은 항상 건강과 피트니스 목적 성취던가, 아니면 뭉침, 통증, 또는 기능장애의 완전한 해소를 만들지는 않는다.

자세, 움직임, 및 전체적인 건강의 증진에서 자신의 성공이나 실패는 종종 자신의 삶을 반영한다; 그것들은 복잡하게 서로 얽힌 인자들의 결과이다. 즉, 최적의 건강과 기능은 종종 많은 요인들의 조합이며 표면적으로 보이는 것들과 연관되어 있지 않다.

한 사람의 자세와 움직임 전략뿐만 아니라, 근골격계 기능장애에 기여를 하는 비-최적의 습관은 의료 병력, 직업, 활동 수준, 휴식, 회복, 운동 (또는 운동 부족), 영양, 및 유전 따위를 포함하는 다수의 요인과 불가피하게 연결되어 있다.

비슷하게, 그들은 감정, 동기유발, 목적, 믿음, 및 지원 시스템의 유무를 포함하는 여러 심리적 요인들에 의해서 영향을 받는다. 신체적, 심리학적, 또는 생리학적인 문제들로 궁극적으로 몰고 가는 것을 포괄적으로 찾는 것은 이 책의 범위 밖에 있다. 또한 개인의 건강이나 피트니스 목표를 이루는 것을 막고 있는 것은 무엇인지 찾는 것도 이 책의 범위 밖에 있으며, 그 다음 또한 누가 그것들을 위한 최고의 전문가인가를 결정하는 것도 마찬가지이다.

허리근 솔루션의 목표는 3가지이다:

1. 허리근의 기능 해부학과 자세 및 움직임과 그것의 관계를 알고 찾는 것을 돕기 위해서.
2. 자세와 움직임에서 비-최적의 허리근 사용의 흔한 징후들을 찾고 논의한다.
3. 최적의 자세와 움직임의 개발과 유지와 관련된 3가지 주요 원칙을 통합하는 시스템에 기반을 둔 교정과 점진적인 운동 접근법의 개발.

만약 당신이 건강/피트니스 전문가라면, 이 책 안에서 고객이나 환자가 긍정적인 결과를 얻도록 도울 어떤 것을 발견하기가 쉬울 것이다. 그리고 바라건대 여러 것들을. 이 책 안에서 논의할 개념과 원칙을 이해하고 적용하며, 그것들을 당신이 이미 성공을 해 왔던 현재 접근법에 통합시킴으로써, 당신은 틀림없이 많은 개인들이 최적의 자세와 움직임 전략을 적용하게 도와서 건강과 피트니스 목표를 이루게 할 것이다.

당신이 개인적으로 허리근에 문제가 있다는 이야기를 듣거나 의심스러워서, 이 책을 선물로 받았거나 그것이 도움이 될 것이라고 여겨서 선택했을 경우, 중요한 것은 여기에 포함된 정보는 적어도 기본적인 해부학과 운동에 대한 정보가 있어야 함을 요구한다. 당신 자신의 건강 관리 전문가의 진찰 없이 어떤 운동을 해보려고 하지 말아라. 그래야 당신은 이러한 정보가 적절하며 당신 특유의 상황에 적용할 수 있는지를 알게 된다. 나는 이 책이 당신 자신의 건강과 피트니스 목표를 이루기 위한 여행에서 당신을 지원하기를 바란다.

전진 앞으로 …

역자서문 Reverse Letter Preface

우리가 허리근에 대해서 일반적으로 생각하고 있는 것은 그것은 힙의 굽힘근으로 일상생활에서 오랫동안 앉아있음으로 인하여 단축되어 있기 쉽다는 것이다. 또한 그것의 단축은 요추의 과도척주전만에 큰 기여를 한다는 것이다. 그러나 이 책의 저자인 Osar는 위의 것에 큰 의미를 두지 않는다. 힙의 굽힘근으로서의 그것의 역할은 일차적인 굽힘근인 넙다리곧은근이나 넙다리근막긴장근의 그것에 비해서 미약하다고 제안한다.

그러나 Osar는 허리근의 부착이 하부 척추의 앞면에 주로 되어 있으면서 가로막에서부터 골반저까지 부착되어있어서, 기본적으로 우리가 만드는 여러 동작을 만들기 위한 하나의 중심 기초로서 (척추의 안정화) 작용을 하며, 호흡에 영향을 줄 수 있으며 골반저의 기능에도 영향을 준다고 시사한다.

또한 허리근은 아래쪽에서 두덩뼈 앞가지를 건너가서 넙다리뼈 뼈머리에 닿아서 깊은층 큰볼기근과 함께 넙다리뼈 뼈머리를 볼기뼈절구 중심에 놓여질 수 있도록 만들어 준다.

일상 생활이나 기본적인 운동들인 스쿼트, 런지, 벤딩들에서 최적의 정렬을 이루는 것을 허리근과 함께 설명을 하고, 부적절한 정렬일 때 증상들과 그것을 평가하고 교정하는 방법들, 스트레칭 방법들을 자세히 설명을 하고 있어서 헬스/트레이닝에 종사하는 분들에게 커다란 도움이 될 것이라고 생각한다.

이 책이 나오기까지 도움을 주신 영문출판사 박병조 대표님과 여러분들에게 감사를 드립니다.

2019년 8월

역자대표 이 민 규

약어 Abbreviations

APT 골반 앞쪽 기울임 (돌림)
anterior pelvic tilt (rotation)

ASIS 앞위엉덩뼈가시
anterior superior iliac spine

CES 교정 운동 전략
corrective exercise strategy

DDD 퇴행성 디스크 질환
degenerative disc disease

DJD 퇴행성 관절 질환
degenerative joint disease

DMS 깊은층 근막 시스템
deep myofascial system

EMG 근전도
electromyography

FAI 넙다리절구충돌증후군, 고관절충돌증후군
femoroacetabular impingement

FPR 이마면 돌림
frontal plane rotation

GERD 위식도 역류질환
gastroesophageal reflux disease

GMax 큰볼기근
gluteus maximus

GMin 작은볼기근
gluteus minimus

GMed 중간볼기근
gluteus medius

ITB 엉덩정강 밴드
iliotibial band

IMS™ 통합 움직임 시스템 (통합관리)
Integrative Movement System™

LBP 요통
low back pain

PMj 큰허리근
psoas major

PMn 작은허리근
psoas minor

PPT 골반 뒤쪽 기울임 (돌림)
posterior pelvic tilt (rotation)

PSIS 뒤위엉덩뼈가시
posterior superior iliac spine

SMS 얕은층 근막 시스템
superficial myofascial system

SPR 시상면 회전
sagittal plane rotation

TFL 넙다리근막긴장근
tensor fasciae latae

TLJ 등허리 (흉요추)연접부
thoracolumbar junction

TPC 가슴골반 실린더
thoracopelvic cylinder

TPR 수평면 돌림
transverse plane rotation

도입부 Introduction

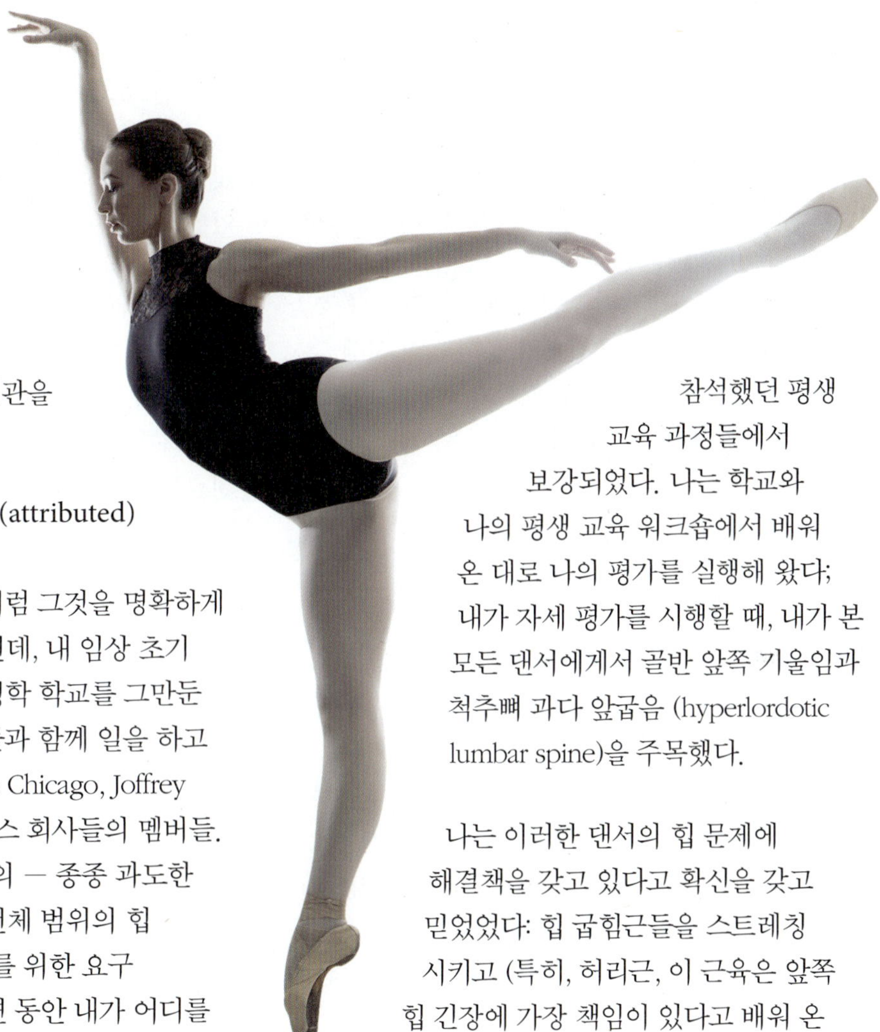

"나는 배우는데 어떤 선입관을
갖고 있지 않다."

Mark Twain (attributed)

나는 그것이 바로 어제 일인 것처럼 그것을 명확하게 기억한다. 그것은 대략 18년 전인데, 내 임상 초기 첫 해인가 다음 해였다. 척추교정학 학교를 그만둔 후 많은 수의 시카고 프로 댄서들과 함께 일을 하고 있었다 — Hubbard Street Dance Chicago, Joffrey 발레 회사, 및 여러 작은 프로 댄스 회사들의 멤버들. 아라베스크나 그랑 바뜨망 따위의 — 종종 과도한 범위-자세들을 만들기 위해서 전체 범위의 힙 폄이 파워풀하고 아름다운 댄스를 위한 요구 사항이었다. 그리고 내가 그 세션 동안 내가 어디를 보아주었으면 하고 댄서들에게 물었을 때, 힙 굽힘근들이 뭉쳐 있다고 했었는데, 더 큰 유연성을 필요로 하는 가장 일반적으로 명확한 부위였다.

학교에서, 나는 Janda의 *아래 교차 증후군*에 관해서 배웠었다. 과도한 골반 앞쪽 기울임 (anterior pelvic tilt)과 증가된 척추뼈앞굽음 (lumbar lordosis)을 특징으로 하는 자세. 이 개념은 요통에 관해서 내가 읽었던 거의 모든 논문뿐만이 아니라, 내가 참석했던 평생 교육 과정들에서 보강되었다. 나는 학교와 나의 평생 교육 워크숍에서 배워 온 대로 나의 평가를 실행해 왔다; 내가 자세 평가를 시행할 때, 내가 본 모든 댄서에게서 골반 앞쪽 기울임과 척추뼈 과다 앞굽음 (hyperlordotic lumbar spine)을 주목했다.

나는 이러한 댄서의 힙 문제에 해결책을 갖고 있다고 확신을 갖고 믿었었다: 힙 굽힘근들을 스트레칭 시키고 (특히, 허리근, 이 근육은 앞쪽 힙 긴장에 가장 책임이 있다고 배워 온 근육이기 때문이다) 볼기근들을 강화시킨다. 결국, 아래 교차 증후군과 요통의 대부분의 원인들에 대한 "성배와 같은 해결책" 이라고 배워 온 바로 그것이었다. 그러나, 변형 토마스 테스트 (부록 I: 허리근 평가를 참조)를 시행했을 때, 나는 종종 헷갈리는 정보를 얻었다. 변형 토마스 테스트 동안, 개인이 골반 앞쪽 기울임과 척추뼈 과다 앞굽음을 갖고 있다면, 당신은 단축된 허리근을 볼 것을 예상할 것이다. 그러나, 이것은 내가 예상 한 것이 아니었다:

내가 배웠었던 것과 달리, 내가 평가했던 거의 모든 댄서들은 *과도 신장된* 허리근을 갖고 있는 것처럼 보였다.

믿을 만한 충분한 임상적 경험을 갖지 않았었고, 내 자세 평가를 너무 많이 믿고 있었으며 그 댄서들이 힙 굽힘근들이 "진짜 뭉쳤다" 는 자가-평가를 내렸었기 때문에, 나는 어떤 것을 빼먹고 있다고 생각해서, 나는 그들에게 허리근과 힙 굽힘근들의 스트레칭을 계속하라고 강요했었다. 게다가, 나는 그들에게 큰볼기근 운동들을 실행하라고 했었는데, 허리근의 "약하고", "억제된" 길항근을 강화시키기 위해서 였다. 그 때를 회상해 보면 이 접근법으로서 반쯤 성공했다고 생각한다. 일부 댄서들은 그 후로 아주 좋아짐을 느껴서 이 접근법을 더 많이 원했었다; 그러나, 다른 이들은 후방 힙과 허리가 더 긴장되었다고 말했다. 우리가 스트레칭이나 강화를 충분히 하지 않은 때문이라고 여겨서 한두 번의 팔로우-업을 더 요구한다고 생각했었다.

불행하게도, 나는 어느 날 만성 힙 뭉침과 허리 불편함을 가진 한 댄서에게 이 전략을 사용했었고, 그녀는 치료를 받은 다음 허리 불편함이 더 커졌다고 했다. 그녀는 그날 저녁 댄스를 할 수 없었고 다시 춤 추기 위해서 수 주간 허리 치료를 받았었다. 말할 필요도 없이, 그녀는 그 이후 내 서비스에 확신을 갖지 않게 되었다. 내 개인 임상에서, 점점 더 많은 환자들이 비슷한 이야기에 결부되기 시작했다. 나는 비슷한 시기에 내 세션을 끝내고 나서 가방을 집어 던진 두 명의 다른 환자 증례를 기억하는데, 그 세션 동안 나는 허리근을 스트레칭 했고 복근과 볼기근을 강화 시키는 치료를 했었다. 이것은 이 유효성이 증명된 프로토콜을 따른 다음 일어나는 일이며 내가 배운 것이 아니었다.

이제 되돌아본다면, 나는 그 문제가 무엇인가를 명백히 볼 수 있다; 나는 보라고 훈련된 것만을 볼 수 있었다. Ralph Waldo Emerson이 말했듯이: "사람들은 볼 준비가 된 것만을 본다." 이제 나는 되돌아 알 수 있는데, 나는 진정한 골반 앞쪽 기울임과 척추뼈 과다 앞굽음을 보지 않았었다 —나는 그것을 기대하기 위해서 훈련되었고 그것이 내가 그것을 본 이유이다 (노트: 이 책은 내가 이 댄서들과 많은 환자들에게서 진정으로 보고 있는 것을 다룰 것이며 그리고 아주 많은 개인들이 많은 우리가 배워 온 것과 아주 다르게 보이고 있는 방법을 다룰 것이다). 게다가. 나는 내 댄서들과 환자들에서 보고 있는 것을 (과도 신장된 허리근과 힙 굽힘근들) 실제로 이해하지 않고서, 하나의 치료 프로토콜 안으로 모든 개인들을 맞춰서 적절하게 그것을 돌보려고 노력을 하고 있었다.

Mark Twain의 유명한 인용구가 말하듯이, 나는 내 학교 과정이 나의 배움의 과정을 방해하지 않도록 만들었다. 이 인용구를 들었기 때문에 —그리고 보다 중요하게 정말로 그 뜻을 이해해라 — 몇 년 전 내가 치료를 하고 있는 댄서들에게 매우 다른 접근법을 사용하려고 했다. 그러나, 임상이나 실제적 경험의 중요성을 실제적으로 대체하는 것은 없었다... 이러한 경험을 통해서 개인이 배워야만 하는 레슨들을 제외하고. 사실을 말한다면, 증가된 골반 앞쪽 기울임과 척추뼈앞굽음이 허리와 힙 문제를 일으킬뿐더러 여러 기능장애의 주범이라는 개념은 수 년 전에 그랬었던 것과 같이 오늘 날 재활과 트레이닝 환경에서 만연되어 있다.

임상 초기에서 이러한 자기-비하적인 날들로 인해서, 그리고 내가 정말로 누구를 도울 정도로 충분히 잘 알고 있는 것이 의심스러워서, 나는 보다 열린 마음으로 그리고 훨씬 더 겸손한 마음으로 내 일에 접근해갔다. 나는 끊임 없이 평가하고, 치료하고, 트레이닝을 받았으며, 나를 믿고 맡긴 모든 사람들을 재평가했다. 그리고 내가 많은 사람들이 그들의 건강과 피트니스 목적을 이루도록 도울 수 있다는 것을 행복해 하면서, 내가 도울 수 없는 사람들에 더 관심을 갖고 있었다 — 내가 생각하기에 좋아져야만 하며 개선되기 위해서 필요한 일을 하고 있는 이러한 사람들은 여전히 만성적인 기능장애를 보여서 그들의 건강과 피트니스 목표를 이루는 것을 방해하고 있었다.

우리는 성공에 의해서 입증되지만, 그러나 우리는 실패에 의해서 배우게 된다. 내가 임상을 하고 있는 모든 나날은 배움의 날들이다. 매일 나는 입증되며 매일 나는 계속적인 배움을 위한 기회가 주어진다. 내가 한 환자가 그의 목표를 이루는 것을 돕지 못했을 때, 나는 발견과 배움을 위해서 새로운 길로 접어든다.

이 책은 실제로 허리, 골반, 및 힙의 기능장애가 있는 개인들 수 천명에서 얻은 나의 임상 기간 전체에서 배운 레슨들의 "임상적인 스냅샷" 이다. 더 좋은 용어가 부족한 이유는, 그것은 운동선수와 공연배우가 아닌 등, 골반, 및 힙 기능장애를 갖고 있는 보통 사람들에 대한 우리 클리닉에서 사용하고 있는 접근법들의 해설서이기 때문이다.

이 책은 어떻게 계획되었고 어떻게 그것이 당신을 도울 수 있는가? 이 책은 허리근에 관한 이야기를 알려 주려고 디자인되었으며, 각 장은 이전 장의 정보를 바탕으로 만들어 졌다. 그럼에도 불구하고, 각 장은 실질적인 정보가 충분하기 때문에 건너뛰더라도 각 장 주제에 적용할 수 있는 정보를 찾을 수 있다. 그러나, 건너 뛰었는데 운동에 관한 의문이 있을 경우, 되돌아 가서 앞에 있는 장들을 읽어보는데, 특히 기능 해부학에 관한 1장, 그러면 나중 항목에서 생길 수 있는 간격을 채울 수 있을 것이다.

위에서 언급한 것처럼, 1장은 기능 해부학을 다루는데, 즉, 허리근의 뼈와 근막, 그리고 이 구조를 기반으로 해서 이 근육이 기능적인 면에서 (자세와 움직임) 하고 있을 가능성이 큰 것을 다룰 것이다. 허리근에 관한 여러 가지 일반적으로 믿고 있는 것을 첫 장에서 다룰 것이다. 예를 들어, 허리근이 순수한 힙 굽힘근일 경우, 그것이 왜 T11에서 L5까지 모든 척추뼈 수준에 붙어있을까 그리고 그것이 왜 근막적으로 가로막, 배가로근 및 골반저 안으로 섞여 들어갈까? 만약 허리근이 골반을 움직이는데 한 역할을 할 경우, 골반 앞쪽으로 가는 부착이 골반 동작에 대한 이 근육들의 영향이 진정으로 있다는 것을 암시하고 있는가? 그것의 해부학과 현재까지 이용할 수 있는 임상적 연구에 기반을 두고서, 내가 제안하는 것은 허리근의 기능은 그냥 힙 굽힘근의 그것 이상으로 훨씬 더 다양하며, 앞쪽 기울임 자세에 대한 그것의 기여에 반해서 주장을 할 것이다. 게다가, 나는 허리근 기능이 어떻게 뭇갈래근, 엉덩근 및 큰볼기근을 포함한 몸통, 척추, 골반, 및 힙 복합체에 있는 여러 근육들과 상승적으로 연결되어 있는 가를 간단하게 논의할 것이다.

코어 안정화에 대한 개념 그리고 그것의 척추 안정화와 전체적인 퍼포먼스 모두에 대한 기여에 관한 계속 진행 중인 논쟁이 있다. 이 논쟁은 코어 안정화가 중요한지 아닌지에 관한 것에 맞춰져 있지 않고, 어떤 근육이 가장 중요하고, 이상적인 코어 안정화를 제공하는데 있어서 어떤 전략이 가장 중요한지에 중심을 두고 있다. 종종 논의에서 제외되고 있는, 삼차원 호흡은 최적의 코어 안정화 전략을 개발하고 유지하는데 중요한 구성 성분이다. 2장에서 나는 삼차원 호흡의 개념을 논의하고 호흡 동안 몸통, 척추, 및 골반을 안정화 시키는데 있어서 허리근의 역할을 논의할 것이다. 허리근과 호흡의 역할을 논의한 연구는 없으나, 가로막과 골반저로의 그것의 근막적 연결을 고려할 때, 나는 호흡에 있어서와 코어 안정화에 있어서 중요한 역할을 하고 있다고 제안하고 싶다.

3장은 최근의 연구를 바탕으로 효율적인 코어와 힙 안정화 전략을 개발하는 방법을 소개할 것이다. 또 우리가 이 개념들을 우리 자신의 환자 프로그램 안에 어떻게 통합하고 있는 예들을 제공할 것이다.

궁극적으로, 허리근 기능을 성공적으로 개선하기 위한 핵심은 기본적인 움직임 패턴들 안에서 허리근의 사용을 통합시키는 능력에 달려 있다.

기본적인 움직임 패턴들은 삶의 대부분에서 필수적인 패턴들이다. 본질적으로, 일상 생활, 스포츠, 및 직업에서의 활동 대부분은 7개의 기본적인 움직임들로 나뉘어 질 수 있다. 4~7장에서, 나는 기본적인 움직임 패턴들의 약간을 소개하고 그것들 안에서 허리근의 관여를 논의할 것이다. 이 움직임 패턴들의 목록이 철저하지는 않더라도, 나는 스쿼트, 런지, 벤딩, 및 힙 굽힘/폄 패턴들에서 허리근의 관여를 논의할 것이다. 다시, 허리근의 역할을 제안하는 현재 연구가 없는 곳에, 나는 이전의 기능 해부학 논의에 기반을 두고서 그것의 기능을 추론할 것이다. 그러면 움직임 동안 허리근의 기여에 관한 논의를 시작할 곳을 마련 하게 될 것이다.

결론에서 나는 우리의 현재 지식적 한계와 추가적인 허리근에 대한 연구가 유익한 곳을 논의할 것이다.

나는 이 책 뒤에 있는 부록에서 허리근과 관련된 여러 가지 추가적인 주제를 포함시켰다; 이 부록은 책의 본문에서 다루지 않았던 허리근과 관련된 약간의 일반적인 주제를 다루기 위해서 디자인되었다. 부록은 자세; 평가; 교정 운동의 역할; 최적의 허리근 기능을 위한 앉아 있기 자세; 골반저와 허리근 사이의 관계; 그리고 절구입술 (비구순) 파열과 넙다리절구충돌 (FAI)같은 일반적인 힙 병리에 있어서 허리근의 관여에 대한 논의를 포함한다.

허리근 기능을 증진시키고 궁극적으로 자세와 움직임 개선을 위한 최고의 전략은 무엇인가? 불행하게도, 그것은 쉬운 질문이 아니며 이 책을 쓰는 내 목표가 아니다. 이 책이 허리근 기능 개선을 위한 "시금석" 이 되는 것이나 허리근에 성공적으로 적용되어왔던 이전의 정보와 임상적 접근법들을 무효화 시키려고 할 의도는 없다. 그 대신 내 의도는 대화를 나누고 임상 실습에서 내가 관찰해 온 것과 시카고 통합 움직임 전문가들에 있는 내 팀이 우리의 환자와 고객들의 자세를 개선하고, 보다 중요하게, 움직임 효율성을 개선하기 위해서 지난 10년 이상 시행해 온 전략을 나누고자 함이다. 나의 바램은 이 책이 최적의 자세와 움직임을 이루고 유지하는 방법에 관한 당신의 시각을 넓히는 것을 보고 생각하게 만들 것이다.

시작하기 전에, 나는 헬스와 피트니스 전문가들을 위한 한가지 마지막 요점을 말하고 싶다: 당신이 성공적으로 해 왔던 것을 계속해라. 만약 당신이 허리근 문제를 갖고 있는 개인들을 성공적으로 다뤄왔을 경우, 그러한 테크닉과 전략을 계속 사용해라. 이 책을 하나의 가이드로 여기고 생각하지 못했던 것을 고려하게 돕는데 사용하거나, 이미 성공을 거두고 있는 당신의 현재 치료/트레이닝 프로그램의 부교재로 사용해라.

온라인 비디오 내용

온라인 비디오 내용에 접근하려면:

1. 다음 웹사이트를 방문해라; www.IIHFE.com/the-psoassolution.
2. 비디오 내용을 보기 위해서 **사인 업**하라는 안내를 받을 것이다.
3. 정보를 제공했다면, 접속이 될 것이다.

다음 비디오 내용을 온라인에서 얻을 수 있다.

- 삼차원 호흡
  - 정점에서 골반 (꼭대기에서 바닥)
  - 측방 또는 갈비 (옆에서 옆)
  - 전-후 (앞에서 뒤)
- 가슴골반 실린더와 힙 안정화
  - 해피 베이비 (지지 없는)
  - 해피 베이비 (덤벨 풀-오버)
  - 해피 베이비 (힐 드롭)
- 스쿼트
  - 지지된 (Supported)
  - 평행 (Parallel)
  - 스플릿 (Split)

- 런지 (Lunge)
    - 포워드 (Forward)
    - 리버스 (Reverse)
    - 뒤쪽 다리 올린 (Elevated rear leg)
- 벤딩 (Bending)
    - 척추 굽힘 (Spinal Flexion)
        - 포워드 벤딩 (Forward Bending)
        - 골반 경사 (Pelvic Tilt)
    - 힙 힌지 (Hip Hinge)
        - 지지된 (Supported)
        - 지지되지 않은 (Unsupported)
- 척추와 힙 폄 (Spine and Hip Extension)
    - 척추 폄 (Spine Extension)
        - 엎드려 늘리기 (Prone Lengthen)
        - 백벤딩 (Back Bending)
    - 버드독 (Bird Dog)
    - 힙힌지 브리지 (Hip Hinge Bridge)
    - 마칭 브리지 (Marching Bridge)
    - 싱글-레그 브리지 (Single-leg Bridge)
- 허리근 평가
    - 변형 토마스 테스트
    - 충돌 테스트
    - 도수 근육 테스트
- 중립 정렬
    - 서 있기 평가 (Standing Assessment)
    - 골반 정렬과 동작
- 서스펜션 (Suspension)
- 앉아 있기 자세 (Sitting position)

또한 인스타그램 iihfe도 참조해 보시길 권장합니다.

인체 이미지 도해

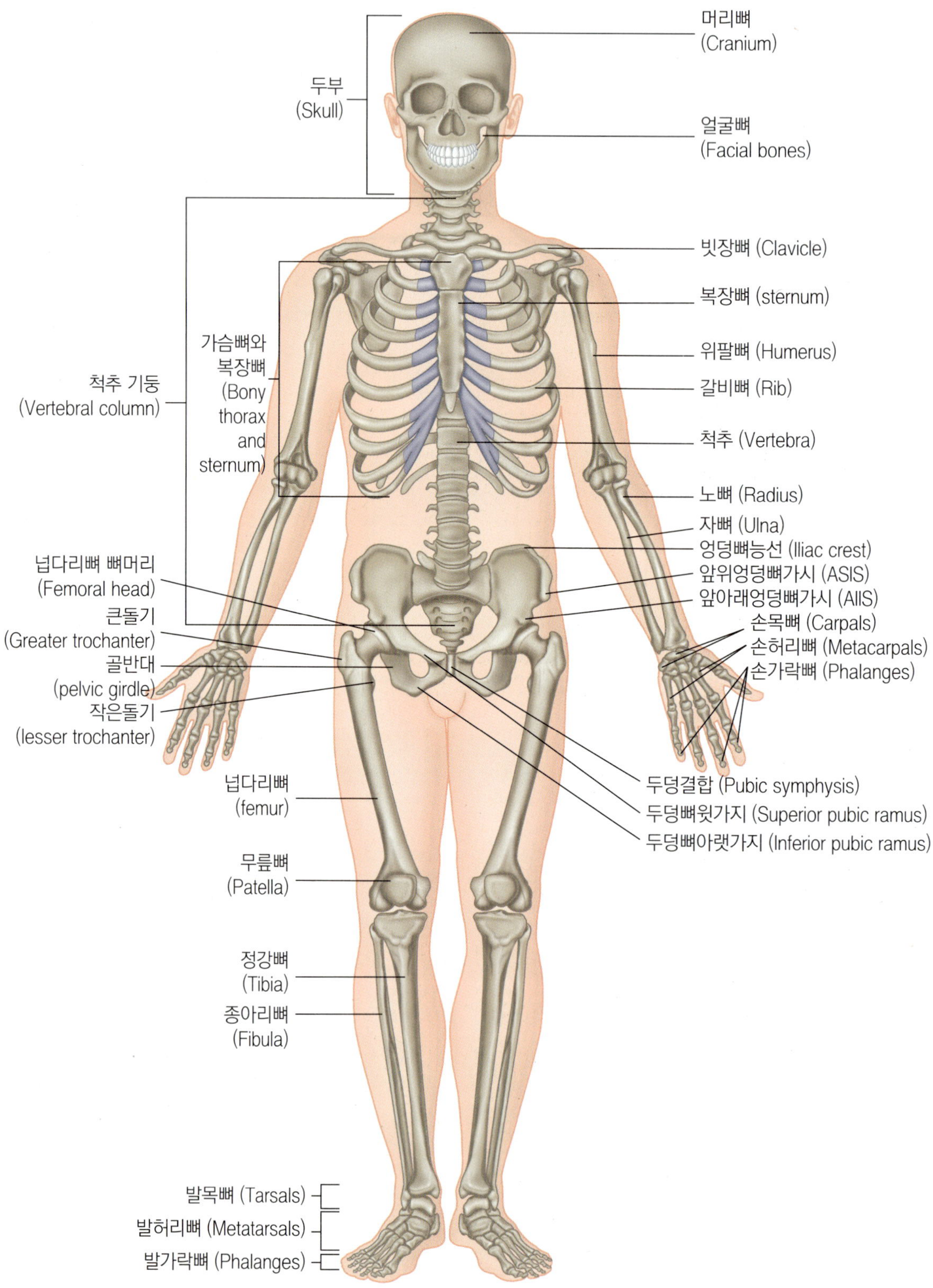
머리뼈
(Cranium)
두부
(Skull)
얼굴뼈
(Facial bones)
빗장뼈 (Clavicle)
복장뼈 (sternum)
가슴뼈와
복장뼈
(Bony
thorax
and
sternum)
위팔뼈 (Humerus)
척추 기둥
(Vertebral column)
갈비뼈 (Rib)
척추 (Vertebra)
노뼈 (Radius)
자뼈 (Ulna)
엉덩뼈능선 (Iliac crest)
넙다리뼈 뼈머리
(Femoral head)
앞위엉덩뼈가시 (ASIS)
앞아래엉덩뼈가시 (AIIS)
큰돌기
(Greater trochanter)
손목뼈 (Carpals)
손허리뼈 (Metacarpals)
골반대
(pelvic girdle)
손가락뼈 (Phalanges)
작은돌기
(lesser trochanter)
넙다리뼈
(femur)
두덩결합 (Pubic symphysis)
두덩뼈윗가지 (Superior pubic ramus)
두덩뼈아랫가지 (Inferior pubic ramus)
무릎뼈
(Patella)
정강뼈
(Tibia)
종아리뼈
(Fibula)
발목뼈 (Tarsals)
발허리뼈 (Metatarsals)
발가락뼈 (Phalanges)

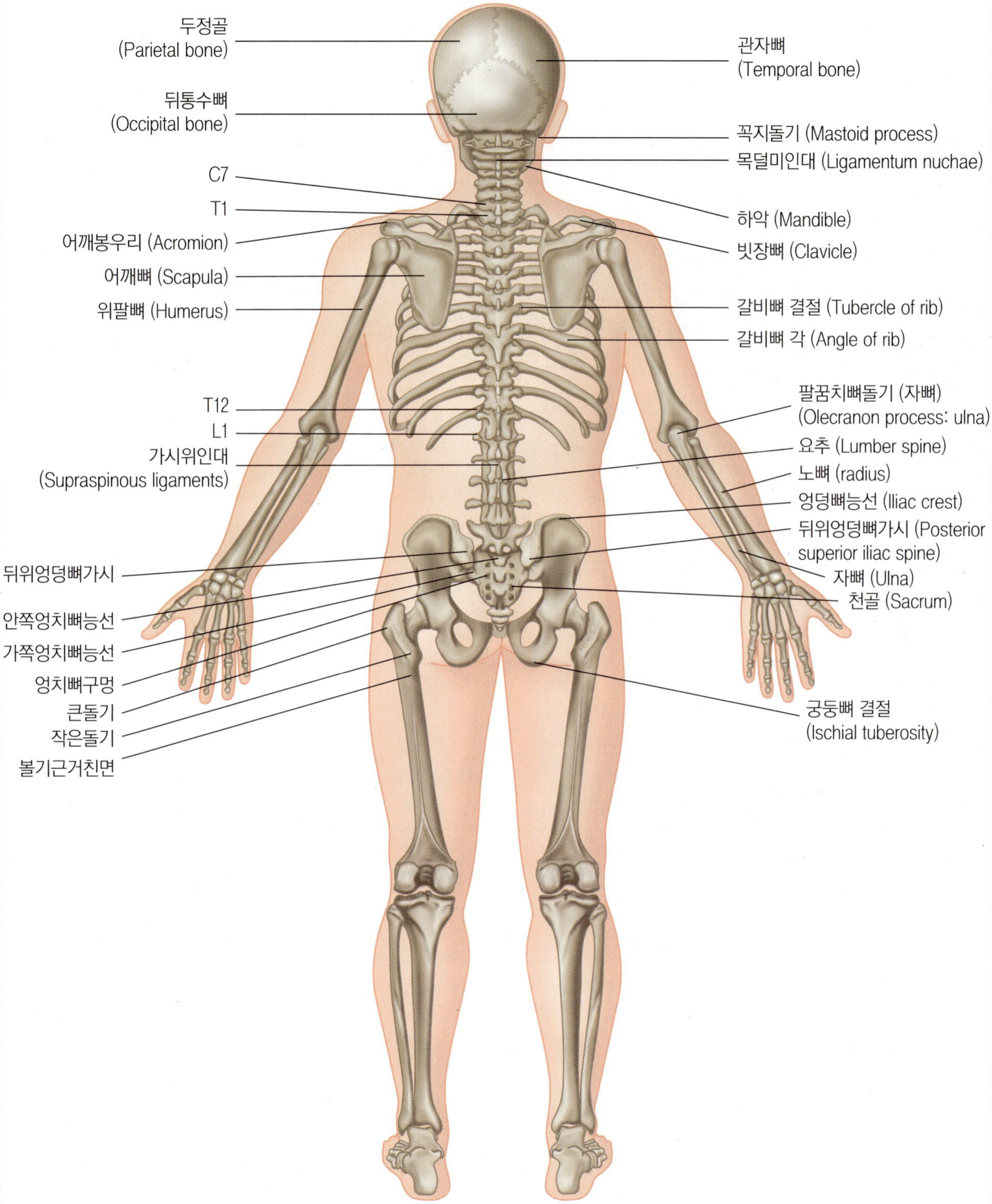
두정골
(Parietal bone)
뒤통수뼈
(Occipital bone)
C7
T1
어깨봉우리 (Acromion)
어깨뼈 (Scapula)
위팔뼈 (Humerus)
T12
L1
가시위인대
(Supraspinous ligaments)
뒤위엉덩뼈가시
안쪽엉치뼈능선
가쪽엉치뼈능선
엉치뼈구멍
큰돌기
작은돌기
볼기근거친면
관자뼈
(Temporal bone)
꼭지돌기 (Mastoid process)
목덜미인대 (Ligamentum nuchae)
하악 (Mandible)
빗장뼈 (Clavicle)
갈비뼈 결절 (Tubercle of rib)
갈비뼈 각 (Angle of rib)
팔꿈치뼈돌기 (자뼈)
(Olecranon process: ulna)
요추 (Lumber spine)
노뼈 (radius)
엉덩뼈능선 (Iliac crest)
뒤위엉덩뼈가시 (Posterior
superior iliac spine)
자뼈 (Ulna)
천골 (Sacrum)
궁둥뼈 결절
(Ischial tuberosity)

CHAPTER 1

허리근의 기능 해부학

Functional Anatomy of the Psoas

주제

- 허리근의 뼈와 근막 부착
- 힙, 척추, 및 골반의 동작과 관련된 용어
- 척추 안정, 척추 동작, 보행, 및 호흡에서 허리근의 기능적 역할
- 허리근과 엉덩근, 큰볼기근, 및 뭇갈래근 사이의 해부학적 관계

허리근 만큼 카이로프랙터, 물리치료사, 일반 의사, 및 피트니스 전문가들의 주목을 받으면서 잘못 이해되고 잘못 정렬된 근육은 없을 것이다. 그것은 많은 근골격계 문제를 일으킨다고 비난을 받고 있는데, 요통, 뻣뻣한 엉덩관절 및 엉덩이 억제 (gluteal inhibition)를 포함한다. 이것이 더욱 더 비난을 받은 이유는 골반 앞쪽 기울임과 과도한 척추뼈앞굽음 (lumbar lordosis)을 포함한 흔한 자세성 기능장애를 만드는데 책임이 있는 일차적인 근육이기 때문이다. 허리근은 엉덩관절과 연관된 충돌, 절구 (acetabulum), 및 "스냅핑 (snapping)" 문제를 일으킨다고 생각된다 (Hwang 등. 2015, Dobbs 등. 2002, Taylor and Clark 1995).

허리근이 실제로 자세와 움직임에서 어떻게 기능하는가를 이해하고 파악하기 위해서, 이 장은 연관 관절들에 대한 그것의 영향과 그것이 부착하는 곳에 관한 허리근의 기능 해부학을 살펴볼 것이다. 비록 관심과 연구가 증가일로에 있지만, 허리근의 실제 기능에 관한 전체적인 지식은 다른 근육들에 비해서 약간 부족하다; 그러나 그것에 대한 증거-기반의 정보가 가능한 만큼 제공될 것이다. 정보가 이용될 수 없는 곳에서, 연관된 연구와 임상적 경험의 조합이 일반적으로 용인된 허리근에 대한 지식을 추정하고, 넓히거나 반박하기 위해서 사용될 것이다.

허리근 부착 (Psoas Attachments)

허리근은 가슴골반 실린더 (thoracopelvic cylinder; TPC) 안에서 중심 기둥 (척추)을 안정시키는 것을 돕는다 (Osar 2015). 허리근을 가로막에서 골반저로 그리고 골반으로 연결하는 근막 부착들은, 엉덩관절에 대한 그것의 영향에 더해서, 허리근은 TPC의 하부 안정에 포괄적인 역할을 한다.

큰허리근 (PMj)은 T12에서 L5까지의 척추뼈 몸체의 앞/가쪽과 각 척추뼈의 가로돌기들에서 시작한다. 또한 그것은 L5–S1을 제외한, 허리뼈의 척추사이 디스크들에 부착한다. 위쪽으로, 허리근 근막은 가로막의 다리 속으로 섞이며 배가로근과 연결된다 (Stecco 2015, Gibbons 2005ab, Gibbons 2007, Myers 2014). 뒤쪽 가로막을 덮고 있는 근막은 가로막, 허리네모근, 및 허리근에 이어진다 (Bordoni and Zanier 2013).

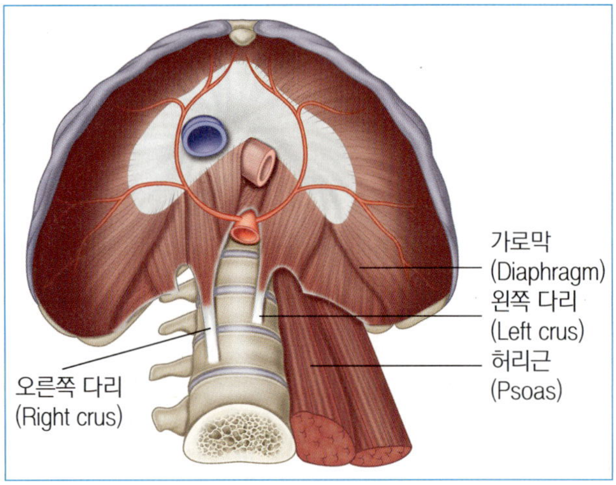

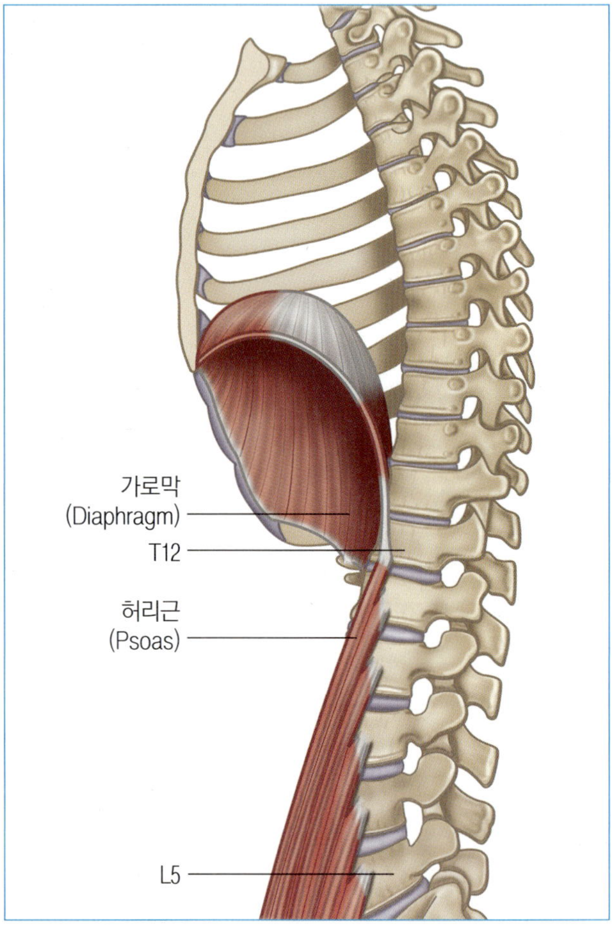

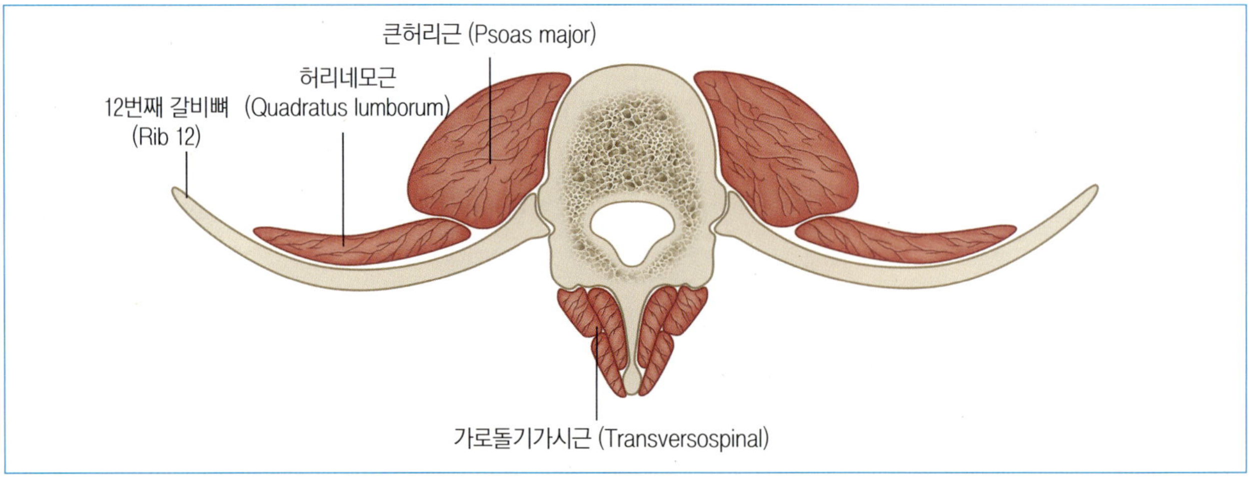

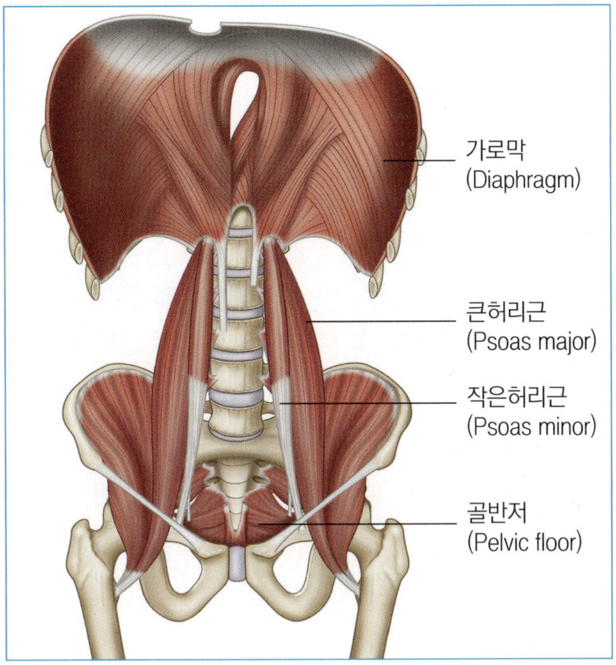

큰허리근은 먼쪽으로 갈수록 두꺼워지며, 골반저 안으로 섞이며 근막적으로 배가로근의 하부 섬유들 그리고 배속빗근과 합병된다 (Gibbons 2005ab, Gibbons 2007). 그것은 아래쪽으로 지나가서 넙다리뼈의 작은돌기에 닿기 전에 골반 테두리에 부착할 뿐만 아니라 골반저 안으로 근막적으로 섞인다 (Gibbons 2005ab, Gibbons 2007). 이와 같이, 허리근은 가로막과 골반저 사이의 근막 연결로서 기능한다 (위 도해).

인구의 40~50%가 작은허리근 (PMn)을 갖고 있지 않다고 보고되지만 (Stecco 2015, Myers 2014, Franklin 2011, FitzGordon 2013), Neumann과 Garceau (2014)에 의해 해부된 32개 엉덩관절의 65.6%에서 작은허리근이 발견되었다. 존재할 경우, 작은허리근 (PMn)은 하부 2개의 등뼈, 부근 갈비뼈들, 및 척추사이 디스크들에서 시작해서 골반의 윗가지 (superior ramus of the pervic)에 종지한다. 큰허리근 (PMn)이 없을 경우, PMj은 엉덩두덩융기에 있는 엉덩뼈 근막 속으로 섞이는 섬유들을 보낸다 (Stecco 2015, Myers 2014).

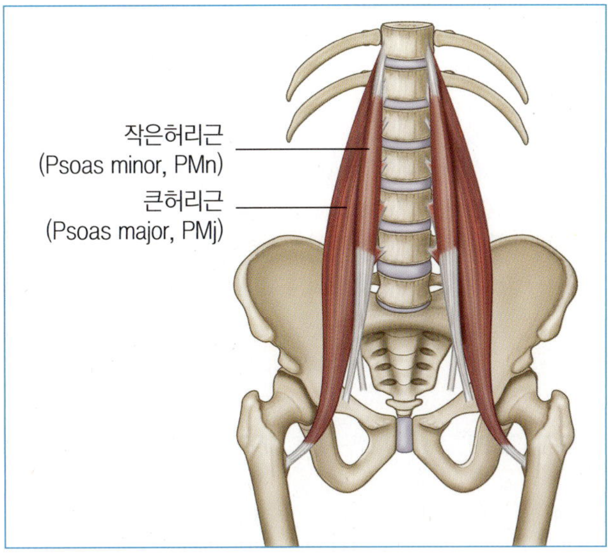

허리근의 기능을 더 이해하기 위해서, 다음 항목은 척추–골반–엉덩복합체와 연관된 동작에 초점을 맞출 것이다.

관절 동작과 중심화 (Joint Motion and Centration)

허리근은 인체의 여러 관절들에 매우 특수한 영향을 갖는데, 엉덩관절, 척추, 및 골반을 포함한다. 이 책은 이 부위에서 자세와 동작을 조절하는 허리근의 역할을 논의할 것이다.

관절은 두 개의 뼈가 관절로 이어지는 곳, 또는 함께 결합하고 동작을 만드는 곳에서 형성된다. 관절의 크기와 모양뿐만 아니라 그것을 둘러 싸고 있는 근육, 근막, 및 인대들의 성질은 그 관절에서 사용할 수 있는 동작들을 결정한다.

*활액관절*은 활액과 연골성 말단면들을 갖고 있는데, 연골성 말단면들은 관절을 이루는 각각의 뼈를 덮으며, 인대성 관절낭으로 둘러 싸여있다. 적절한 정렬과 조절 하에 있는 적절한 관절 가동성은 활액 생산을 자극하는 반면, 적절한 휴식은 (체중을 받지 않는 자세) 그 관절들에 대한 압박을 줄여준다.

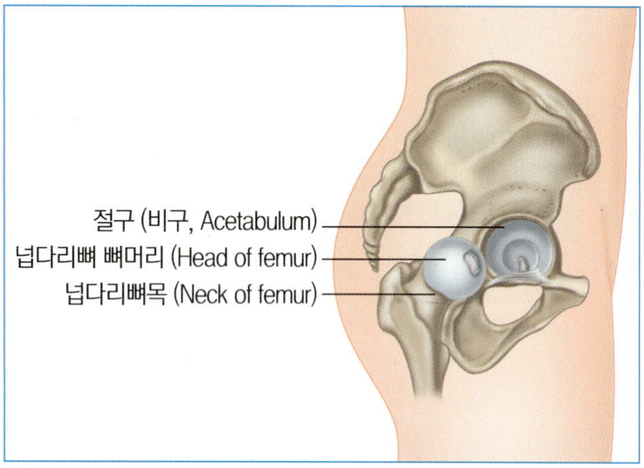

활액관절에 대한 적절한 부하와 부하를 받지 않는 관절 건강과 수명을 조장하고 유지하는 중요한 요소이다. 근막 그립핑 (gripping)에 이은 계속적인 압박은 퇴행성 관절 질환의 흔한 원인이다.

넙다리뼈 뼈머리가 골반의 절구와 관절을 이루는 엉덩관절은 활액관절이다 (위 그림). 적절한 정렬과 조절 하에서, 관절은 보통 힘들을 견딜 수 있으며, 그래서 정상적인 관절 노화가 일어난다. 변경된 정렬과 조절, 또는 관절의 과도압박을 초래하는 근막 그립핑 하에서, 결과적인 만성적 손상은 관절을 퇴행시켜서, 퇴행성 관절 질환을 만든다.

활액관절뿐만 아니라, 척추도 *연골성 관절*을 갖고 있는데, 연골 디스크와 인접한 두 개의 뼈로

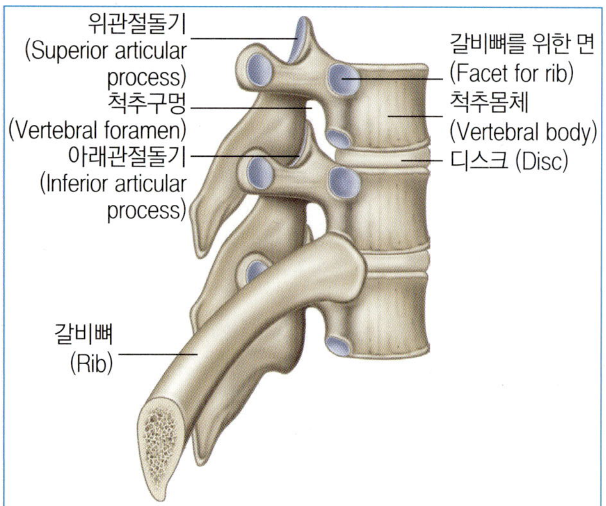

형성된다. 척추에서, 두 개의 인접한 척추뼈들은 척추사이 디스크 (연골성 디스크)에 의해서 연결된다. 척추와 갈비뼈 동작을 안내하는 면관절들 (facet joints)은 두 개의 인접한 척추뼈들에 의해서 형성되며 활액관절로 분류된다 (아래 그림).

힙 (엉덩관절), 척추, 및 골반의 관절 동작 (Joint Motion of the Hips, Spine, and Pelvis)

관절의 종류와 상관이 없이, 그것의 동작은 일반적으로 관절의 몸쪽 (몸의 중심과 가장 가까운) 뼈가 먼쪽 뼈에 관련해서 하고 있은 것에 따라 이름이 붙여진다.

힙 동작 (Hip Motion)

힙에서 동작을 관찰하는 두 가지 방법이 있다: 1) 골반이 고정되고 넙다리뼈가 움직일 때 어떻게 되는가; 그리고 2) 넙다리뼈가 고정되고 골반이 움직일 때 어떻게 되는가. 예를 들어, 힙 굽힘은 골반이 가만히 있는 동안 넙다리뼈 뼈머리를 움직여 굽혀서 만들어진다. 비슷하게, 골반은 넙다리뼈 뼈머리 위로 돌아갈 수 있다. 그러므로, 두 가지 다른 행동이 동일한 비교적인 동작을 만들 수 있다.

일반적으로, 넙다리뼈가 머리 쪽으로 움직이고, 절구가 비교적 가만히 남아있을 때, 그것은 힙 굽힘으로 간주된다. 골반이 넙다리뼈 뼈머리 위로 돌아갈 때, 이것 역시 힙 굽힘인데, 비록 그것이 매우 자주 골반 앞쪽 기울임이라고 언급되기는 하지만. 전문적으로 말하면, 힙 굽힘은 넙다리뼈 뼈머리가 비구 안에서 회전하여 넙다리가 몸통 쪽으로 움직이는 몇몇 움직임 동작을 만들기 위해서 요구된다.

힙 동작들:

- *힙 굽힘*—넙다리뼈를 골반에 관련해서 굽히거나, 골반을 넙다리뼈에 관련해서 (시상면에서)

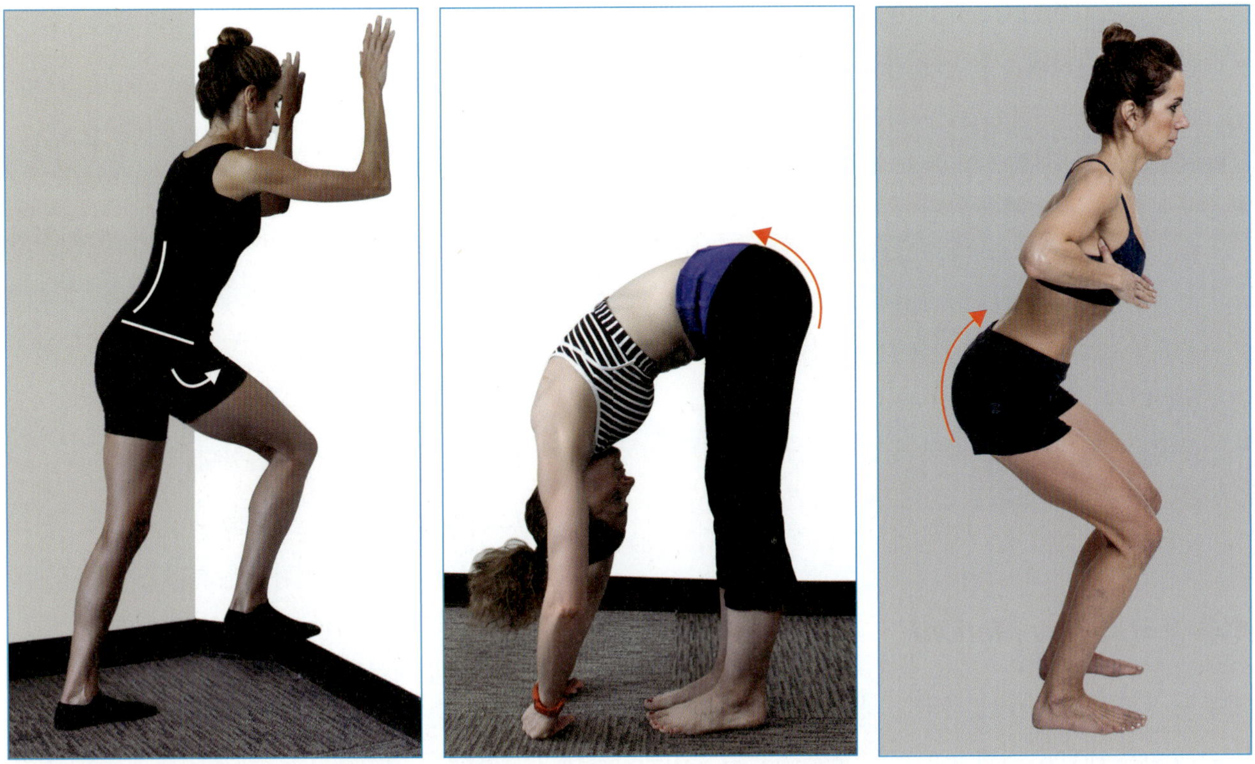

힙 굽힘–넙다리뼈가 골반에 관련해서 움직인다 (위 왼쪽); 앞으로 굽힐 때 (위 가운데)와 스쿼트를 할 때 (위 오른쪽), 골반이 넙다리뼈 뼈머리 위로 앞쪽으로 돌아간다.

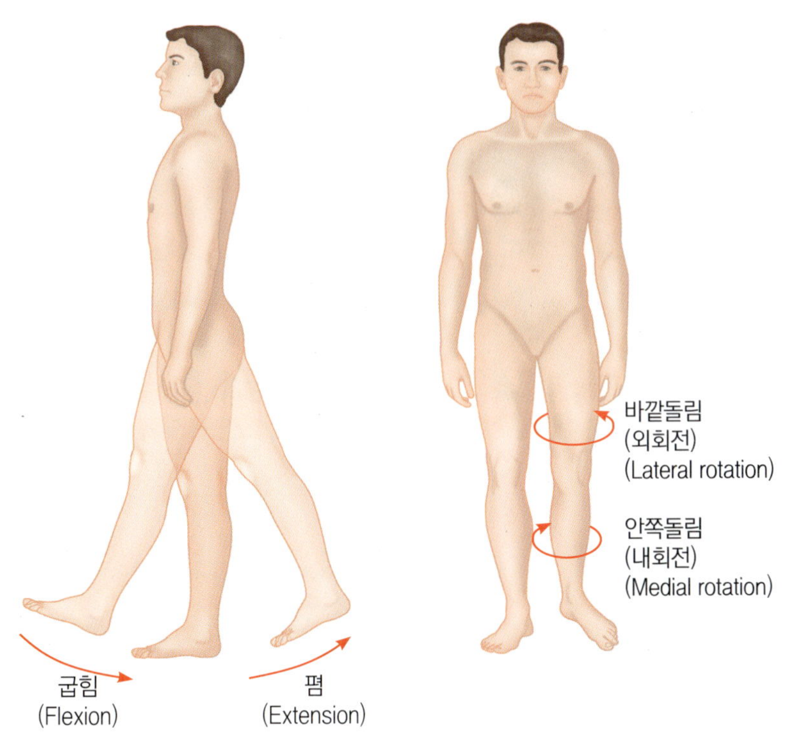

골반에 관련해서 넙다리뼈의 움직임

앞쪽으로 돌린다.

- *힙 폄*–넙다리뼈를 골반에 관련해서 펴거나, 골반을 넙다리뼈에 관련해서 (시상면에서) 뒤쪽으로 돌린다.
- *힙 돌림*–넙다리뼈를 골반에 관련해서 돌리거나, 골반을 넙다리뼈 주위로 (수평면에서) 돌린다.
- *힙 벌림*–넙다리뼈를 골반에 관련해서 벌리거나, 골반을 넙다리뼈 위로 가쪽으로 (정면에서) 굽힌다.
- *힙 모음*–넙다리뼈를 골반에 관련해서 모으거나, 골반을 넙다리뼈 위로 안쪽으로 (정면에서) 굽힌다.

척추 동작 (Spine Motion)

척추 동작과 아주 자주 연관되는 개념은, 벤딩 (bending)에 대한 논의에서 포함될 예정인, *분절* 또는 *분절사이* 동작이다. 분절 또는 분절사이 동작은 한 분절의 움직임, 다음 분절이 뒤를 따르고, 다음 분절이 뒤를 따르고, 계속, 각각의 척추 분절이 척추의 전체적인 동작에 기여를 한다.

척추를 분절을 해서 어떤 방향으로도 움직일 수 있는 능력은 부드럽고, 조화롭고, 아름다운 움직임을 주는 것이다 –즉, 효율적인 움직임이다. 척추의 분절 움직임은 많은 운동 (예를 들어, 롤–업 6장 참조)에서 잘 시행된 골프스윙, 그리고 라틴과 하와이 댄스 같은 활동에서 분절들이 순서대로 움직이게 해주는 것이다.

척추의 분절 동작은 다음을 포함한다:

- *굽힘*–시상면에서 척추의 앞쪽 굽히기.
- *폄*–시상면에서 척추의 뒤쪽 굽히기.
- *가쪽 굽힘*–이마면에서 척추의 옆 굽히기.
- *회전*–수평면에서 척추의 회전

앞에서 말한 동작 범위에 있는 어떤 것에서 척추의 한 부위에서 (또는 여러 부위에서) 분절적으로 움직이지 못하거나 관절로 이어지지 못하는 것은 종종 제한된 부위 주위의 관절들을 과부하를 받게 만들 것이다.

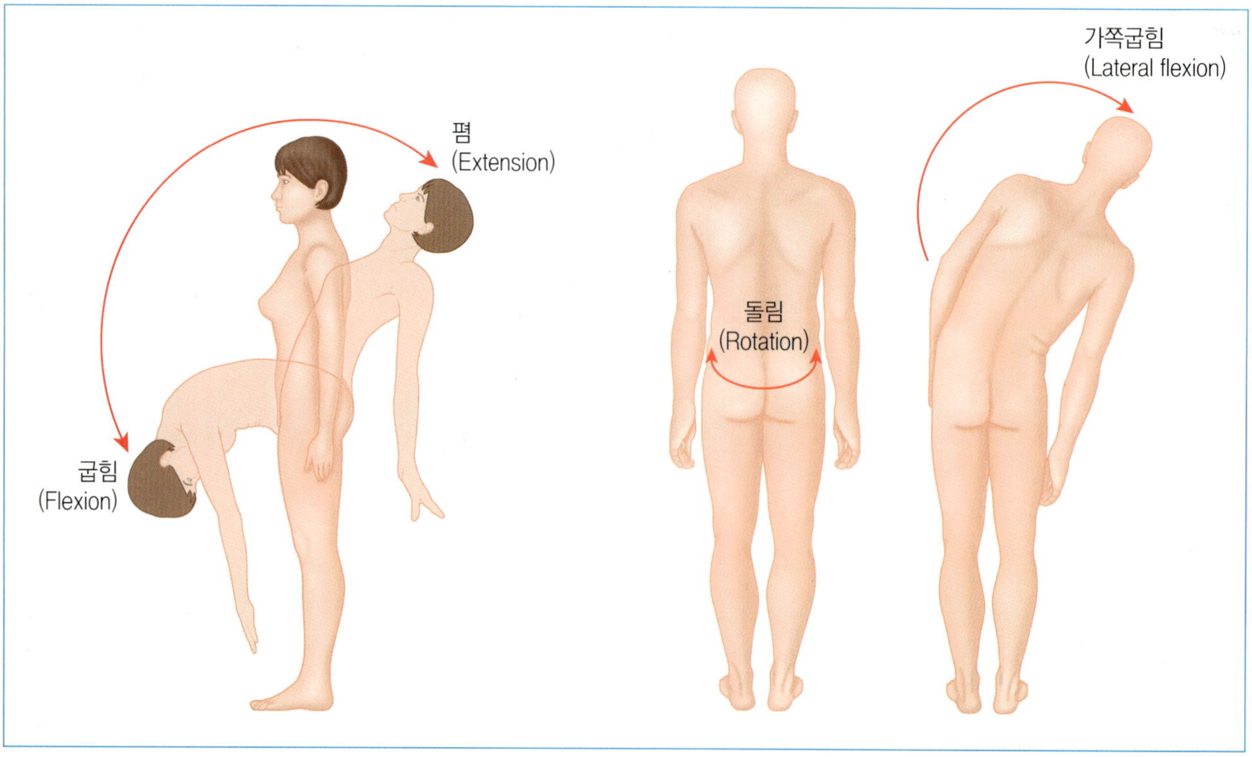

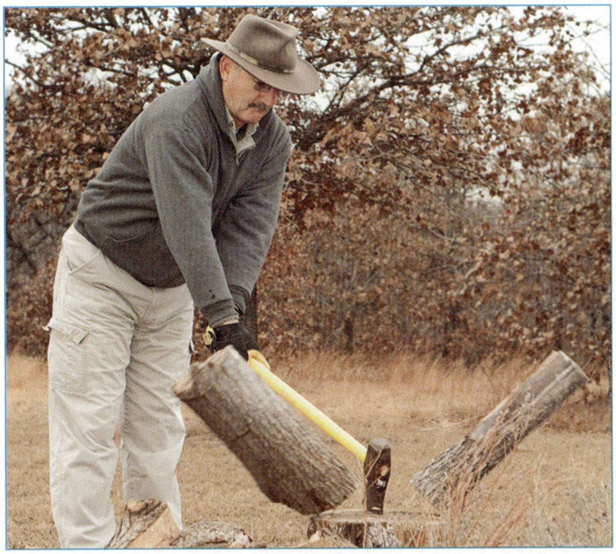

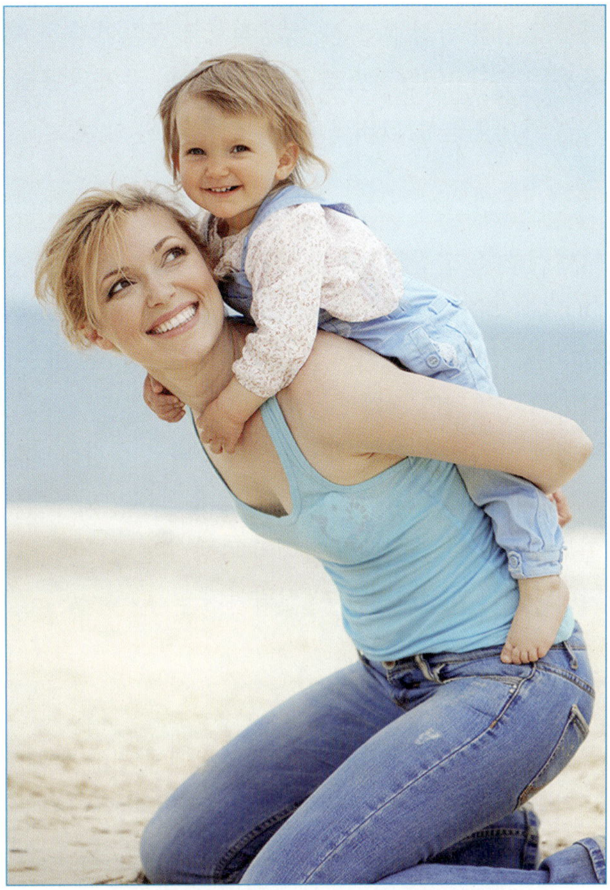

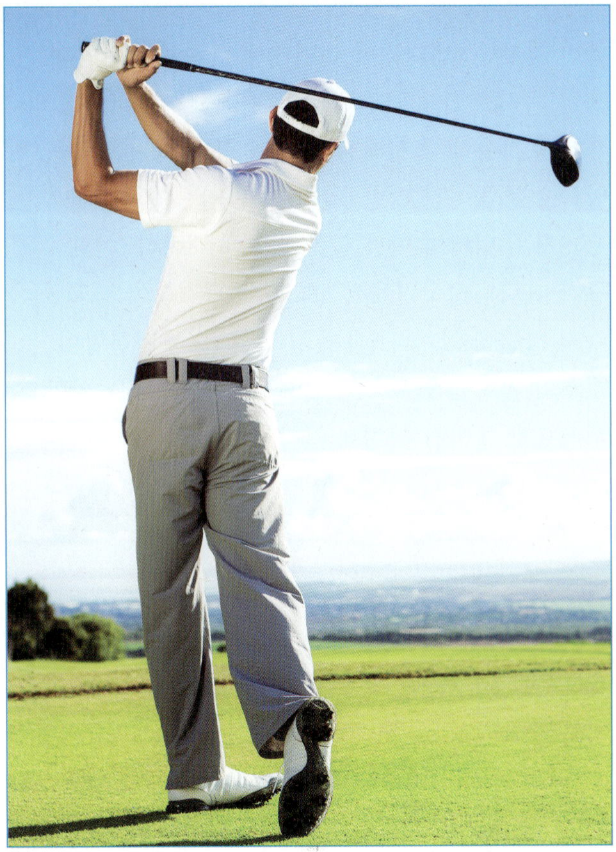

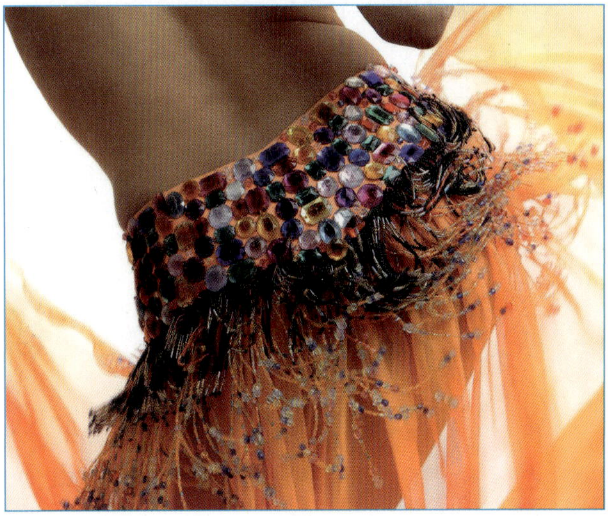

삶과 스포츠에서 대부분의 활동은 척추가 관절로 이어지는 동안 넙다리뼈 뼈머리 위에서 골반을 움직이는 능력을 요구한다.

가동성 저하 관절 분절은—정상적으로 움직이지 못하는 부위—일반적으로 주위 관절들의 증가된 동작 또는 과대운동성, 그리고 효율적인 움직임 상실로 이끈다.

퇴행성 디스크 질환 (degenerative disc disease; DDD)과 퇴행성 관절 질환 (degenerative joint disease; DJD)은 일반적으로 가동성 저하에 따른 지속된 과도 압박의 직접적인 결과로 생기거나 제한된 분절들 주위에 생긴 보상적 과대운동성의 결과로 생긴다. 모든 관절 분절들의 적절한 정렬과 움직임의 회복이 연부조직과 관절들의 더 이상의 퇴행성 변화를 막아주거나 개선하기 위한 전략이다.

골반 동작 (Hip Motion)

골반 동작은 골반이 넙다리뼈 뼈머리에 관련해서 움직일 때 생기며, 다음과 같이 정의된다:

- *골반 앞쪽 기울임*—앞쪽 돌림 또는 골반이 넙다리뼈 뼈머리 위에서 앞쪽 기울임. 이 동작은 힙 굽힘으로 여겨질 수 있다.
- *골반 뒤쪽 기울임*—뒤쪽 돌림 또는 골반이 넙다리뼈 뼈머리 위에서 뒤쪽 기울임. 이 동작은 힙 폄으로 여겨질 수 있다.
- *골반 가쪽 기울임*—이마면에서 넙다리뼈 뼈머리 주위로 골반의 돌림. 이 동작은 골반 기울임의 낮은 쪽에서 힙 벌림으로 그리고 높은 쪽에서 힙 모음으로 보일 수 있다.
- *수평면 돌림*—수평면에서 넙다리뼈 뼈머리 주위로 골반의 돌림. 이 동작은 골반이 한 쪽으로 돌아갈 때 힙 안쪽돌림, 그리고 골반이 돌아가는 곳에서 먼 쪽에는 힙 가쪽돌림으로 보일 수 있다.

골반 동작에 관한 중요한 고려사항:

골반 자세는 (넙다리뼈 뼈머리에 관련해서 골반의 정렬) 두덩결합에 관련해서 앞위엉덩뼈가시 (ASIS)의 관계를 사용해서 정해질 것이다. 중립 골반은—즉, 앞쪽으로 돌아간 골반 (골반 기울임)—시상면에서 ASIS가 두덩뼈의 약간 앞쪽에 있을 때이다 (아래 중간 그림). 시상면에서 ASIS와 두덩결합이 동일한 수직 정렬에 있거나 (아래 왼쪽 그림) 두덩결합이 ASIS의 앞쪽에 있을 경우 (아래 오른쪽 그림), 골반은 뒤쪽으로 돌아간 위치에 있다.

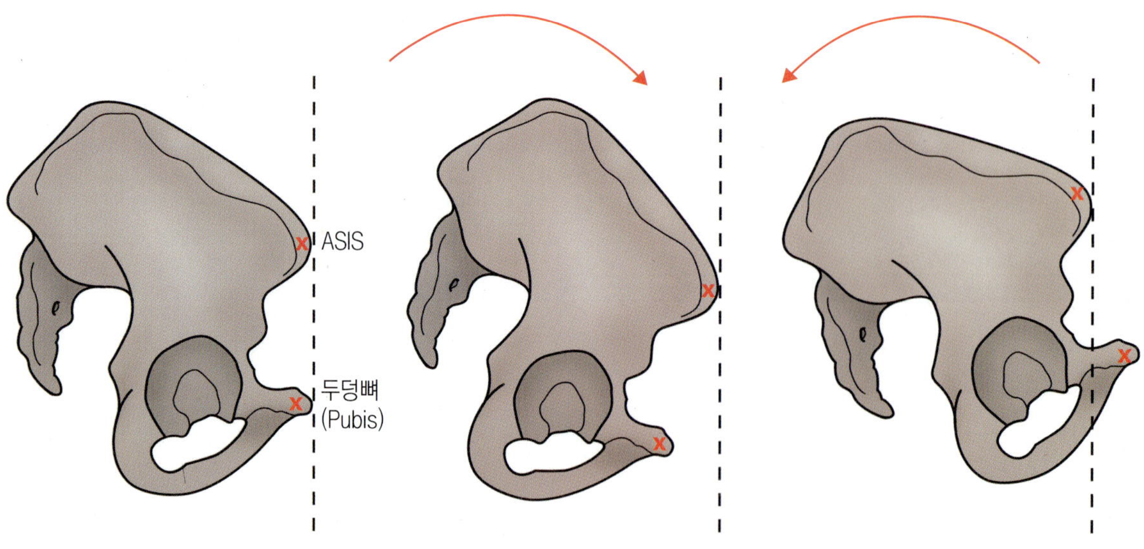

골반기울임—골반 앞쪽 기울임 (중간 그림); 골반 뒤쪽 기울임 (오른쪽 그림)

골반의 실제 휴식 자세보다 더 중요한 것은 포워드 벤딩, 스쿼트, 및 힙 힌지 같은 움직임을 실행할 때 힙을 적절하게 굽히기 위해서 골반을 넙다리뼈 뼈머리 위에서 앞쪽으로 돌리는 능력이다.

아래에 있는 벤딩과 스쿼트 동안 골반 동작을 더 보아라.

척추를 굽히거나 굽히지 않은 포워드 벤딩: 선 자세에서 시작하는데, 포워드 벤딩 동안 골반은 넙다리뼈 뼈머리 주위로 앞쪽으로 돌아가야만 한다 (a & b). 이러한 방식에서의 포워드 벤딩은, 힙 힌지 (hip hinging)라고도 불리는데, 뒤쪽 엉덩관절 복합체 (엉덩이 복합체, 햄스트링, 장딴지 근육들)를 적절하게 부하를 허용하며, 허리뼈로 가는 스트레스를 줄여준다; 이것은 허리로 가는 스트레스를 줄이기 위해서 무거운 물건을 바닥으로나 바닥에서 들어 올리거나 내리기 위한 좋은 방법이다. 척추를 굽힌 포워드 벤딩은 척추 문제를 갖고 있지 않은 대부분의 사람들에게 문제가 되지 않는데 그들이 힙을 적절하게 사용할 경우에서 그렇다. 골반을 넙다리뼈 뼈머리 위에서 안쪽으로 돌리지 못하는 것을 보상하기 위해서 척추를 과도하게 굽혀서 만들어진 골반 동작의 부족을 주목해라 (c). 힙을 거의 쓰지 않고 척추에서 일차적으로 굽히는 것은 만성적 허리와 골반 문제를 흔히 만들 수 있다. 이 주제에 관해서 벤딩 장에서 자세히 다룬다.

스쿼트 동작에서 골반 돌림 (기울임): 골반의 출발 자세는 (a) 스쿼트 동작 (b)을 시작하기 위해서 골반을 앞쪽으로 돌리는 (힙 굽힘) 능력보다 덜 중요하다. 스쿼트 동작을 시작하는 동안 전체 가슴골반 실린더

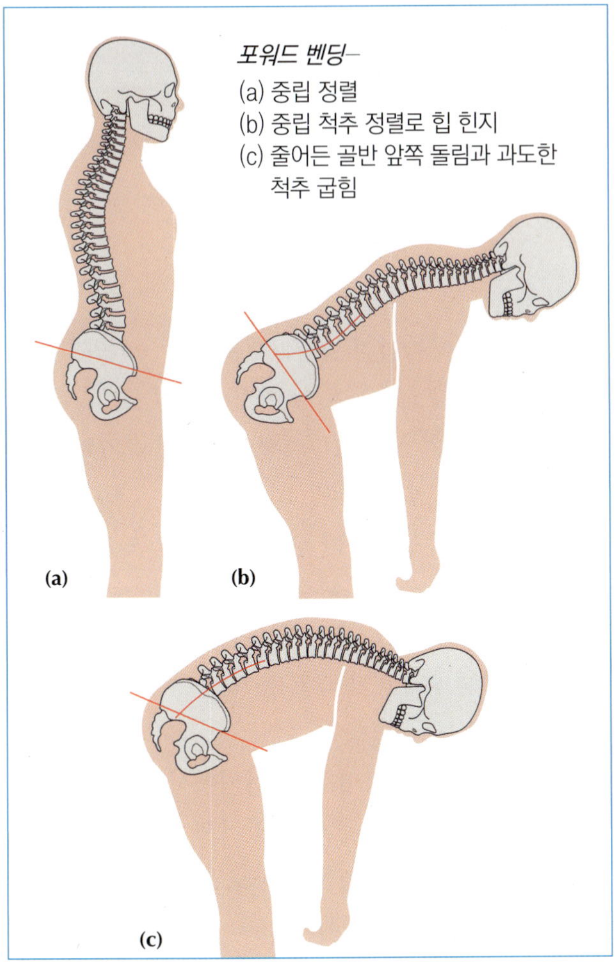

포워드 벤딩–
(a) 중립 정렬
(b) 중립 척추 정렬로 힙 힌지
(c) 줄어든 골반 앞쪽 돌림과 과도한 척추 굽힘

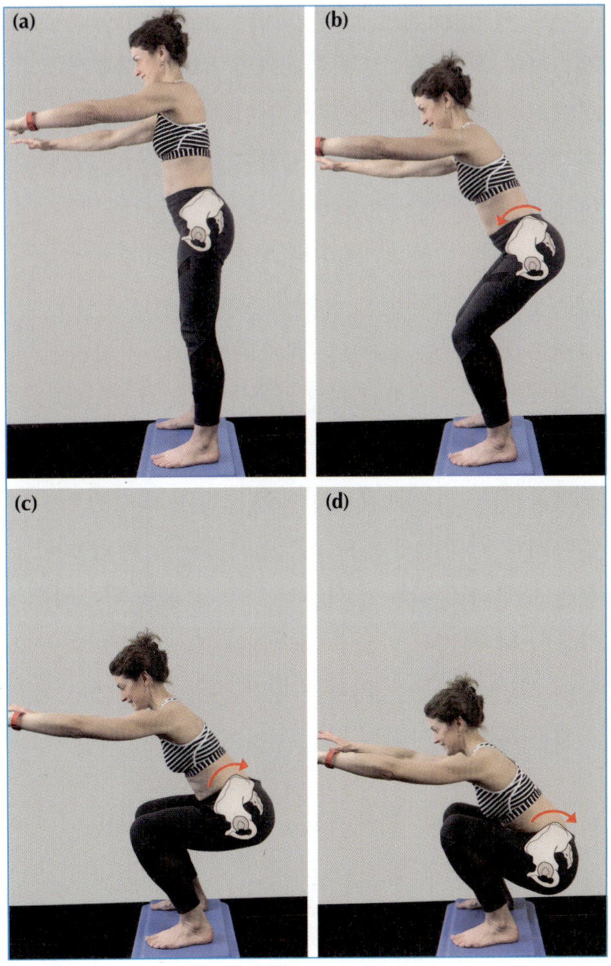

(thoracopelvic cylinder; TPC)가 여전히 연결되어 있다는 것을 주목하는 것은 이것이 분리된 골반 움직임이 아니라는 것을 뜻한다. 스쿼트 동작으로 내려가는 동안 점차적으로 이 자세를 반전시킬 것이어서 TPC의 전체적인 정렬을 유지하면서 골반을 뒤쪽으로 돌리기 시작한다. 그 동작의 마지막 단계 동안, 골반은 뒤쪽으로 계속 돌아간다 (c & d).

뒤쪽 엉덩관절 복합체에 적절히 부하를 가하고 허리뼈에 스트레스를 줄이기 위해서는 처음에 골반을 앞쪽으로 돌려서 시작하는 것이 중요하며, 그것이 발전함에 따라, 그들은 그 동작을 통해서 자세를 원심성으로 조절을 한다. 이런 조절은 그들로 하여금 엉덩관절에 지속적인 부하를 허용한다. 스쿼트 장에서 더 많은 것을 참조하라.

요약: 엉덩관절 굽힘을 요구하는 동작 시–앉아 있기, 포워드 벤딩, 스쿼트, 런지, 계단 오르기, 데드리프트–가슴골반 실린더의 부분으로서의 골반과 척추를 적절히 자리 잡게 하고 뒤쪽 엉덩관절 복합체에 적절히 부하를 가하기 위해 넙다리뼈 뼈머리 위에서 앞쪽으로 회전해야만 한다. 스쿼트 동안이나 포워드 벤딩을 할 때, 개인이 힙을 여전히 움직이고 있는 한에서 척추는 그 움직임 동작의 일부로서 상대적으로 굽힐 수 있다. 이러한 기전은 적절한 허리근 길이를 지원하며 조절하고, 차례로 허리근은 적절한 자세와 움직임을 더 잘 지원할 수 있다. 뻣뻣한 뒤쪽 엉덩관절 복합체를 보상하고 골반이 넙다리뼈 뼈머리 주위로 최적으로 움직이지 못하는 것을 보상하기 위해서 개인이 척추 굽힘을 과도하게 사용할 때 허리와 골반 문제가 생기기 쉬운데, 이와 같이 허리근 기능을 위태롭게 만든다. 이 개념을 책 전체를 통해서 면밀히 검토할 것이다.

이 개념의 시연을 위해서 www.IIHFE.com/the-psoas-solution을 참조.

힙, 척추, 및 골반을 안정시키는데 있어서 허리근의 기능적 역할을 더 잘 인식하기 위해서 (그것은 여러 운동 동작들을 통해서 검사될 것이다), 관절의 중심화와 열린–사슬과 닫힌–사슬 동작에 대한 복습을 해야만 한다.

관절의 중심화 (Joint Centration)

이 책 전체에서 사용될 용어인, 관절의 중심화는 한 관절을 정렬하고 조절하는 능력을 말하는데, 정적인 자세 또는 동적인 자세에 둘 다에서이다 (아래 그림을 참조). 관절의 중심화는 신경계의 조화된 노력에 의해서 만들어지는데, 앞에 닥친 일에 요구되는 관절을 조절하기 위해서 고유수용 시스템에서 피드백을 받고 가장 이익이 되는 운동신경 전략을 실행한다.

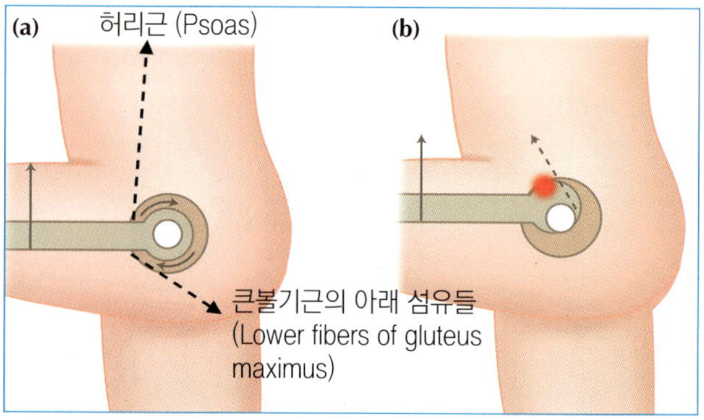

(a) 힙 굽힘 동안 적절한 엉덩관절 중심화–허리근과 큰볼기근의 아래 섬유들은 다른 깊은층 힙 근육들과 함께 다리 움직임 동안 넙다리뼈 뼈머리를 볼기뼈절구 안에 유지시키는 일을 한다.
(b) 힙 굽힘 동안 부적절한 엉덩관절 중심화–허리근과 다른 깊은층 안정근들이 관절 위치를 최적으로 조절하지 못할 때, 넙다리뼈 뼈머리를 볼기뼈절구 안에서 앞쪽과 위쪽으로 이동시킨다.

관절의 중심화는 하나의 관절 위치에서 연골성 표면들이 최대로 접촉을 하고 있어서 그 관절에 가해지는 힘들이 관절면들을 가로질러 적절하게 배분된다 (Kolar 등. 2013).

관절의 중심화는 관절의 적절한 위치와 조절을 가능하게 해주어서 다음과 같은 중요한 능력을 갖는다:

- 자세 조절과 움직임이 요구될 때 관절 주위의 모든 근육들을 활성화 시킨다.
- 관절과 연부조직 수용체에서 적절한 고유수용성 피드백을 제공한다;
- 과도한 관절 압박 (너무 커다란 근막 활성화에서 오는), 조절되지 않은 관절 동작 (과다 가동성), 및/또는 관절의 연부조직들 (관절낭, 인대, 근육, 및 근막)에 대한 과다 스트레칭 또는 부하들의 예방.

적절한 관절의 중심화에 요구되는 것은 관절에 작용하는 근육들의 각각에 있어서 조화로운 활동이다. 이것은 동시에 일어나는 관절의 중심화뿐만 아니라, 잘 조절된 회전축 (이론적인 관점으로 한 관절이 그것 주위에서 움직인다)을 가능하게 해 준다. 한 관절을 둘러싸고 있는 모든 근육들에서 너무 커다란 근육 활동은 과도 압박을 만든다. 하나 이상의 근육들이 그것들의 기능적 협력근들 (functional synergists; 관절을 움직이고 안정시키기 위해서 함께 일하는 근육들)에 비해서 너무 큰 활동을 하는 불균형은 관절의 중심화에 지장을 주며, 적절한 관절의 중심화와 동작에 영향을 준다.

깊은층과 얕은층 근육들 사이에서 균형 잡힌 근육 활동이 있을 때, 넙다리뼈 뼈머리는 절구 안에서 동작 범위에 상관이 없이 중심을 두고 유지된다. 좋지 않은 상태일 때 –예를 들어, 얕은층의 큰볼기근, 햄스트링, 및/또는 힙 돌림근들이 깊은층 섬유들과 허리근에 관련해서 과도 활성일 때–넙다리뼈 뼈머리는 그것의 이상적인 관절의 중심화 위치를 잃어버리게 되어 앞쪽으로 옮겨진다. 그 다음 이것은 앞쪽 관절낭을 과도하게 스트레칭 시키고, 관절테두리 (labrum)와 같은 연부조직 구조를 위태롭게 만든다. 이것은 연이어 만들어지는 흔한 사례로 궁극적으로 넙다리절구충돌증후군 (femoroacetabular impingement syndrome; FAI), 관절테두리 (labrum) 파열, 및 기타 엉덩관절의 퇴행성 변화를 만든다.

비슷하게, 깊은층 근막 시스템 (DMS)의 다른 근육들과 함께 허리근이 얕은층 세움근들과 배근육들과 균형을 잡고 있을 때, 척추는 중심을 잘 잡고 있다. 그러나, 허리근, 배가로근, 또는 뭇갈래근의 억제가 있어서, 얕은층 근육들이 보상성으로 과도 활동을 보일 때, 척추 관절의 중심화는 위태롭게 된다. 위의 힙의 경우에서 논의된 것처럼, 이러한 지속적으로 최적이 아닌 전략은 궁극적으로 척추의 퇴행성 디스크와 관절 질환을 만든다. 이 개념들은 책 전체에 걸쳐서 확장될 것이다.

관절의 중심화는 동적인 과정이어서 많은 인자들에 의해서 영향을 받는다. 부적절한 관절 정렬에 기여를 하는 인자들은 다음과 같다:

- 척수신경 뿌리 자극에 부차적인 신경 억제.
    - 등뼈나 허리뼈 신경의 어느 것에 영향을 주는 디스크 병리는 (팽윤 또는 탈루) 몸통, 척추, 및/또는 힙 주위의 상응하는 근육 기능에 영향을 줄 수 있어서, 차례로 보상과 근육 불균형을 만든다.
- 외상, 수술 또는 염증에 이은 근육 불균형.
    - 외상, 수술, 또는 관절 염증은 일차적으로 더 깊숙이 있거나 내재 관절 근육들의 억제를 만들 수 있는데, 그것은 궁극적으로 운동 조절 손실을 만든다.
    - 억제는 어떤 근육들에–일반적으로 얕은층 근육들– 보상성 과사용을 만드는데, 그것은 적절한 관절의 중심화를 더 위태롭게 만든다.
- 부적절한 트레이닝.
    - 부적절한 운동 동작 (예를 들어, 너무 깊숙이 스쿼트를 해서 뒤쪽 기울임과 허리뼈

임상적 고려 사항

관절의 중심화가 난해한 개념으로 간주되기 때문에, 하나의 유용한 평가 도구로서 그것의 측정은 자주 비판을 받아왔다. 대부분의 오해는 한 관절이 적절히 중심을 잡고 있는지 아닌지를 치료사들이 정확하게 측정하지 못하는 것에서 기인한다. 그것을 평가하는 교육을 실제로 받은 사람들이 거의 없기 때문에, 관절의 중심화는 근거 없는 평가 도구로서 버려지거나 형식적으로 훑어보는 테스트로 여겨진다 ("그것이 해야만 하는 것을 하고/안 하고 있다고 생각한다" 또는 "그것이 해야만 하는 방식으로 움직이고/안 움직이고 있는 것처럼 보인다").

인체의 특정 부위에서 무엇이 생기고 있는 가를 관찰할 수 있기는 하지만, 육안 검사만을 근간으로 관절 수준에서 무엇이 실제로 생기고 있는지를 정확하게 결정하는 것은 불가능하다. 촉진은 관절 위치와 움직임을 가장 정확하고 믿을 만한 평가 방법이다.

몇몇 임상 능력처럼, 관절의 중심화를 위한 촉진은 하나의 기술로, 손을 올려 놓고 많은 관절들을 평가한다 – 잘 정렬되고 조절되고 있는 것들과 잘 정렬되지 않고 조절되지 않는 것들 둘 다를. 구조 해부학, 생체역학 (관절의 이상적인 위치와 최적으로 움직여야 하는 것), 그리고 운동 조절은 (특정 자세 또는 움직임 동안 신경근막 시스템이 관절 위치에 어떻게 영향을 주고 있는지) 한 관절이 이상적으로 중심을 잡고 있는지 아닌지를 결정하기 위한 선행조건이다.

모든 사람들이 특수한 평가 수준을 필요로 하지는 않다 하더라도, 당신이 생각하기에 최적이 아닌 관절의 중심화에 연관되어 있을 수 있는 만성적 허리 또는 힙 문제를 갖고 있는 고객 또는 환자를 갖고 있을 수 있다. 그들은 치료를 위해서 왔기 때문에, 만성적 뭉침, 통증, 및/또는 퍼포먼스 상실을 보이는 대부분의 사람들은 관절의 중심화를 그리고 더 중요하게 그들의 조절 전략을 평가해야만 한다. 당신의 직업이 고객에게 손을 대도록 허락하지 않을 경우, 관절의 중심화를 위한 평가를 하기 위한 훈련을 받은 치료사와 관계를 맺어 두는 것이 유익할 수 있다. 당신의 고객에게 손을 대는 대신, 당신의 눈, 평가, 및 경험에 의해서 제공된 정보만을 신뢰해야만 한다.

굽힘을 만드는 것) 그리고 부적절한 동작 (단서 제공; cuing)은 (예를 들어, 스쿼트 동작의 꼭대기에서 엉덩이를 과도하게 활성화시키거나 조이는 것) 다른 것들에 관련해서 어떤 근육들의 과도한 활성을 만들 수 있어서, 이와 같이 관절 정렬과 조절에 영향을 준다.

적절한 수준으로 실행을 하고, 만성적인 뭉침과 불쾌감을 줄이고, 부상의 위험성을 최소화 하기 위한 성공은 관절의 중심화를 이루는 개인의 능력에 의해서 궁극적으로 영향을 받는다. 몇몇 재활 및/또는 트레이닝 프로그램 동안의 목표는 가장 적절한 운동 동작, 큐, 및 전략을 선택하는 것으로 그것은 이상적인 관절의 중심화를 개선하거나 유지하는 것이다. 이 주제는 다음 장들에서 논의할 운동 동작을 개발하는데 있어서 중심이 될 것이다.

열린-사슬과 닫힌-사슬 동작 (Open- and Closed-Chain Motion)

"열린–사슬"과 "닫힌–사슬"이라는 용어는 하부 운동 사슬에 대한 움직임을 논의할 때 자주 언급된다. 운동 사슬 (kinetic chain)은 인체의 인접한 분절들 사이의 구조적이며 신경학적인 연결을 말한다. 운동 사슬의 먼쪽 부분이 (하지의 예에서 발 또는 더 아래쪽에 있는 분절) 지면과 닿아 있지 않을 때의 움직임을 열린–사슬이라 부르며, 일반적으로 몸쪽 관절 동작에 영향을 주지 않는다 (이 논의에 대해서 더 자세히 보려면 아래의 "고려 사항"을 보라). 운동 사슬의 먼쪽 면이 지면과 닿아 있어서 그것이 보다 몸쪽 관절의 동작에 영향을 줄 때, 이 움직임은 닫힌–사슬이라고 불린다.

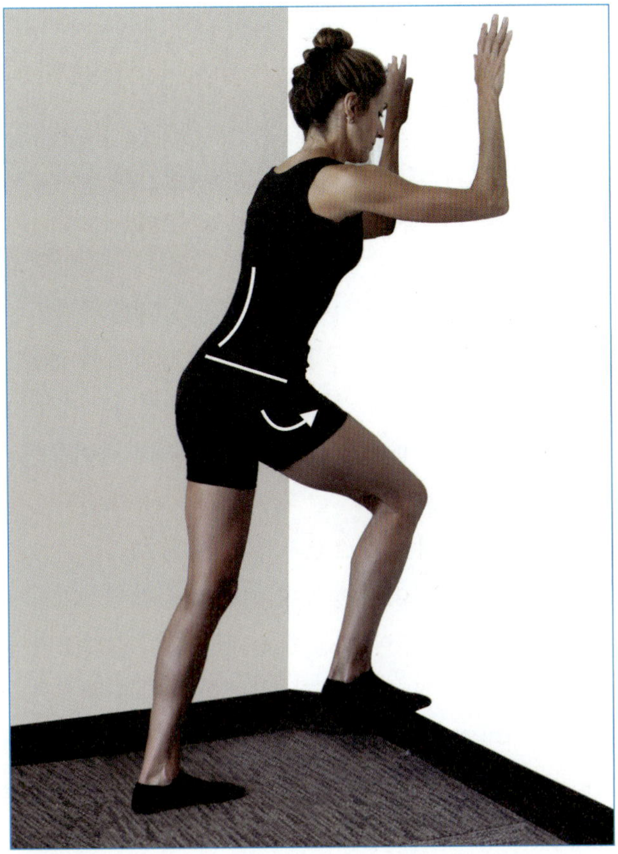

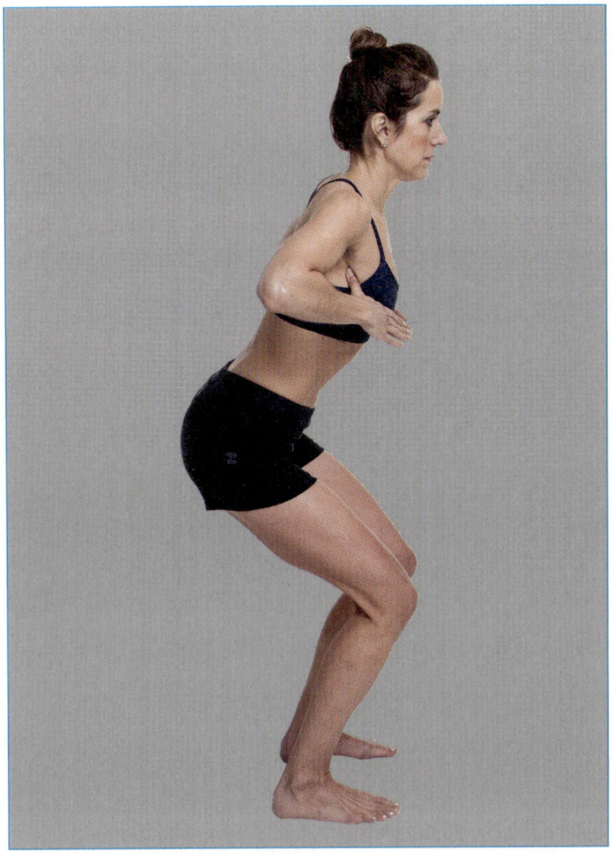

힙의 열린-사슬 동작의 한 예는 서서 힙을 굽히는 동작으로, 거기서 힙은 굽혀지지만, 하지의 움직임은 엉덩관절의 위치에 영향을 주지 않는다. 역으로, 스쿼트를 할 때, 발이 지면과 닿아 있으므로, 정강뼈와 넙다리뼈로 가는 그것의 충격을 통해서, 엉덩관절에서의 동작은 영향을 받는다.

오른쪽 힙의 열린-사슬 힙 굽힘 (왼쪽 사진); 스쿼트 동안 닫힌-사슬 힙 굽힘 (오른쪽 사진).

임상적 고려 사항

열린-사슬 움직임은 분리된 동작으로 여겨지며 인체의 먼쪽 부위들에 영향을 주는 능력을 갖고 있지 않아도 된다. 예를 들어, 앉아 있거나 누워있을 때와 같이 발이 지면에서 떨어져 있을 때, 발목과 발은 일반적으로 힙의 동작에 영향을 주는 능력을 갖고 있지 않다고 간주된다. 그러나, 발목과 발 복합체는 신경학적으로 전체 운동 사슬에 연결되어 있다. 발이 지면과 닿지 않은, 앉거나 등을 대고 누운 자세에서 실행했을 때 조차, 임상적으로, 발목과 발의 중심을 맞춘 후에 힙 동작과 힘의 변화가 관찰되었다. 위의 것이, 인체의 자세에 상관이 없이, 재활 또는 훈련 동안 가급적 많은 관절들의 중심화를 크게 강조하는 이유이다.

허리근의 기능 해부학 (Functional Anatomy of the Psoas)

이 부위는 허리근 복합체의 두 구성 성분으로서 PMj과 PMn을 살펴 볼 것이다. PMn이 없을 때, PMj이 두덩뼈 윗가지로 섬유를 보내기 때문에 (Stecco 2015, Myers 2014), 이 부분은 이 근육들의 병합된 행동을 알아 볼 것이다. 이러한 관점에서 큰허리근과 작은허리근은 총괄해서 간단히 허리근이라고 부를 것이다.

복부에서 허리근이 깊숙하게 위치하기 때문에, 실제 생체에서 이 근육에 대한 연구는 제한되어 있다. 사체연구에서 허리근에 대한 가장 흔히 일반적으로 얻게된 동작은 허리근의 닿는 쪽이 이는쪽과 가까워질 때의 동작과 그 반대인 이는쪽이 닿는쪽으로 가까워질 때의 동작을 제한하는 것으로 알려져 있다.

그러므로, 대부분의 교과서와 문헌들은 아래처럼 일반적으로 인정된 허리근의 역할을 적고 있다:

- 열린-사슬 또는 고정된 골반 주위로 넙다리뼈가 움직일 때 엉덩 관절 굽힘 (hip flexion)과 바깥 돌림
- 닫힌-사슬 또는 다리가 고정되어 있고 골반이 넙다리뼈 뼈머리 주위로 움직일 때 척추의 굽힘.

"엉덩허리근 복합체" 의 일부로서 허리근은 힙 굽힘의 끝 범위를 향해서 힙을 굽히는 잠재력을 갖고 있는 유일한 근육이라고 여겨진다 (Sahrmann 2002).

허리근은 골반 앞쪽 기울임과 증가된 허리 척추뼈앞굽힘의 원인이 되는 일차적인 근육이라고 흔히 교습되어왔다. 골반과 허리뼈 자세에 대한 허리근의 영향은 아래에서 찾아 볼 것이다.

척추 안정화에 허리근의 역할 (Psoas' Role in Spinal Stabilization)

허리근의 광범위하고 복잡한 부착은 앞에서 제시한 것 보다 기능에 있어서 훨씬 더 많이 관여되어 있고 동적인 역할을 갖는다. 하부 등뼈와 허리뼈에 있는 모든 척추 수준에서의 다양한 부착은, 그리고 척추와 골반 주위에 있는 여러 근육들로 가는 복잡한 근막 부착은 허리근이 힙과 척추의 굽힘근 훨씬 더 이상이라는 증거를 보여준다. 이러한 정교한 디자인은 허리근이 척추와 골반뿐만 아니라 힙의 안정에 보다 많은 중요한 역할을 한다고 제시하며, 앞에서 추정했었던 것 이상이다.

허리근은 허리뼈의 강력한 축의 압축기 이기에 허리뼈의 안정을 유지하는 것이 가능하다 (Bogduk 2005). 그것이 척추와 가깝게 있기 때문에, 허리근은 가쪽 벤딩과 회전 같은 척추 움직임에 크게 기여한다고 보여지지 않았다 (Bogduk 2005). 그러므로, 허리근은 이러한 움직임들 동안 척추의 안정장치로서 기능을 할 가능성이 더 크다.

허리근이 척추 안정에 기여를 한다는 여러 증거가 연구에서 보여져 왔다. 근전도기 (EMG)의 미세 전선니들 전극을 허리근에 양쪽으로 꽂고 누워있으면서 한 다리를 들었을 때 들어올린 다리 그리고 들어올린 다리의 반대쪽의 허리근 둘 다에서 활동을 보였다 (Hu 등. 2011). 이러한 소견과 일치하게, 허리근은 힙 굽힘 동안 만들어지는 앞쪽 전단력에 맞서기 위해서 허리뼈 안정에 도움이 된다는 것이 알려졌다 (Gibbons 2007, McGill 2007). 양측성 허리근 활성은 척추의 이마면 안정을 제공하며 (Hu 등. 2011, Penning 2002 및 Andersson 등. 1995) 들어올리는 동안 과도한 사이드 벤딩과 회전을 제한한다 (Sullivan 1989). 허리근은 골반 위의 몸통을 지원하며 척추의 휨 (buckling)을 막아준다고 알려졌다 (Penning 2000).

원심성으로 수축 시, 허리근은 대측 사이드 벤딩을 조절에 도움이 된다 (Gibbons 2007). 게다가, 허리근은 원심적으로 늘어나서, 허리뼈의 안전장치로 작용을 하고, 머리 위 동작이나 백워드 벤딩 동안 척추 폄의 양을 조절한다 (Osar 2015). 이것은 허리뼈 면관절들의 과도한 압박을 막아주고 척추를 펴는 동안 앞쪽 척추 인대들의 과도한 스트레칭을 막아준다.

비록 허리근이 척추를 굽히는 역할을 한다고 여겨져 왔지만, 골반이 고정되어 있을 때 허리근은 허리뼈를 척추앞으로 더 당긴다 (Penning 2002). 선 자세에서 허리근은 포워드 벤딩에 기여를 할 수도 있다; 그러나, 배근육과 중력이 허리뼈를 이 자세에서 동시에 굽힌 결과로 짧아지고 있기가 쉽다. 허리근은 선 자세에서 포워드 벤딩과 척추의 굽힘에 기여를 할 수 있는데,

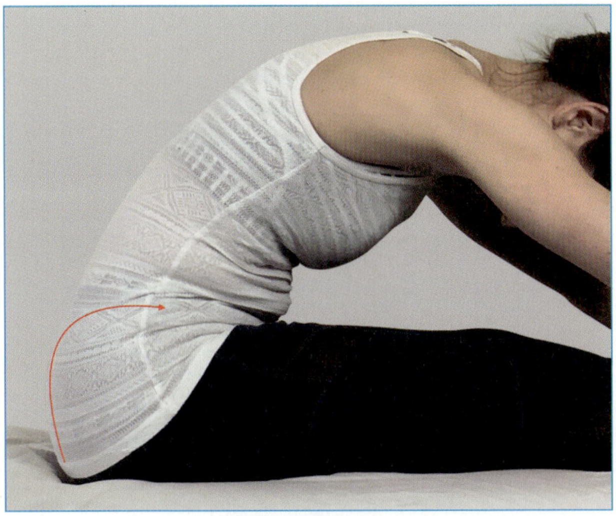

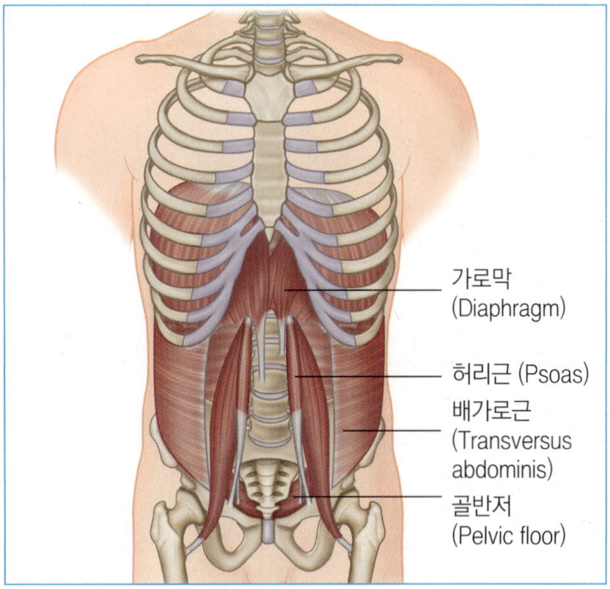

골반 앞쪽과 골반저 모두로 가는 허리근의 부착을 주목해라 (위 사진). 이러한 부착들은 골반이 골반 뒤쪽 돌림에 기여를 하고 골반 앞쪽 돌림을 조절하는데 보조를 한다고 시사한다.

이 동작들이 저항에 맞서서 실행될 경우에서이다. 롤-업 (가까운 왼쪽 사진) (6장을 참조) 또는 싯-업 동안 허리근은 척추 굽힘에 있어서 능동적인 역할을 할 수가 있으며 서있을 때보다 허리뼈앞굽음을 줄여준다. 브리지 동작 (골반 기울임-Pelvic Tilt-동작으로도 불린다 -2장을 참조)에서처럼 몸통을 굽힐 때나 리버스 크런치 운동에서, 허리근의 어떤 부분은 골반의 뒤쪽 돌림을 돕고 허리뼈의 분절 굽힘에서, 그것은 척추뼈앞굽음을 줄이거나 감소시키기 쉽다.

골반에 대한 허리근의 영향 (Psoas' Impact Upon the Pelvis)

전통적으로, 허리근은 골반 앞쪽 돌림 (기울임) 증가에 기여를 한다고 생각되어왔다. 그러나, 골반으로 직접 가는 허리근의 유일한 부착은 두덩뼈 윗가지 앞쪽에 있으며 골반저로 가는 것을 기억해라. 이러한 부착은 허리근이 골반을 앞쪽으로 돌린다기 보다는 그것을 뒤쪽으로 돌리는 것을 시사한다 (Gibbons 2007, Osar 2015).

비록 허리근이 엉치엉덩관절들의 앞면을 건너가서 직접적으로 부착하더라도, 지금까지 이러한 관절들과 허리근의 직접적인 연계가 연구된 것은 없다. 허리근이 엉치엉덩관절을 가로질러 안정력을 만든다는 의견이 있다 (Gibbons 2007). 연구가 보여주는 것은 엉치엉덩관절로의 직접 또는 근막적 연결을 하고 있는 근육들은 -예를 들어, 뭇갈래근, 큰볼기근, 및 넙다리두갈래근-이 관절의 안정에 기여를 한다고 한다 (Lee 2012, Richardson 등. 2004, Vleeming 2012). 허리근은 엉치엉덩관절의 안정에 중요한 역할을 하고 있을 가능성이 가장 크다; 그러나, 이 부위에 대한 더 많은 연구가 지금 요구된다.

허리 뭇갈래근에 대한 허리근의 관계 (Psoas' Relationship to the Lumbar Multifidus)

척추 안정에 있어서, 허리근과 가장 비슷한 근육은 뭇갈래근이다. 그것은 허리뼈의 뒷면에 위치해 있으며, 허리 근육들 중 가장 안쪽이며 가장 깊숙한 것이다. 뭇갈래근의 깊은 섬유들은 척추의 뒷면에서 나와서 그것들의 이는 곳 두 단계 밑으로 닿는 곳한다. 얕은층 섬유들은 가시돌기들에서 시작해서 그것들의 이는 곳 밑으로 세 단계 뻗어간다. 뭇갈래근의 하부 허리 가지의 섬유들은 골반, 엉치뼈 및 엉치엉덩관절로 닿는다.

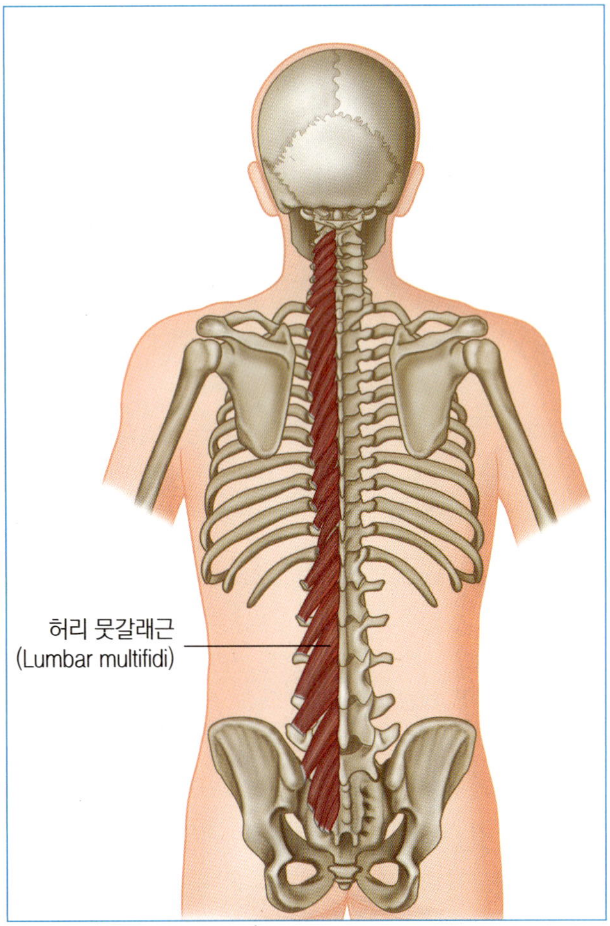

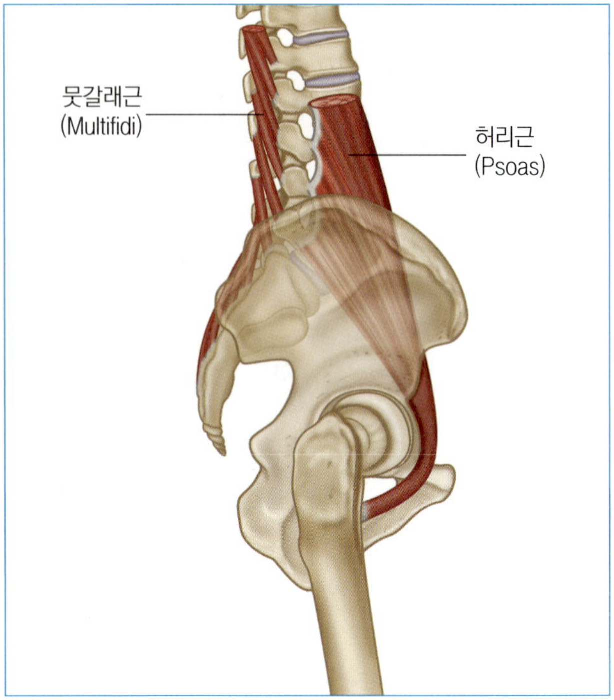

뭇갈래근의 깊은층 섬유들은 쉬고 있는 상태 (지속 긴장 활동)에서 조차도 낮은 수준의 활동을 보이는데, 그래서 분절적 척추 조절 및 자세 안정에 더 많이 관여되고 있다 (Richardson 등. 2004). 이러한 깊은층 섬유들은 EMG 결과에서 예측 반응을 보이는데, 이것은 그것들이 실제 움직임 이전에 수축하는 것을 뜻하며, 배가로빗근과 골반저근육 같은 다른 깊은층 근육들과 비슷한 특성을 갖는다 (Richardson 등. 2004). 얕은층 섬유들은 더 커다란 폄근 토크를 갖는 경향이거나, 허리 척추를 펴기 위한 능력을 갖는 경향이 있다. 즉, 뭇갈래근의 두 부분들은 허리 척추와 엉치허리관절들을 안정시키기 위해서 협력적으로 일을 해서, 과도한 전단과 변형력을 막아준다 (위 오른쪽 그림).

비슷하게, 뭇갈래근과 허리근 둘 다 요통 및/또는 한쪽 좌골신경통을 가진 사람들에게서 횡단면 크기가 줄어든 것 (위축)을 보여준다 (Barker 등. 2004, Dangaria and Naesh 1998). 퇴행성 디스크 질환을 갖고 있는 환자들에게서 뭇갈래근과 허리근을 목적으로 한 특정 운동들이 이 근육들의 크기를 효과적으로 개선시킬 뿐만 아니라 통증을 줄여주는 것이 보고되었다 (Seongho 등. 2014). DMS의 활성을 증진시키는 운동과 교육 전략들은 허리근과 뭇갈래근 기능 둘 다를 임상적으로 개선시켜주어서 결과적으로 척추 안정을 증진시킨다는 것이 보고되었다 (Osar 2015). 허리근과 뭇갈래근의 상호-활성을 증진시키기 위한 전략은 3장에서 제시될 것이다.

힙 기능에 있어서 허리근의 역할 (Psoas' Role in Hip Function)

허리근은 전통적으로 인체의 일차적인 힙 굽힘근으로 여겨져 왔다. 최근의 연구가 보여주는 것은 허리근의 수축되는 동안, 그것은 척추와 넙다리뼈 뼈머리 둘 다를 축상에서 압박을 만든다는 것이다 (Gibbons 2005ab, 2007); 그러므로, 허리근은 넙다리뼈 뼈머리를 볼기뼈절구 안에서 중심화하게 만들어 준다 (정렬과 조절).

힙이 일차적 힙 굽힘근들 (넙다리곧은근, 넙다리근막긴장근, 및 넙다리빗근)에 의해서 굽혀지는 동안, 허리근은 절구 안에서 넙다리뼈 뼈머리를 압박하고 위치를 유지함으로써 이 움직임을 돕는다. 그러므로 허리근은 주된 동력으로서 일을 한다기 보다는 회전축을 유지함으로써 힙 굽힘을 돕는다. 허리근이 가쪽돌림을 돕는 동안, 이 움직임에 실제적으로 기여한다기 보다는 이 움직임 동안 절구 안에서 넙다리뼈 뼈머리의 안정장치로서 기능을 할 가능성이 많다.

엉덩근에 대한 허리근의 관계 (Psoas' Relationship to the Iliacus)

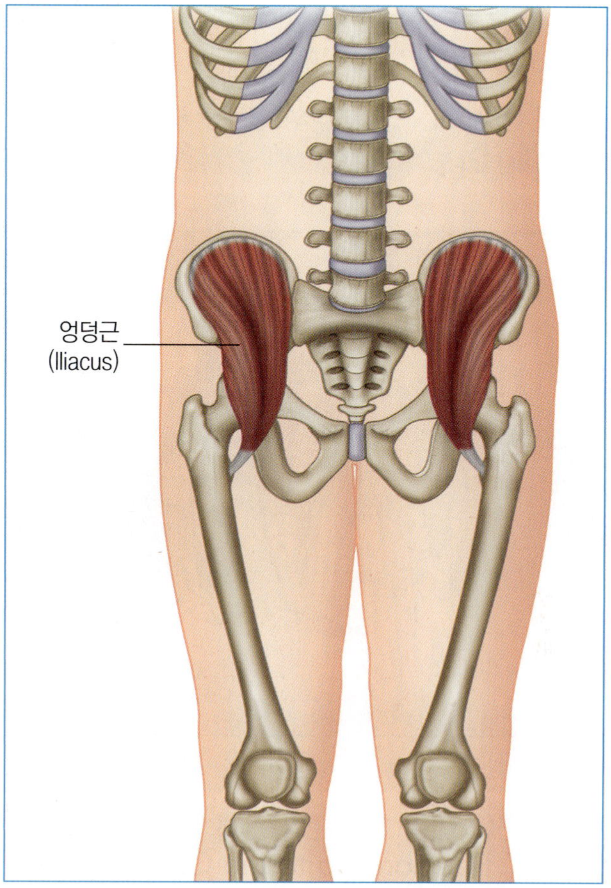

엉덩근은 (오른쪽 그림) 언급할 가치가 있는데, 그 이유는, 많은 교과서들이 엉덩근과 허리근을 총괄적으로 엉덩허리근으로 부르며, 그것들이 넙다리뼈의 작은돌기로 가는 비슷한 힘줄 부착을 하기 때문이다. 엉덩근은 골반 안에서 (엉덩뼈오목) 시작해서 골반의 엉덩두덩돌기 위로 나아가서, 넙다리뼈의 작은돌기에 닿는다. 허리근과 엉덩근이 넙다리뼈 상에서 비슷한 부착점을 공유하기는 하지만, 각각은 그것 자신의 개개 힘줄성 부착을 하며 (McGill 2007) 분리된 신경지배를 받는다는 것은 (Retchford 등. 2013) 그들이 서로가 독립적인 기능을 할 수 있다는 것을 보여 준다.

허리근과 달리, 그것의 짧은 지레팔과 엉덩관절에 대한 인접성으로 인하여, 엉덩근은 힙을 굽히는 강한 능력을 갖고 있기 쉽다. 사실상, 허리근은 힙 굽힘에서 무시해도 될 역할이며, 넙다리곧은근, 넙다리근막긴장근, 및 넙다리빗근들이 허리근과 엉덩근 둘 다 보다 더욱 효율적인 힙 굽힘근들이다 (Gibbons 2007). 즉, 허리근과 엉덩근은 어깨에서 돌림근력 (Rotator cuff)과 비슷하게 힙 안정에 한 역할을 한다고 한다 (Lewis 등. 2007).

엉덩근은 보행의 늦은 단계에서 힙을 안정시키는 역할을 한다고 보여진다 (Retchfort 등. 2013).

넙다리뼈가 고정되어 있을 때, 엉덩근은 골반을 앞쪽으로 돌리는 (기울임) 것에 일차적인 기여를 한다. 골반 앞쪽 돌림을 증가시키므로, 엉덩근은 허리뼈의 척추뼈앞굽음 커브에 간접적으로 기여를 할 수 있다.

허리근과 엉덩근은 *기능적인 길항근*들 (이론상 서로 마주하는 두 개의 근육이지만, 그러나 총괄적으로 함께 기능한다)로서 작용하기가 쉽다:

- 두 근육들은 총괄적으로 힙 굽힘에 기여를 한다 –허리근이 넙다리뼈 뼈머리를 중심잡고 있는 동안, 엉덩근은 힙을 굽힌다.
- 엉덩근은 골반을 앞쪽으로 기울여서, 허리뼈앞굽음을 증가시키는 동안, 허리근은 골반을 뒤쪽으로 기울이며 허리뼈를 압박해서, 엉덩근의 작용에 맞선다.

이러한 협력적 관계는 척추 안정과 힙 움직임 조절 둘 다를 만들어서 기능적 활동을 하게 해주는 동시에 관절 또는 연부조직의 과사용 부상 위험을 감소시켜준다.

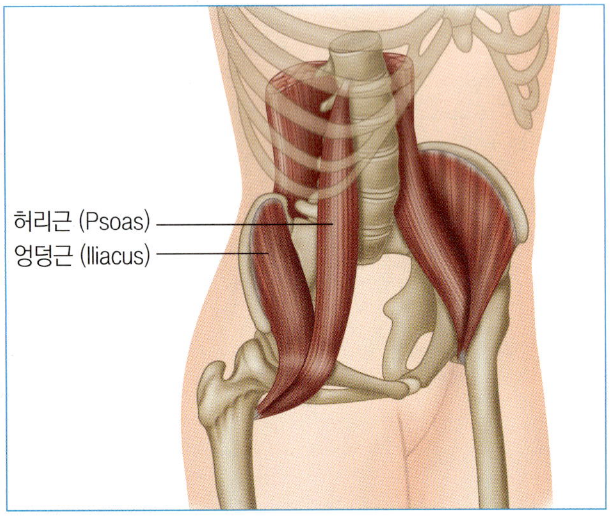

큰볼기근에 대한 허리근의 관계 (Psoas' Relationship to the Gluteus Maximus)

허리근과 큰볼기근은 전통적으로 길항근으로 간주되어왔다: 큰볼기근은 힙을 펴고 허리근은 힙을 굽힌다. 비슷하게, 허리근은 골반을 앞쪽 돌림 (흔히, 골반 앞쪽 기울임으로 불린다) 으로 당기며, 큰볼기근은 그것을 뒤쪽 돌림 (또는 골반 뒤쪽 기울임)으로 당긴다고 여겨져 왔다. 그러나, 최근의 증거는 이 근육들이 길항적이라기 보다는 협력적인 관계를 갖고 있는 것을 보여준다.

큰볼기근은 몸쪽에서 엉덩뼈능선의 가쪽 면과 엉치뼈에 부착한다; 이러한 부착들은 엉치뼈와 뭇갈래근 둘 다를 덮는 뒤쪽 근막과 계속 이어진다. 또한 볼기근 근막은 등허리근막과 접해있어서, 큰볼기근을 대측 넓은등근과 기능적으로 연결한다. 이 근막은 여러 이름으로 불리는데, *뒤쪽 사선 사슬* (*posterior oblique chain*) (Osar 2012), *뒤쪽 사선 걸대* (*sling*) (Lee 2012), 또는 *뒤쪽 기능선* (*back functional line*) (Myers 2014) 들이다 (아래 그림을 참조).

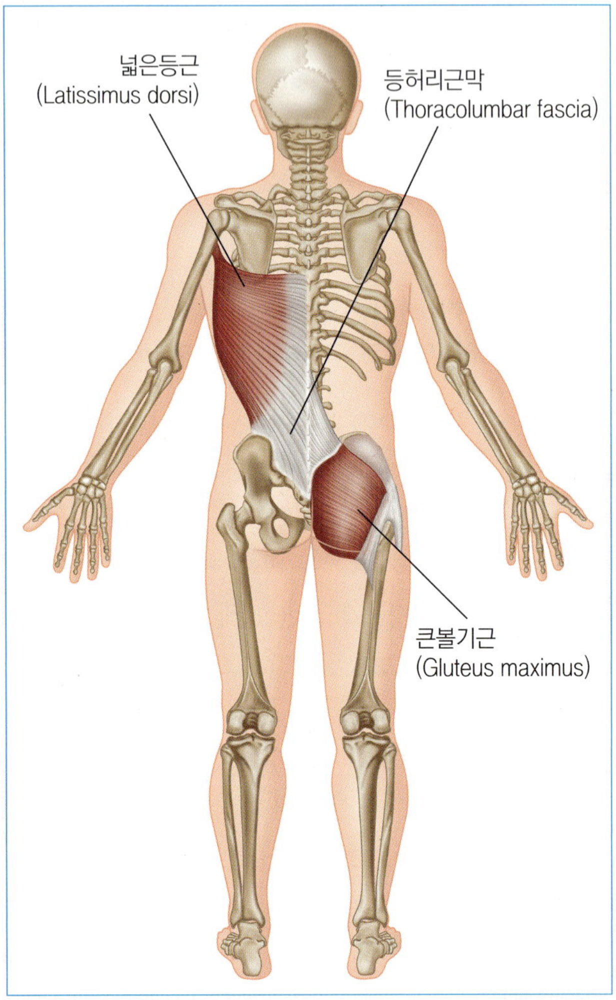

큰볼기근의 얕은층 섬유들은 엉덩정강띠 (TFL)와 볼기근거친면 (넙다리뼈의 뒷면)에 부착하며, 깊은층 볼기근 섬유들은 볼기근거친면에만 부착한다. 큰볼기근의 깊은층, 아래쪽 섬유들은 하부 엉치뼈와 꼬리뼈에서 나온다; 이 섬유들은 엉치엉덩관절을 건너가서 뒤위엉덩뼈가시의 바로 가쪽에 부착하며, 근막적으로 엉치결절인대와 깊숙한 내재 힙 근육들의 근막과 섞인다.

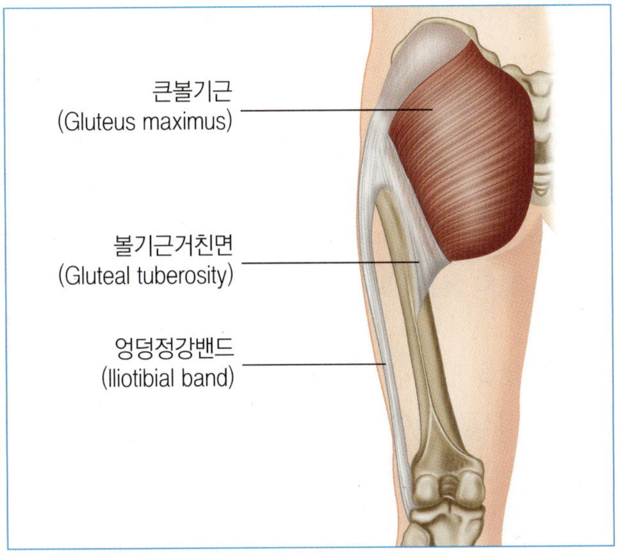

큰볼기근의 얕은층 섬유들이 힙 폄과 골반 안정에 일차적인 역할을 하는 반면, 이 근육의 깊은층, 하부 섬유들은 넙다리뼈 뼈머리를 볼기뼈절구 안에서 뒤쪽으로 당긴다 (Gibbons 2005ab, Gibbons 2007). 큰볼기근의 깊은층 아래쪽 섬유들은 힙의 움직임 동안 절구 안에서 넙다리뼈 뼈머리의 중심화에 허리근과 함께 기능적 협력근들이다. 이 두 근육들의 이상적인 협력–행동은 힙 움직임 동안 넙다리뼈 뼈머리를 안정시키는데 요구되는 적절한 압박을 제공해서 하지의 움직임을 도와준다.

허리근과 큰볼기근 사이의 시너지를 개선시키기 위한 훈련은 힙 기능을 개선하고 힙 충돌 증후군을 막는데 필수적이다. 이 시너지를 훈련하기 위한 운동 전략은 나중 장들에서 포함될 것이다.

보행에서 허리근의 역할 (Psoas' Role in Gait)

허리근이 척추와 하지를 직접 연결하는 유일한 근육이므로, 허리근은 보행 주기에서 중요하다. 엉덩근과 함께 허리근은 보행 주기의 두 가지 분명한 단계에서 높은 EMG 활성을 보인다: 말기 입각기 (terminal stance)와 초기 유각기 (swing phase) (Michaud 2011). 힙 굽힘 동안, 허리근은 진행하는 다리의 굽힘에서 엉덩근을 보조한다.

중간 입각기 바로 직후 (아래 사진), 허리근은 절구 안에서 넙다리뼈 뼈머리를 조절하기 위해서 원심성으로 늘어나며, 그리고 힙과 척추 폄 둘 다의 비율과 양을 줄인다.

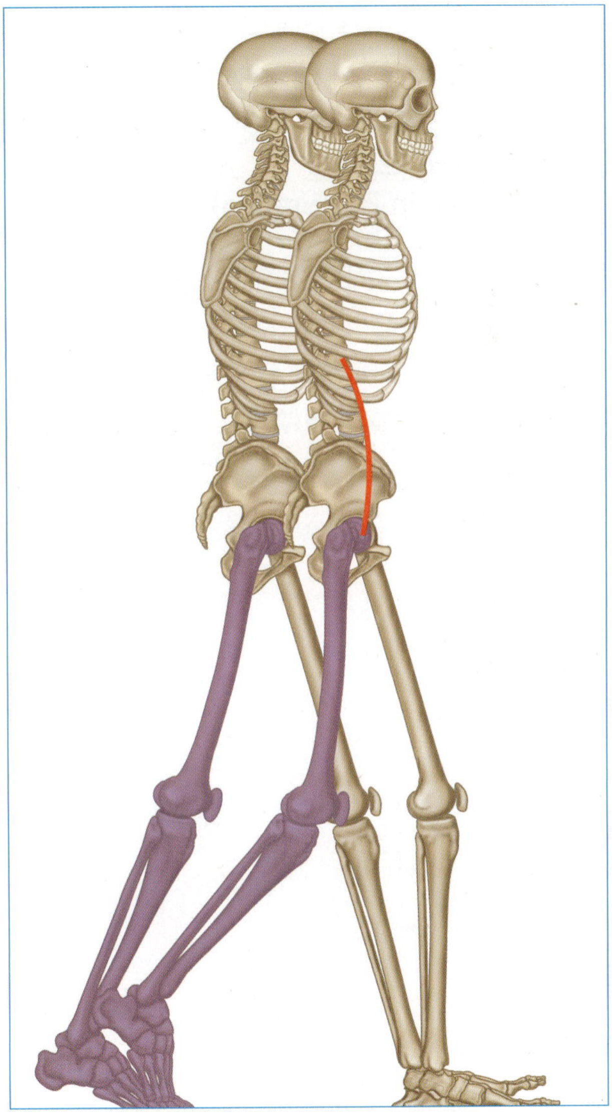

대측 허리근은 힙 폄 동안 척추를 안정시킨다고 여겨지지만; 이 이론을 뒷받침하기 위한 정보가 더 필요하다. 허리근이 보행 주기의 나머지 동안 EMG 활성을 보이지 않더라도, 척추와 힙을 안정시키는 허리근의 역할에서 활성적이지 않다는 것을 뜻하지

않는다는 것을 알고 있는 것이 중요하다. 전체 보행 주기 동안 허리근이 어떻게 기능을 하고 있는 가를 밝혀 줄 연구가 더 필요하다.

힙을 (절구 안에서 넙다리뼈 뼈머리를) 중심화하게 만들어 주는 허리근의 능력을 개선하는 것은 개개인의 보행을 개선하는데 중요한 역할을 한다. 힙 굽힘과 힙 폄을 조절하는 그 근육의 기여를 개선하기 위한 운동은 나중 장들에서 포함될 것이다.

호흡에서 허리근의 역할 (Psoas' Role in Respiration)

허리근이 등허리연접부 (TLJ)에서 가로막, 배가로근, 및 허리네모근 그리고 아래쪽으로 골반저와의 긴밀한 연결을 고려할 때, 허리근은 호흡 동안 척추의 중요한 안정장치로서 기능을 할 것 같다 (Gibbons 2007, Osar 2015). 적절한 호흡에서 허리근의 역할은 2장에서 논의될 것이다.

아래에 허리근 그리고 그것이 가로막, 배가로근, 및 골반저와 근막적 연결을 하는 도해가 있다. 이러한 구조들 사이의 긴밀한 관계는 허리근이 호흡과 안정 둘 다를 지원하는 역할을 제시한다.

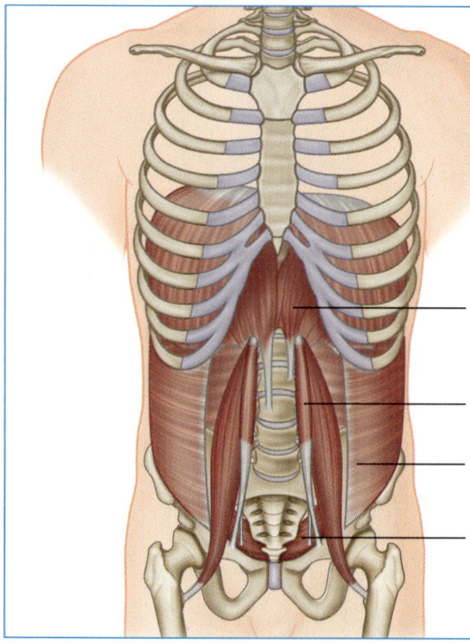

상체 움직임에서 허리근의 역할 (Psoas' Role in Upper Body Movement)

비록 허리근이 하지와 직접적인 연결을 하고 있지만, 상지와는 비슷한 관계를 갖고 있지 않다; 그러나, 상체 움직임 동작 시 그것의 기능은 매우 중요하다. 일찍 논의한 것처럼, 허리근은 척추, 골반, 및 힙을 안정시킬 것이므로, 상체 힘을 표현하기 위한 보다 견고한 닻을 만든다. 게다가, 허리근은 척추를 안정시키므로, 들어올리기, 밀기, 당기기, 및/또는 던지기를 할 때 부상을 일으킬 위험이 있는 과도 압박 또는 과도한/조절되지 않은 전단-형태의 힘들로부터 보호를 한다.

허리근 기능의 요약

허리근은 몸통. 척추, 및 골반에서 기능을 한다.

- TLJ, 허리뼈, 및 골반을 안정시킨다.
- 다리나 몸통이 고정되어 있을 때 척추 굽힘에 기여를 한다.
- 뒤쪽 골반 돌림을 보조한다.
- 백워드 벤딩을 할 때 척추 폄을 원심성으로 조절하며 딥-스쿼트 또는 포워드 벤딩 동작 시 (허리뼈를 굽히기 시작하는 점에서) 척추 굽힘을 한다.

허리근은 힙 (엉덩관절)에서 기능한다.

- 넙다리뼈 뼈머리를 볼기뼈절구 중심에 놓여질 수 있도록 만들어 준다.
- 넙다리뼈 뼈머리를 볼기뼈절구 중심에 놓이게 안정화시켜서 엉덩관절의 굽힘을 보조한다.
- 힙 폄을 원심성으로 조절한다.

요약: 기능 해부학

허리근에 보다 완전한 균형감을 갖추기 위해서, 이 장은 근육의 기능 해부학을 강조하는데, 그것의 부착 그리고 몸통, 척추, 골반, 및 힙과 관련된 다수의 기능을 포함한다. 등뼈와 허리뼈뿐만 아니라 골반과 힙 복합체들 안에서 여러 근막 구조들과 함께 한 허리근이 갖고 있는 굉장한 교류가 밝혀져 왔다. 힙, 척추, 및 골반과 관련된 움직임이 나중 장들에서 논의 될 일반적인 용어를 확립하는 것을 돕기 위해서 규정되었다. 보다 효율적인 자세와 움직임 전략을 세우기 위해서, 몸통, 척추, 골반, 및 힙을 포함하는 허리근의 다수 기능에 대한 결합과 훈련이 이어지는 장들의 초점이 될 것이다.

1. 허리근은 몸통, 척추, 골반, 및 힙까지 광범위한 근막 부착을 하고 있다. 게다가, 그것은 이 부위들 안에 있는 여러 근육들과 근막적으로 부착하는데, 그것은 가로막, 허리네모근, 배가로근, 골반저 및 엉덩근을 포함한다.
2. 허리근의 일차적인 역할은 척추, 골반, 및 힙의 안정으로 부드럽고 조화로운 움직임을 만들어주며, 이 부위에 있은 관절들 또는 연부조직으로 가는 과도한 부하를 만들지 않게 한다.
3. 허리근은 다양한 움직임 동안 척추와 골반을 안정시키는 기능을 수행한다. 허리근은 힙 굽힘 동안 다리를 들어 올릴 때 만들어지는 앞쪽 전단력에 맞서서 그것을 안정시키기 위해서 척추를 축상으로 압박한다 (뻣뻣하게 만든다). 등척성으로 수축할 때, 허리근은 척추뼈앞굽음을 유지할 것이다. TPC가 정렬되어 있지 않고 불안정할 때, 허리근은 척추뼈앞굽음을 증가시키는데 기여를 한다.
4. 몸통과 척추 굽힘: 허리근은 특정 움직임과 운동에서 몸통 굽힘과 골반의 뒤쪽 돌림을 보조한다. 싯-업 움직임처럼 골반과 힙이 고정되어 있을 때 그것은 일반적으로 몸통 굽힘을 보조한다. 허리근은 몸통이 고정점이고 다리를 들어 올릴 때, 골반의 뒤쪽 돌림과 척추를 분절적으로 굽히는 것을 돕는다 (허리뼈의 척추뼈앞굽음을 줄인다). 그것은 힙 굽힘근들에 의해서 만들어진 골반 앞쪽 돌림에 맞선다.
5. 척추 회전: 허리근은 정렬된 (쌓여진) 자세를 유지함으로써 척추와 골반을 안정시켜서, 몸통과 척추의 회전이 수직 또는 장축에서 생긴다. 이것은 회전 동안 척추를 통해서 생기는 과도한 가쪽 전단력을 막아준다.
6. 척추 폄과 가쪽 굽힘: 허리근은 척추의 폄과 사이드 벤딩을 조절하기 위해서 원심성으로 늘어난다. 이것은 척추를 과도 압박시키거나 연부조직 구조들에 스트레스를 줄 위험이 있는 과다 폄-타입 움직임에 맞서서 이들 부위를 보호하는데 이용된다.
7. 힙 굽힘과 폄: 허리근은 넙다리뼈 뼈머리를 볼기뼈절구 중심에 놓이게 안정화시켜서 힙 굽힘을 보조한다. 이것은 다른 일차적 힙 굽힘근들이–엉덩근과 넙다리곧은근–힙을 굽히는 동안 절구 안에서 넙다리뼈 뼈머리 위치를 유지한다. 허리근은 힙 움직임 동안 비구 안에서 넙다리뼈 뼈머리를 중심에 놓이게 안정시키기 위해서 큰볼기근과 함께 협력적으로 기능한다. 허리근은 움직임 동안 관절을 안정시키는 것 말고는 힙 돌림에서 미미한 역할을 한다. 허리근은 걷기, 달리기, 및 런지와 같은 활동 동안 힙 폄을 조절한다. 그것은 과도한 폄-유형의 움직임에 맞서서 힙을 보호하기 위해서 원심성으로 늘어나며, 이와 같이 비구 안에서 넙다리뼈 뼈머리의 과도한 앞쪽 전환을 막아준다.
8. 호흡: 허리근은 몸통과 척추를 안정시켜서 호흡을 보조한다. 그것은 척추의 TLJ의 안정장치로서 기능을 하는데, 이와 같이 가로막의 적절한 기능을 위한 고정점을 제공한다.
9. 밀기와 당기기: 허리근은 상지로 들어올리기, 밀기, 및/또는 당기기를 할 때 척추, 골반, 및 힙의 안정장치로서 기능한다.
10. 보행: 척추를 힙으로 직접적으로 연결하는 유일한 근육으로서, 허리근은 보행 동안 다양한 역할을 한다. 허리근은 몸통, 척추, 및 골반을 안정시키고, 진행 다리의 힙 굽힘을 보조하며, 보행 주기의 중간 입각기부터 말기 입각기까지를 원심성으로 조절한다.

CHAPTER 2

삼차원 호흡
Three-dimensional Breathing

주제

- 삼차원 호흡의 해부학과 생체역학
- 적절한 호흡 전략 개발에 있어서 허리근의 역할과 부적절한 호흡과 안정의 징후 찾기.
- 적절한 허리근 기능을 보장하기 위해서 삼차원 호흡을 개선하기 위한 모델 개발.

이전 장에서 언급한 것처럼, 허리근은 호흡에서 중요한 역할을 한다. 허리근은 직접적으로 호흡 과정에 영향을 주지는 않지만, 호흡 주기 동안 몸통과 척추의 안정에 중요한 역할을 한다. 이 장은 호흡 과정을 간략하게 서술하고, 삼차원 호흡에서 허리근의 역할을 소개하며 허리근 기능을 삼차원 호흡으로 통합시키기 위해서 하나의 패러다임을 개발할 것이다.

삼차원 호흡의 해부학 (Anatomy of Three-dimensional Breathing)

모든 사람들이 호흡을 잘 하고 있는데 왜 그것이 중요하냐는 의문이 종종 떠오르게 된다 – 어쨌던, 그들은 살아있어서 충분한 산소를 마시며 그것이 부족하지 않기 때문에 기절하지 않고 있다. 표면적으로 그들은 잘 살고 있는 듯이 보이지만, 부적절한 호흡 전략들의 징후는 피로, 터치에 대한 민감성, 만성 뻣뻣함, 만성 요통, 및/또는 어깨 불편함, 근육 경련, 근육 허약, 불안, 및 고혈압을 포함하는 많은 상태들을 절묘하게 나타내고 있다.

허리 수술이 실패한 환자들의 중요한 리뷰는 가로막의 기능장애가 이러한 환자들에게 연속적인 문제를 일으킬 수 있는 것을 보고한다 (Bordoni and Marelli 2016). 그러므로 그것은 전체적인 건강 그리고 근골격계 기능장애 둘 다에 대한 기여 인자로서 너무 자주 간과되고 있기 때문에, 결과적으로 면밀한 관찰을 요구한다.

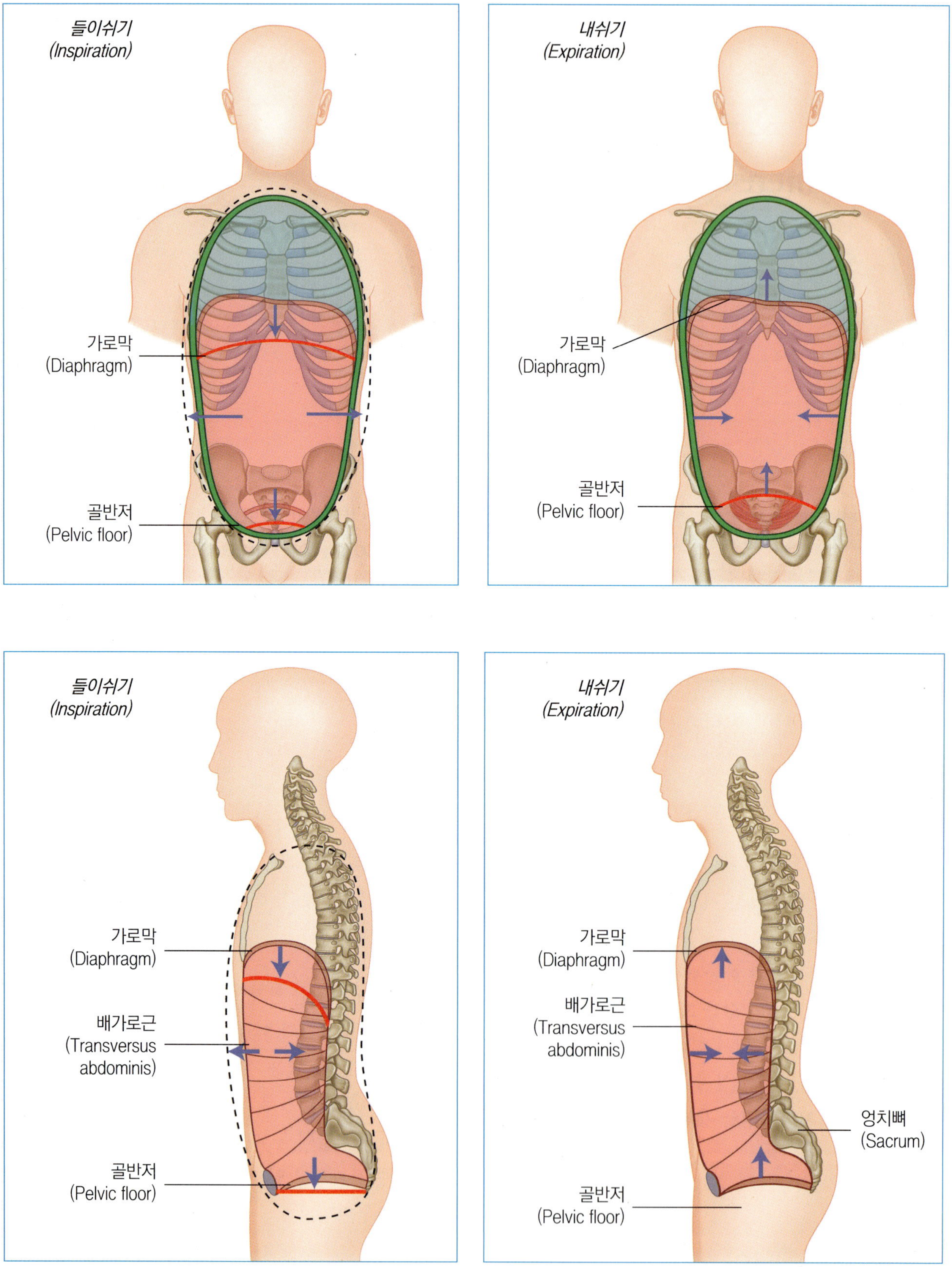

삼차원 호흡–들이쉬기 (왼쪽)와 내쉬기 (오른쪽)의 앞면과 옆면: 가로막과 골반저 동작이 호흡 주기의 각 단계 동안 TPC 안에서 동시에 일어나게 움직이는 것을 주목해라.

*삼차원 호흡*은 가슴, 복부, 및 골반 강들을 위아래로, 옆에서 옆으로, 앞뒤로 팽창하고 이완하는 능력을 말한다. 삼차원 호흡 움직임은 세 개의 모든 강들의 용적을 들이쉬는 동안 늘리고 내쉬는 동안 줄인다 (p. 40 도해).

> 호흡 재교육의 목적은 호흡 주기 동안 가슴골반 실린더 (TPC)의 모든 부위들을 사용하기 위해서 용량을 개선하는 것이다. 한 부위가 다른 곳들 보다 우세한 시기가 있다; 그러므로 개인은 필요 시 이들을 사용할 수 있도록 모든 세 개에- 가슴, 복부, 및 골반- 접근할 수 있어야만 한다.

삼차원 호흡의 기능 (Functions of Three-dimensional Breathing)

인체의 산소가 가장 흔히 알려진 호흡의 목적이기는 하더라도, 사실상 적절한 호흡의 5가지 일차적인 기능이 있다.

1. *산소 공급*. 적절한 호흡의 전체적인 목적은 생명을 유지하기 위해서 인체에서 이산화탄소를 내몰고 산소를 공급하는 것이다. 삼차원 호흡은 이 목표를 달성하기 위한 적절한 방법으로, 삶을 위해 이러한 요구조건을 맞추기 위해서 보상성 전략을 쓰지 않는 것이다. 일반적으로 각각의 호흡으로 산소 관류가 좋아지기 때문에, 일반적으로 삼차원 호흡은 분 당 더 적은 호흡을 요구하며, 그 다음 이론적으로 휴지기 심박수와 혈압을 낮춘다
2. *안정성과 가동성*. 삼차원 호흡은 몸통, 척추, 및 골반 강들 사이의 압력을 조절하기 위해서 가로막 그리고 몸통, 척추, 및 골반의 다른 근육들을 사용하는 가장 효율적인 방법이다. 내압 조절을 최적으로 해서, 호흡 요구가 있는 동안, 몸통, 척추, 및 골반은 동시에 안정된다. 게다가, 이 호흡 전략은 근막적으로 신경학적으로 가로막과 연결되어 있는 허리근 및 다른 근육들의 활성을 촉진시킨다; 이것은 근막 시스템을 과도하게 사용해서 보상할 필요 없이 TPC와 엉덩관절을 위해서 필요한 안정성을 제공한다. 이 책 내내, 삼차원 TPC 안정성을 개발하고 유지할 뿐만 아니라 깊은층 근막 시스템 (DMS)의 여러 근육들과 허리근의 활성을 늘리는 수단으로 논의될 것이다.

   게다가, 가로막의 어떤 움직임은 그것의 부착을 당기는 작용을 만드는데, 그것은 척추와 가슴우리를 리듬감 있게 가동시키기 위한 행동을 한다. 허리근이 등허리연접부 (TLJ)를 충분히 안정시키지 못하고 가로막이 올려져 평탄한 자세로 남아있어서 가로막의 움직임이 아래 및/또는 뒤로 충분하지 않을 때 가슴 가동성과 안정성은 위태롭게 된다 (Bordoni and Marelli 2016). 시간이 가면서, 부적절한 호흡은 가슴을 뻣뻣하게 만들고, 그것은 차례로 가슴우리의 적절한 삼차원 팽창을 위태롭게 만든다 (Osar 2015).

   몸통, 척추, 골반, 및/또는 엉덩관절 안정을 위해서 근막 시스템을 과사용하는 것은 강들의 부적절한 압력 조절을 위한 일반적인 보상이다. 코어 안정을 위한 보상 전략으로서 근육 힘에 과도하게 의존하는 것은 결과적으로 가슴 가동성이 줄어들게 만들 것이다. 이 개념은 이 장 나중에 있는 "흔한 호흡 기능장애" 항목에서 확장될 것이다.
3. *장기 건강과 소화* (*Organ health and digestion*). 호흡의 역할이 장기 건강과 거의 관련이 없기는 하지만, 장기의 활력과 (그것의 자연적, 타고난 변동) 그것의 가동성 (그것의 특정 공간 안에서 자유롭게 움직이는 능력)은 가로막의 움직임과 연관이 있다. 적절한 삼차원 호흡이 생길

때, 들이쉬는 동안 가로막의 수축은 그것을 아래쪽으로 움직여서 내부 장기들을 골반 쪽으로 밀어낸다. 내쉬기에서 골반저의 반사적 수축과 몸통, 허파 및 배벽의 탄성 반동은 복부 장기들을 압박해서 그들을 휴지기 자세인 위로 다시 밀어낸다. 이와 같이, 삼차원 소화계의 활력을 개선 할뿐만 아니라 (Massery 2006, Chapter 39:695–717) 장기들의 가동성과 내부 근막망을 유지하는데 중요한 역할을 한다. 게다가, 가로막은 하부 식도조임근을 지원하는 것을 도와서 위산이 식도로 흐르는 것을 막아준다. 흔히 속쓰림, 소화불량, 또는 위산과다 라고 불리는 위식도역류질환은 천식환자들에 흔한 상태일 뿐만 아니라 뻣뻣한 가슴 그리고 허리근, 가로막, 및 내부 근육들 (보다 얕은층 배근육들과 척추세움근과 비교한 내부 근육) 사이의 균형 상실이 있는 사람들에게서도 흔하다. 임상적으로 위식도역류질환은 가로막의 (올려진) 들이쉬기 자세 그리고 TLJ에서 과다 폄을 가진 환자들에게서 많다. 적절한 가로막 호흡을 회복하는데 목적을 둔 특수 재훈련이 위식도역류질환을 개선한다고 한다 (Casale 등. 2016).

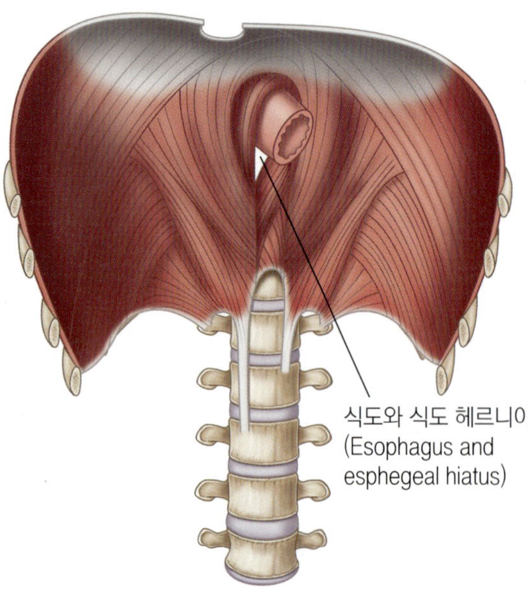

4. *순환*. 비슷하게, 가로막의 어떤 움직임은 복부, 가슴, 및 골반 부위들의 통한 혈관 및 림프 흐름을 물리적으로 돕는다. 이와 같이 적절한 장기 건강을 지원한다. 위의 포인트 1에서 언급했듯이, 삼차원 호흡 또한 적절한 가스 교환을 더하게 해주어서, 그 시스템에 전체적인 심혈관 부담을 줄여 준다. 증가된 심박과 혈압은 부족한 가스 교환의 일반적인 징후이어서 부적절한 호흡 전략에 연관될 수 있다.
5. *이완*. 삼차원 호흡의 가장 큰 이점 중의 하나는 교감신경계 활동을 줄이면서 부교감신경계 활동을 개선하는 것이다 (Umphred 2007). 인체가 부교감신경 상태에 있을 때, 신경계는 수리, 재생, 및 생명력을 지원하기 위해서 요구되는 과제에 집중할 수 있어서, 이와 같이 근육 요구를 줄이고 전반적 염증을 막아 준다. 교감신경 우세와 교감신경계의 과도한 활성의 일반적인 징후는 휴식기 심박 상승, 고혈압, 빠르고 얕은 호흡, 근육 피로 및 쑤심, 관절 불쾌감 및 전반적 불안 들이다.

이러한 다섯 기능을 수행하기 위한 능력은 허리근, 갈비사이근, 배근육, 척추 세움근, 및 안정된 기반을 제공하기 위한 골반저 근들의 능력에 의존하며, 그래서 가로막은 TPC 안에서 피스톤으로 이상적으로 기능할 수 있다는 것을 주목하는 것이 중요하다.

TPC내에서 피스톤으로서의 가로막–들이쉬는 동안, 가로막은 수축하면서 내려간다 (p. 44 도해). 이 동작은 복부 내용물들을 밑으로 밀어내고 그래서 배벽과 골반저를 둘 다 스트레칭 시켜서, 복부와 골반 강들의 용적을 늘린다.

우리는 나중 항목에서 삼차원 호흡과 연관된 생체역학을 살펴 볼 것이다.

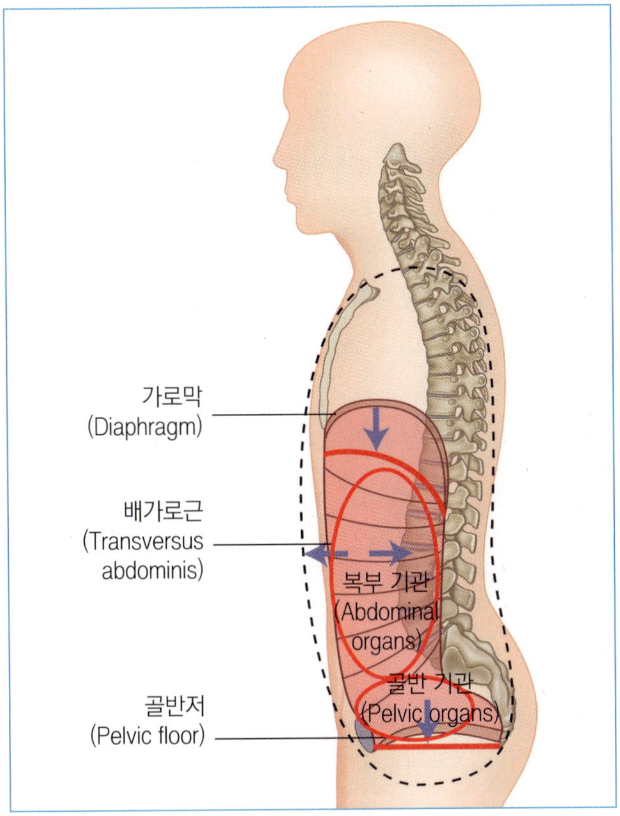

가로막이 수축함에 따라, 그것은 복부와 골반 내용물을 골반강 밑으로 밀며 그래서 골반저를 활성화 시킨다.

조용한 호흡에 가장 책임이 있는 근육들.		
	일차	보조
들이쉬기	가로막 갈비사이근 갈비올림근 목갈비근	목빗근 위뒤톱니근 등엉덩갈비근 빗장밑근 작은가슴근
내쉬기	폐, 가로막, 골반저, 가슴 강의 관절들, 가슴 강을 둘러싼 근육 및 근막의 탄성 반동.	가슴가로근 갈비밑근 허리엉덩갈비근 허리네모근 아래뒤톱니근

호흡 근육 (Muscles of Breathing)

가로막이 호흡의 일차적인 근육이라는 것이 일반적으로 동의되는 동안, 많은 다른 근육들은 조용한 호흡 (휴식 시 호흡 하는 방식)을 보조하기 위해서 요구된다. 예를 들어, 갈비사이근, 갈비올림근, 및 목갈비근은 가슴의 수직 및 가로 차원의 팽창에 중요한 역할을 한다. 조용한 내쉬기는 폐, 가로막, 골반저, 및 가슴강 자체의 관절들 안에서 뿐만 아니라, 가슴강을 둘러싸고 있는 근육과 근막의 넓은 망 안에서 저장된 탄성 반동의 결과로 일차적으로 발생한다. 운동을 하는 동안 생기는, 빠르거나 힘을 준 들이쉬는 동안, 보조 근육들이 호흡 과정을 지원하는데 보다 중요한 역할을 한다.

호흡에서 허리근의 역할 (Psoas' Role in Breathing)

1장에서 논의한 것처럼, 몸쪽에서 허리근은 TLJ에 부착하고 근막적으로 가로막의 척추 부착과 연결된다; 먼쪽에서, 그것은 골반저와 섞인다. 골반저는 TPC의 바닥이며 들이쉬는 동안 원심적으로 수축해서 증가된 복압과 복부, 및 골반 장기들의 아래쪽 움직임에 저항한다. 본질적으로, 가로막과 골반저는 동시성의 구조들이며 호흡 동안 TPC 안에서 움직인다; 그것들은 들이쉬는 동안 아래쪽으로 움직이며, 내쉬는 동안 위쪽으로 움직여서, TPC 안에서 피스톤 타입의 효과를 만든다 (Bordoni and Zanier 2013). 이 동작들의 형상화를 위해서, 다음 웹사이트를 방문해라 https://www.informedhealth.org/pelvic-floor-training.2288.en.html.

허리근은 가로막과 골반저 사이의 기능적인 연결로서, 등뼈 아래와 허리뼈뿐만 아니라 골반의 안정장치로 행동한다 (위 도해).

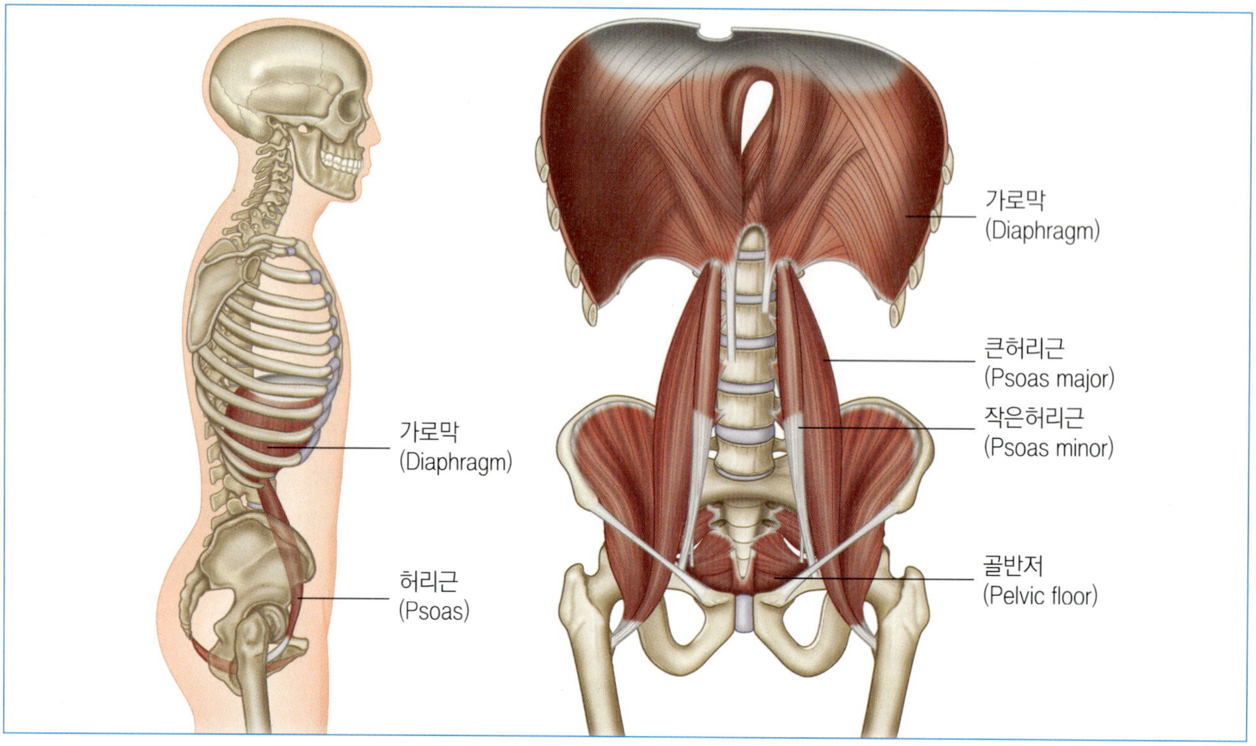

허리근은 근막적으로 가로막과 골반저에 연결된다: 이 관계는 호흡 동안 척추 안정성을 제공한다.

이러한 방식으로 허리근은 호흡과 움직임 동안 TPC의 안정을 유지하는 힘을 제공해서 그것은 개인의 호흡 전략을 바꾼다. 이 구조는 인체가 수 많은 상황을 통해서 그것의 호흡과 안정의 요구조건들에 부응하게 해 주는데. 그렇지 않을 경우 호흡 또는 자세 조절이 힘들어 질 것이다.

차례로, 삼차원 호흡은 근막적으로, 기능적으로 가로막과 연결되어 있는 근육들을 활성화 하는 것을 돕는데, 허리근, 배가로근, 허리네모근 및 골반저를 포함한다. 연구는 움직이기 전에 배가로근과 골반저가 상호-활성되는 것을 보여준다 (Richardson 등. 2004, Hodges 등. 2013). 척추 안정화에 대한 연구는 뭇갈래근을 포함한 여러 깊은층 안정근들이 비슷한 반응이 나타나는 것을 보여준다 (Richardson 등. 2004, Hodges 등. 2013). 척추와 골반에 직접적으로 부착하는 여러 근육들 안에서 이러한 피드포워드 활성 전략이 보여지므로, 허리근이 비슷한 반응을 함께 하며 움직이기 바로 전에 활성화할 공산이 크다 (Osar 2015). 움직임 이전에 허리근이 미리 활성화 되는 것은 이론적으로 가로막의 당김에 맞서는 TPC의 분절적 안정을 제공한다. 특수한 멘탈 이미지나 시각적 큐들과 함께한 삼차원 호흡은 DMS의 타이밍과 조절을 개선하는데 있어서 중요할 수 있다 (Osar 2015). DMS의 활성을 개선하기 위한 특수한 훈련은 3장에서 논의할 것이다.

삼차원 호흡의 생체역학 (Biomechanics of Three-dimensional Breathing)

*호흡 사이클*은 숨을 들이 마신 다음, 숨을 내 쉬는 것으로 정의된다. 이상적인 상황에서, 이 과정은 조화롭고 비교적 수월해야만 한다. 삶의 활동들의 대부분 동안, 호흡은 자동적으로 조절되는데, 의식적으로 그것에 대해서 생각하지 않아도 된다는 것을 뜻한다; 그러나, 말하거나 노래할 때, 또는 명상과 운동 같은 활동 동안 호흡 동작을 의식적으로 바꿀 수 있다.

조용한 호흡 동안, 휴식 하에서 스트레스를 주지 않은 상황에서 호흡 전략이 시행되었는데, 분당 12–20 호흡은 정상이며 12번 이하거나 25번 이상인 것은 비정상으로 간주된다고 Cleveland Clinic은 제안한다 (Cleveland Clinic Foundation 2014).

Chaitow 들은 (2014) 분당 10–14 호흡과 1:1.5–2 비율의 들이쉬기와 내쉬기는 정상으로 간주한다. 분당 사이클의 숫자는 논쟁이 있을 수 있는 반면, 호흡 훈련의 궁극적인 목적은 호흡 전략의 효율을 개선하며, 분당 호흡 숫자를 줄여서 정상범위의 하단과 가까운 수치로 가는 것이다 (Osar 2015).

개인이 적절한 삼차원 호흡 전략을 사용하고 있다는 것을 나타내는 어떤 특징들이 있다.

이상적으로 들이쉬는 동안:

- 가로막은 수축해서 (그것의 돔 모양에서 아래쪽으로 움직인다), 내부 장기들을 골반 쪽인 밑으로 밀어낸다 –전체 복부와 골반 강들 내에 뒤따른 팽창이 있다;
- 배벽과 골반저가 길어진다;
- 목갈비근은 상부 갈비뼈들을 올리기 위해서 수축한다;
- 목빗근의 수축은 복장뼈와 쇄골을 위쪽으로 앞쪽으로 들어 올린다;
- 위뒤톱니근 상부 가슴우리의 뒷면을 올린다;
- 갈비사이근과 갈비올림근의 수축은 상부와 중간 갈비뼈들을 올리고 뒤쪽으로 돌려서, 갈비사이 공간을 늘린다;
- 아래쪽 갈비뼈들은 가쪽으로 팽창하지만, 비교적 낮은 자세로 남아 있다;
- 아래뒤톱니근은 아래쪽 갈비뼈들을 팽창시키고 안정시킨다;
- 척추는 길어지고 (비교적인 폄) 허리근은 몸통, 척추, 및 골반을 안정시킨다.

이러한 동작들의 최종 결과는 가슴과 복부 강들의 크기의 증가인데, 그것은 폐를 팽창시켜서 채우는데 쓰인다.

이상적으로 내쉬는 동안:

- 복장뼈와 빗장뼈가 낮아진다;
- 갈비뼈들은 그들의 휴식 자세로 되돌아 가며 갈비사이 공간들은 좁아진다;
- 폐, 가로막, 골반저, 및 배근육들의 탄성 반동이 있다 –가로막과 골반저는 동시에 위쪽으로 움직여서 보다 돔 모양으로 되돌아간다;
- 척추는 부드럽게 굽혀지지만, 안정되게 남아있다 –허리근 발생되고 있는 굽힘의 정도를 조절하는데 기여할 가능성이 있다.

이러한 변화들은 폐에서부터 공기의 방출을 촉진하기 위해서 가슴, 복부, 및 골반 강들의 크기를 줄인다.

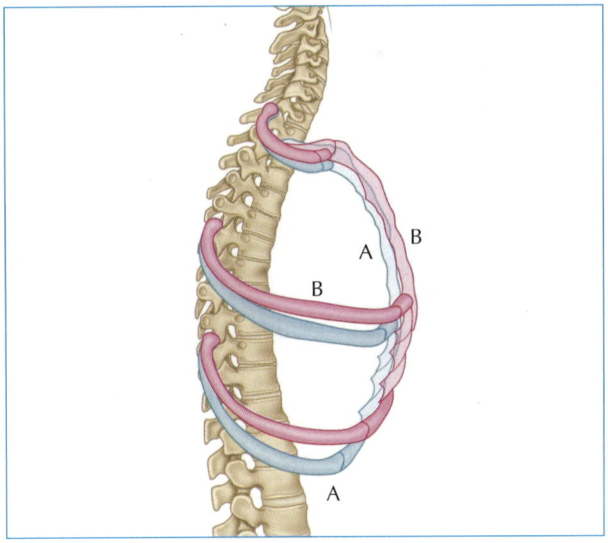

내쉬기 말기의 복장뼈와 갈비뼈들의 자세는 (A); 들이쉬기에서 복장뼈와 갈비뼈들 둘 다 가슴의 앞–뒤 크기를 늘리기 위해서 올라간다 (B).

조용한, 휴지기 호흡은 일반적으로 부드럽고 물결 같은 동작으로 생겨야만 한다. 들이쉬는 동안, 가슴이 올라가고 그 다음 복부가 올라가는 반면, 내쉬는 동안, 복부는 부드럽게 내려가며, 이어서 가슴이 내려간다. 들이쉬는 동안, 골반 장기들이 내려가고 골반저가 원심성으로 길어지는 동안 골반은 부드럽게 넓어진다; 내쉬는 동안, 장기들이 그것들의 근막 부착의 탄성 반동 결과로 그리고 복부와 골반저 근육들의 탄성 반동 때문에, 골반은 좁아진다.

대부분의 사람들에게, 그들의 현재 호흡 전략은 학습된 행동의 결과이다; 즉, 그것은 그들의 습관적인 동작이 되어왔다. 개인의 호흡 전략을 위해서 내가 발견한 가장 효과적인 방법은 다음과 같다:

1. 그들의 현재 전략을 인식하게 만든다.
2. 적절한 전략이 어떻게 보이고 느껴지는 가에 대해서 교육한다.
3. 정기적인 사려 깊은 수련 스케줄을 유지하는 것을 위해서 격려해라.

삼차원 호흡의 재훈련과 TPC 안정 (Retraining Three-dimensional Breathing and TPC Stabilization)

삼차원 호흡은 다양한 자세에서 훈련될 수 있는데, 등을 대고 누운 자세가 가장 쉽고 대부분 사람들에게서 가장 선호된다. 다리를 의자나 테이블에 올려 놓거나 발을 벽에 대고 등을 대고 누운 자세는 여러 이점을 보여주는데, 다음과 같다:

- 이 자세는 인체를 전반적으로 이완된 상태로 있게 해 준다.
- 바닥에 등을 대고 눕는 것은 인체 뒷면에 (머리, 몸통, 척추, 골반, 및 엉덩관절) 운동 감각 피드백을 제공한다.
- 중력의 영향이 최소화이기 때문에, 머리와 목, 몸통과 척추, 및 골반과 엉덩관절의 중립적 정렬을 교육하고 훈련하는데 가장 쉬운 자세이다.
- 그것은 호흡과 코어 훈련에서 팔과 다리의 움직임을 결합시키기 위한 가장 편리한 자세이다.
- 표면과의 접촉은 인체의 자세에 대한 즉각적인 피드백을 제공한다.

만약 고객이 적절한 호흡 전략을 이루기 힘들거나, 등을 대고 누운 자세에서 불편함을 느낄 경우, 배를 대고 누운, 사지 자세, 옆으로 누운, 엎드린, 및/또는 앉은 자세를 시도해 보아라. 가장 성공적인 삼차원 호흡 전략을 이루기 위한 고객의 능력을 최대로 지원하는 자세를 사용해라. 이상적으로, 삼차원 호흡은 모든 자세에서 훈련해야만 한다.

대부분 사람들에게, 호흡 재훈련은 코로 숨을 들이 마시고, 코 및/또는 가볍게 오므린 입술로 숨을 내쉬면서 한다. 코로 숨을 들이 마시는 것은 구(mouth)호흡에 비해서 여러 이점이 있다:

- 걸러주고, 습기를 주며, 공기를 데운다.
- 구호흡에서보다 더 커다란 저항과 더 긴 경로로 폐로 가게 한다; 이것은 호흡률을 느리게 하며, 이와 같이 분당 호흡 수를 줄인다.

입 바닥과 혀는 신경학적으로 골반과 연결되어 있으며, 궁극적으로 호흡에 관여된다는 증거가 있다 (Bordoni and Zanier 2013). 호흡 훈련을 할 때, 혀는 입 바닥에 이완되어 있는 자세로 만들어야만 한다 (Osar 2015). 높은 수준이나 힘든 활동에서, 혀를 윗 치아들 뒤에 두는 것이 이득이 될 수 있다고 하는데, 이 혀 자세를 사용해서 30%의 근육 활동 증가가 발견되어 왔는데, 혀를 경구개 또는 입 바닥에 둘 때에 비교한 연구이다 (di Vico 등. 2013).

중립 TPC 정렬 개발 (Developing Neutral TPC Alignment)

TPC의 중립 정렬을 이루고 조절하는 것은 관절 보전뿐만 아니라 연부조직의 전반적 건강의 중요한 구성 성분이다. 중립 정렬은 관절의 중심화 (관절의 쉬고 부하를 받는 자세)를 지원하기 위한 가장 쉬운 자세 중의 하나로, 중추신경계에 이상적인 고유수용성 피드백을 제공하고 관절과 연부조직 구조들에 대한 손상을 극소화 시켜준다.

골반의 중립 정렬은 골반 앞쪽 기울임으로 구성되는데, ASIS가 두덩결합의 약간 앞에 있다. 또한 골반의 돌림과 가쪽 기울임을 조절하는 것이 중요한데, 그래서 그것은 넙다리뼈 뼈머리 위에서 대칭적으로 자리잡고 있다. 중립 정렬은 우리에게 엉덩관절과 척추뿐만 아니라 골반에 부하를 싣게 해 주어서, 이 모든 관절들을 가로질러 정확하게 올바른 장소에 올바른 양의 스트레스가 있게 한다; 이것이 관절들을 건강하게 유지하게 하는 것이다. 이것을 100% 시간 동안 유지하는 것이 불가능하지만, 개인이 중립 정렬에서 더 많이 벗어나 있을수록, 골반, 엉덩관절, 및 척추의 연부조직 구조들이 퇴행하기 시작하고 관절을 가로지르는 손상이 생길 가능성이 크다. 이것이 퇴행성 관절 과정에 기여를 하는 기계적 요인들 중의 하나이다 (Osar 2015).

골반의 중립 정렬을 이루고 허리근을 적절하게 사용할 수 있는 것은 허리뼈의 중립 정렬을 유지하는 것을 돕는다 – 여기서, 중립 정렬은 약간의 척추뼈앞굽음을 말한다. 허리근이 척추의 앞에 직접 붙어 있는 유일한 근육이므로, 그것은 이 만곡을 유지하는 중요한 근육이다. 골반과 허리뼈의 적절한 자세를 유지하는 것은 척추, 골반, 및 엉덩관절들에 과부하 없이 움직이며 자세를 유지하게 해서 이 부위들에 손상 스트레스를 만들지 않을 것이다.

마지막으로, 중립 골반 정렬의 조절은 지지를 위해서 다른 근육들을 보상하거나 과사용하지 않게 해 준다. 중립 정렬을 잃어버릴 때, 어떤 근육들을 과사용함으로써 보상해야만 하며 그것은 차례로 만성적인 긴장을 만든다. 사실상, 인체를 비–중립 정렬로 잡고 있는 보상은 만성적 긴장의 가장 흔한 원인들 중의 하나이다; 예를 들어, 허리근과 DMS의 근육들이 해야만 하는 기능을 하지 않을 경우, 골반을 안정시키기 위해서 얕은층 척추세움근, 엉덩관절 굽힘근들 및/또는 햄스트링 들이 흔히 과사용된다.

다리를 받히고 있는 〈행복한 아기〉 자세는 (자세한 것은 3장 참조) 중립 TPC 정렬과 삼차원 호흡을 훈련하기 위한 가장 효율적인 방법들 중의 하나다. 그것은 호흡 근육들의 (일차적으로 가로막, 갈비사이근, 배가로근 및 골반저) 사용을 조장하는 방식으로 개인의 정렬을 돕기 때문에 아주 좋은 자세이다. 정말로, 이것이 행복한 아기 자세로 불리는 이유는 이것이, 아기였을 때, 우리가 적절한 호흡과 코어 안정을 개발한 가장 일찍 했었던 자세들 중의 하나이기 때문이다 (아래 사진). 그러나, 개인이 등을 대고 편안하게 누울 수 없을 경우—이 경우, 배를 대고 엎드리거나 –의자에 앉아 있거나 벽에 등을 대고 있으면서 하게하면 된다. 호흡 교습은 개인의 자세에 상관이 없이 비교적 동일할 것이다.

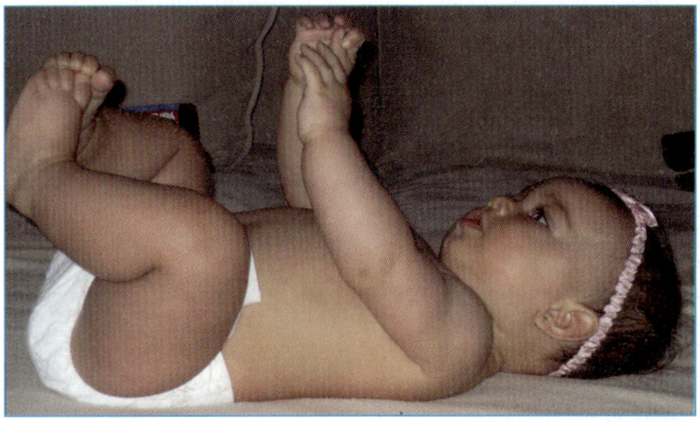

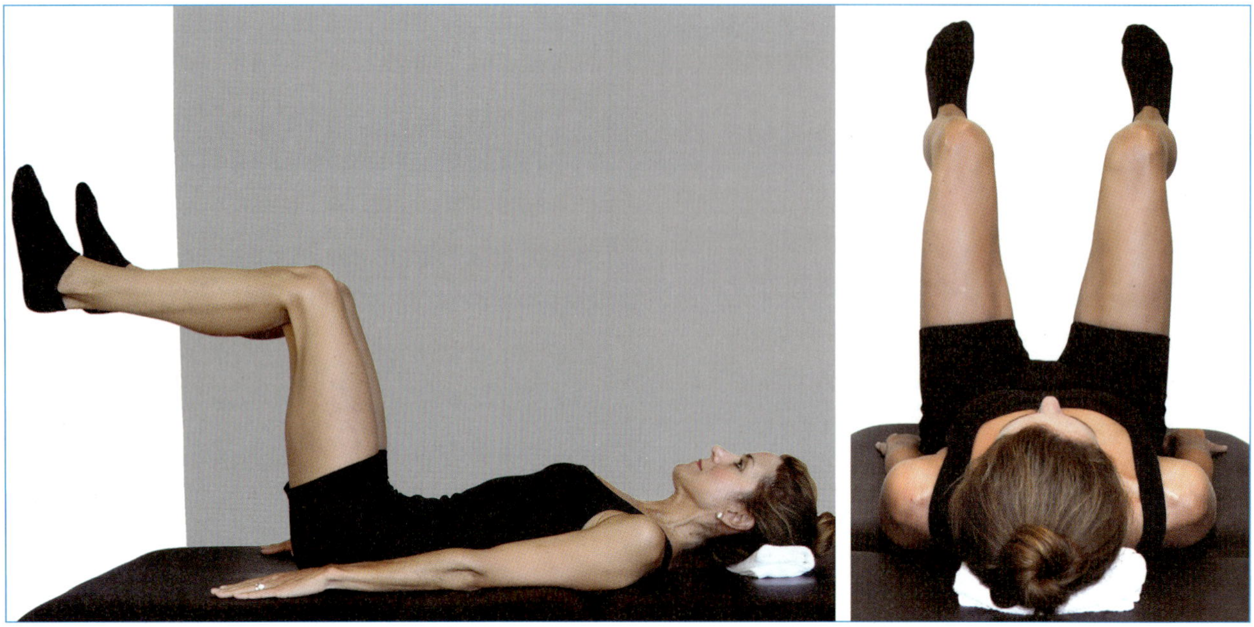

행복한 아기 지지 자세—가급적 중립인 자세를 이루게 해 주는 자세를 잡는다.

〈행복한 아기〉 자세는, 특히 삼차원 호흡과 병행할 때, 보다 이상적인 자세 정렬 훈련을 시작하기 위한 가장 효과적인 방법들 중의 하나이다. 근본적으로, 똑바로 선 자세로 있는 것과 연결된 자세로 맞추는 것이다.

첫째 목적은 인체를 적절하게 정렬하는 것이며, TPC를 정렬시켜서 (즉, 가슴이 골반 위에서 정렬되며, 척추는 중립 커브를 갖는다) 그래서 우리는 호흡 과정에서 전체 가슴, 척추, 및 골반을 적절히 평가하고 통합할 수 있다. 또한 이 정렬은 많은 얕은층 근육들을 이완시켜주어서, 개인이 가로막과 여러 일차적 호흡 근육들에 접근하기 쉽게 해 준다.

주목해 주세요: 보다 '이상적인' 정렬을 이루려는 의도에서 특수한 정렬로 강제로 만들려고 하지 말아라. 많은 개인들은 척추와 신경구조들 (척수, 신경, 등)에 가해지는 스트레스를 줄이기 위해서 자세와 척추 정렬을 취할 것이다. 예를 들어, 척추 협착이 있는 개인은 보다 굽혀진 자세와 골반 뒤쪽 기울임를 취하므로 그들의 신경 구조들을 위태롭게 만드는 자세들로 강제로 가게 해서는 절대 안 된다. 개개인들이 보다 적절한 자세 전략을 개발하는 것을 도울 때 가장 중요한 목표는 전반적 정렬을 유지하기 쉽게 만들고 (즉, 노력과 손상 가능성을 줄인다), 삼차원적으로 호흡하는 능력을 개발하도록 돕는 것이다. 그러므로 우리는 각 개인이 가장 이완되어 있으며 정렬된 자세를 가진 그들 최고의 중립 정렬 또는 자세를 이루도록 도울 것이다. 이 주제에 대해서 자세히 보려면 자세에 대한 부록을 보라.

골반 기울임 (Pelvic Tilt)

브리지 (Articulating Bridge) 동작으로도 불리는, 〈골반 기울임〉 동작은 인지를 발달시키고 중립 TPC 정렬 조절을 훈련하기 위한 주력 운동들 중의 하나다. 비록 우리가 골반의 앞뒤쪽 동작에 초점을 맞출 것이지만, 이 동작 또한 골반의 가쪽 기울임과 돌림에 대한 조절을 개발할 것이다.

임상적 고려 사항

앞쪽으로 기울어진 골반은 이 책에 있는 대부분의 운동을 위한 '중립' 또는 시작 자세로서 사용될 자세이다. 골반의 앞쪽 기울임 자세는 허리뼈의 척추뼈앞굽음뿐만 아니라 엉덩관절의 중심화된 자세를 제일 잘 지원한다. 골반을 앞쪽으로 기울이고 척추의 중립 척추뼈앞굽음을 유지하는 능력은 뒤쪽 엉덩관절 복합체를 효율적으로 부하를 허용하고 허리뼈에 대한 부상 위험을 줄이기 위한 가장 효율적인 전략들 중의 하나이다.

골반과 허리뼈의 실제 위치보다 더 중요한 것은 자세와 움직임을 위해서 개인이 사용하는 전략이다. 만약 개인이 그들의 골반을 앞쪽으로 기울여서 가장 부하를 부하하는 운동 동안 상당한 척추뼈앞굽음을 유지할 수 있다면, 그 때 그들의 프로그램에 대한 초점은 그들의 움직임 동작에 있는 것이지, '이상적인' 자세를 만드는 것이 아니다. 그러나, 만약 개인이 움직임을 위해서 부적절한 전략을 갖고 있을 경우, 예를 들어, 스쿼트, 데드리프트, 또는 기타 똑바로 선 동작들 동안 그들이 뒤쪽으로 기울어진 골반과 허리뼈를 굽히고 있으면서 이 자세를 유지할 경우, 그 때 목표는 그들에게 보다 골반 앞쪽 기울임 자세를 개발하게 돕는 것일 것이며 그래서 그들은 뒤쪽 엉덩관절 복합체를 적절하게 부하를 허용할 수 있으며 척추로 가는 위험을 극소화 시킬 수 있다.

앉은 자세 그리고 '배를 집어 넣거나' 또는 '엉덩이를 조여라'고 하는 큐들에 대한 초점 때문에, 골반 뒤쪽 기울임과 허리뼈 굽힘이 있는 만성 엉덩관절과 허리 기능 장애를 가진 개인들이 아주 흔하다. 일부 개인들은 신경 스트레스를 (척수, 신경뿌리, 및/또는 경막초에 대한 자극) 줄이기 위해서 뒤쪽으로 기울어진 골반 자세와 굽혀진 허리뼈를 취한다. 이러한 개인들의 돌볼 때 목표는 그들에게 앞쪽으로 기울어진 자세를 강요하는 것보다 척추를 늘리고 압박을 줄이도록 돕는 것이다.

이 논의에 대해서 자세히 보려면 자세에 대한 부록을 보라.

〈골반 기울임〉은 골반의 동작을 조절하는 근육의 훈련을 돕는다. 개인이 등을 대고 누워있기 때문에, 중력의 영향은 훨씬 줄어든다; 만성 긴장이나 그립핑(gripping)으로 고통을 받고 있을 경우, 이것이 그들을 훨씬 쉽게 이완되게 만들어 준다. 또한 그들은 바닥에서 운동 감각 피드백을 얻으며 움직임에 적응하기 쉽게 만들어 준다.

이 동작 시, 개인은 TPC 주위의 많은 얕은층 근육들을 이완시킬 수 있어서, 골반과 허리뼈의 중립 정렬을 얻도록 돕는 역할에 허리근을 더 잘 참여시킬 수 있다. 〈골반 기울임〉는 골반, 척추, 및 엉덩관절 주위의 만성 긴장을 푸는 것을 돕는데, 그것은 더 나아가 개인의 자세와 움직임에 대한 자각을 길러준다.

허리근이 골반의 실제 기울이기와 관여되어 있을 수도 있는 반면, 이 운동에서 골반, 척추, 및 엉덩관절을 안정시키는 데에서 훨씬 커다란 역할을 해서, 사실상, 더 큰 근육들이–얕은층 척추세움근, 배근육, 엉덩관절 굽힘근들, 및 엉덩관절 폄근들 따위–골반을 조절하면서 움직일 수 있다. 차례로, 〈골반 기울임〉 동작은 척추 가동을 돕는데, 이것은 진정한 허리근 과긴장을 겪고 있는 개인들에게서 만성적 제한을 푸는 것을 도울 수 있다.

골반 기울임 동작 준비 (Setting Up the Pelvic Tilt Pattern)

- 고객에게 다리를 굽히고 등을 대고 눕게 한다 – 엉덩관절과 무릎을 굽히고, 발은 바닥에 대고 엉덩관절 너비로 벌린다. 팔은 편안하게 몸 옆에 두고 팔꿈치는 굽힌다 (다음 페이지 위 사진). 증가된 목뼈 폄 및/또는 뒤통수밑 폄을 가진 개인의 경우, 목과 머리 밑에 작은 타월을 놓아라.

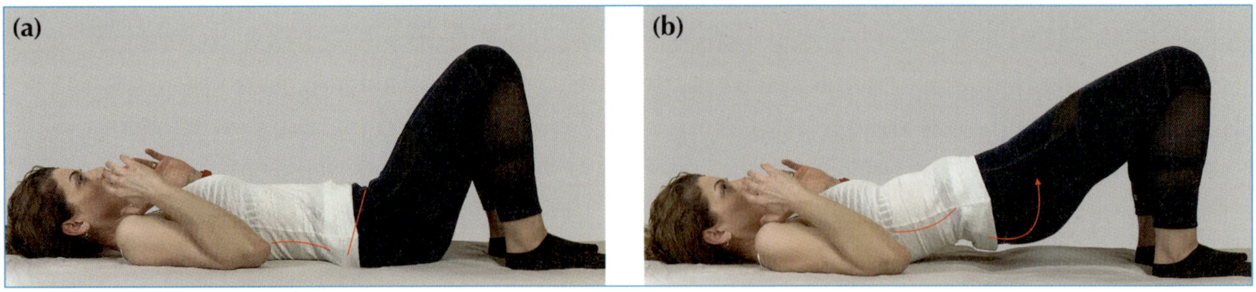

중립 정렬–약간 골반 앞쪽 기울임과 허리뼈앞굽음: 이것은 이 동작의 시작 (a)과 끝 (b) 자세이다. (b) 골반의 뒤쪽 돌림과 허리 만곡의 뒤바꿈 (굽힘).

- 이 동작은 짧은 범위의 골반 기울임을 만들어서 시작한다 –골반을 뒤로 굴려서 뒤쪽 기울임 (아래 사진), 이어서 골반을 앞쪽으로 옮겨서 앞쪽 기울임. 이 움직임은 편안하게, 힘을 주고 하지 않는다.

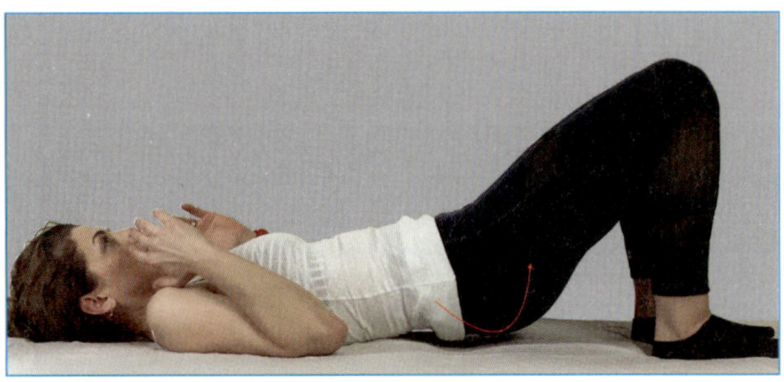

골반 뒤쪽 돌림과 허리뼈 굽힘의 시작

- 고객이 근막 긴장이 풀어짐에 따라, 그들은 더 커다란 동작 범위를 얻을 것이다. 그들은 골반 뒤쪽 기울임를 늘리기 시작할 것이며 허리뼈를 분절적으로 굽히기 시작한다 (분절적이라는 것은 한 번에 하나의 척추 또는 척추의 분절의 움직임을 말한다); 이것은 종종 척추를 바닥으로 임프린팅을 한다고 표현된다 (위 오른쪽 사진). 그들은 계속 할 수 있는 데까지 척추를 굽히거나 임프린팅을 한다. 고객은 척추의 앞면 전체가 풀어지거나 늘어나는 것에 집중해야만 한다 –근본적으로, 허리근은 이 시점에서 늘어나야만 한다.
- 고객은 이 동작을 뒤바꿔서 천천히 분절적으로 각각의 척추가 바닥에서 떨어지게 펴거나, 들어올림을 시작한다. 그 다음 골반을 중립으로 되돌리거나 앞쪽으로 기울어진, 위치로 보낸다. 이 운동의 이 시점에서 허리근은 이 동작에 더욱 더 관여돼야만 한다. 허리근이 척추를 바닥에서 떨어지게 들어올리거나 떠있게 해서 골반을 부드럽게 발쪽인 밑으로 당긴다고 상상한다.

〈골반 기울임〉 동작은 목적 의식을 갖고서 행해야만 하는데, 개인은 부드럽고, 조화로운 동작을 만들려는 의도로 집중해서 움직이는 것을 뜻한다. 이 운동은 중립이면서 보다 이완된 골반과 허리뼈의 정렬을 준비하는 것을 돕는다; 일단 이러한 정렬을 이뤘다면, 대상자는 삼차원 호흡을 통합시킨다.

골반 기울임 동작의 시연을 위해서, www.IIHFE.com/the-psoas-solution을 보라.

골반 기울임에서 기능장애의 일반적인 징후 (Common Signs of Dysfunction in the pelvic Tilt)

〈골반 기울임〉 운동 동안 생길 수 있는 흔한 3가지 문제들:

1. *골반 앞쪽 기울임을 만들지 못함*. 많은 사람들이 생계를 위해 앉아 있기 때문에, 골반 뒤쪽 기울임과 허리뼈 굽힘 자세로 굳어 있다. 이것들은 종종 이 자세를 보상하기 위해서 가슴우리를 과도하게 들어올리거나 TLJ에서 편다;

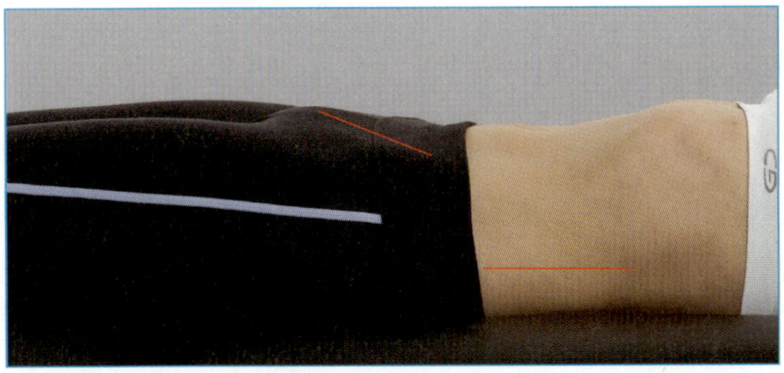

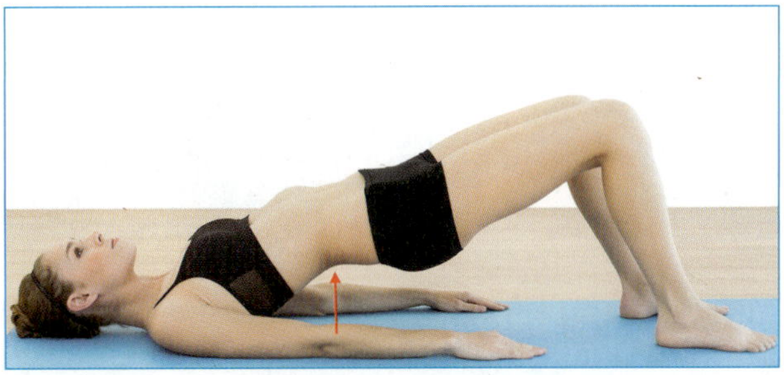

등허리 힌지–개인이 척추를 계속 분절시키지 못할 때, 척추세움근을 과도하게 사용하기 시작하며, 등허리연접부에서 편다 –척추 폄과 그 결과로 가슴우리가 치솟는 것을 주목해라.

이것은 골반 앞쪽 기울임으로 보내는 것을 어렵게 만들 것인데, 골반 앞쪽 기울임는 궁극적으로 고객이 이루고자 하는 자세이다.

위 사진의 고객은 만성 허리 통증을 갖고 있었다; 그녀는 뒤쪽 힙 그립퍼 (힙에 힘을 주는)로 서있을 때나 등을 대고 누워 있을 때 골반 뒤쪽 기울임 (ASIS 앞에 있는 두덩결합)와 허리뼈 굽힘을 보인다. 처음에 그녀는 허리뼈를 압박해서 자극시키지 않고는 골반을 돌리기가 어렵다는 것을 알았다. 이러한 개인들은 종종 근막 이완을 요구하며 그들의 그립핑 (힘을 주는) 습관에서 벗어나 풀어주기 위해서 큐를 요구한다.

a. 만성적 그립핑 부위를 풀어주기 위해서 고객에게 근막 이완 및/또는 통증유발점 도구들을 사용하게 해라 –뒤쪽 엉덩관절 돌림근들, 햄스트링, 및 배근육들 모두가 골반을 골반 뒤쪽 기울임으로 당겨서 앞쪽 기울임을 만들려는 어떤 노력을 방해한다.
b. 고객에게 의식적으로 만성적 그립핑을 없애기 위해서 큐를 사용하고, 및/또는 이 동작을 반복하기 전에 만성적 척추세움근 활동을 풀기 위해서 도수 이완, 폼롤러, 또는 통증유발점 도구들을 사용해라

2. *등허리 힌지 (thoracolumbar hinge)*. 등허리 힌지, 또는 TLJ (등이 허리뼈와 만나는 부위)에서 등허리 척추세움근들의 과도한 활성이나 그립핑이 많은 고객들에서 볼 수 있다. 허리와 등의 척추세움근들은 TLJ을 건너가며, 개인이 척추 안정에서 허리근과 뭇갈래근 보다 이 근육들을 과도하게 사용할 때, 세움근들은 하부 등과 상부 허리뼈를 당겨서 과도한 척추뼈앞굽음을 만들 것이다 (위 오른쪽 사진을 보라). 척추세움근 활동을 푸는 것은 허리근을 활성화시키는 능력을 개선하는 것을 돕는다. 허리근의 개선된 활성의 한 징후는 개인이 등허리 부위를 통해서 보다 물 흐르듯이 움직이는 것이며 더 부드러운 허리 만곡을 이룰 수 있는 것으로, 단지 힌지를 하거나 아치를 만든 것이 아니다.

a. 고객에게 3번의 깊은 숨을 들이 마시게 하는데, 배꼽과 허리에 집중을 하게 한다.
b. 근막 톤을 줄이는 것을 돕기 위해 고객에게 그 부위 전체를 천천히 분절적으로 굴리라고 시킨다.
c. 그 부위의 척추세움근 만성적 활성을 풀기 위해서 폼롤러 또는 통증유발점 도구로 근막 이완을 사용한 다음, 이 동작을 반복해라.

3. *불편함 (Discomfort)*. 통증을 이기면서 운동을 하면 절대 안 된다. 만약 펴거나 굽힐 때 통증이 생긴다면, 동작 범위를 줄이거나 이 동작을 반복하기 전에 과도 긴장 조직에 근막 또는 통증유발점 이완을 사용해라. 이 동작의 굽힘과 폄 단계에서 통증이 있다면, 바로 중지하고 카이로프랙터 또는 물리치료사에게 고객을 의뢰해라. 그 이유는 관절이나 디스크와 연관된

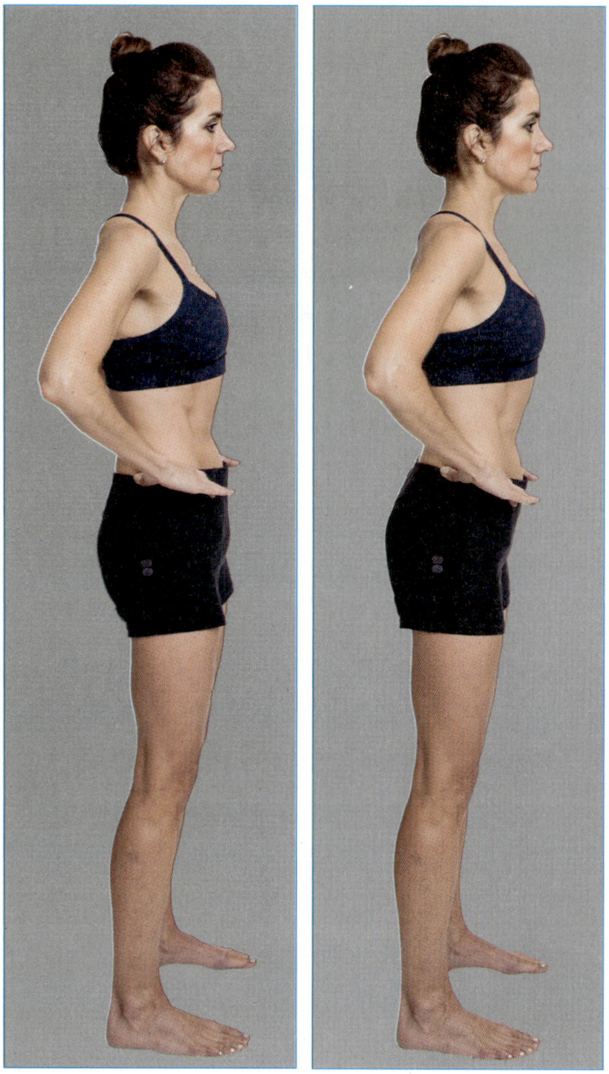

골반 뒤쪽 돌림과 (왼쪽) 골반 앞쪽 돌림 (오른쪽)

문제일 수가 있어서 인데 운동을 통해서 악화될 수도 있기 때문이다.

똑바로 선 자세에서 시행하는 〈골반 기울임〉은 중립 정렬을 이루기 위한 자각과 조절을 개발하는 것을 돕는다. 이것은 이 책의 후반에서 논의될 것인 똑바로 선 동작들의 대부분에 (스쿼트, 데드리프트, 힙 힌지, 등) 관한 시작과 끝 자세들을 교육시키는 중요한 부분이다.

개인은 손을 엉덩뼈능선 (골반 꼭대기)에 올려 놓는데 엄지를 뒤로 손가락은 앞을 보게 해라. 그녀는 골반을 뒤쪽으로 돌리기 위해 배근육과 햄스트링을 사용할 것이다 (위 왼쪽 사진) 그 다음 앞쪽으로 돌아간 자세 쪽으로 움직이기 위해서 이 자세를 바꿔라 (위 오른쪽 사진). 이상적으로 그녀는 앞쪽 골반 자세에 가깝게 끝날 것이다. 그러나, 보다 중요하게, 이 개인은 연부조직이나 관절에 스트레스를 주지 않고서 가장 이완되어 있게 해 주는 자세를 취할 것이다.

삼차원 호흡의 개발 (Developing Three-dimensional Breathing)

일단 개인이 그들의 최선의 중립 정렬을 찾았다면, 그들은 DMS의 활성을 내적 압력의 (가슴 내 그리고 복부 내) 조절과 조화시키는 것을 돕기 위해서 삼차원 호흡을 훈련하는 것을 시작할 수 있다.

삼차원 호흡의 준비 (Setting Up Three-dimensional Breathing)

- 개인은 등을 대고 누워서 시작하는데—단단한 바닥이 좋다 —다리를 의자나 커피 테이블에 올려 놓거나, 아니면 발을 벽에 대는데, 어깨 너비로 벌린다. 힙, 무릎, 발목, 및 발은 어깨 너비로 벌려서 수직 평면에서 평행으로 두어야만 한다. 이 자세에서, 개인은 가급적 긴장을 풀고 있어야만 한다.
- 개인의 정렬은 가급적 중립으로 있어야만 한다. 중립 정렬은 다음과 같다:
    - 안와 꼭대기부터 하악까지 직선이 지나가는 방식으로 머리가 정렬되어 있다. 당신의 임상 범위가 허용될 경우, 필요 시, 머리를 부드럽게 위로 당긴 다음, 머리와 목을 정렬로 맞추기 위해서 뒤통수 및/또는 목뼈 밑에 타월을 놓아라.

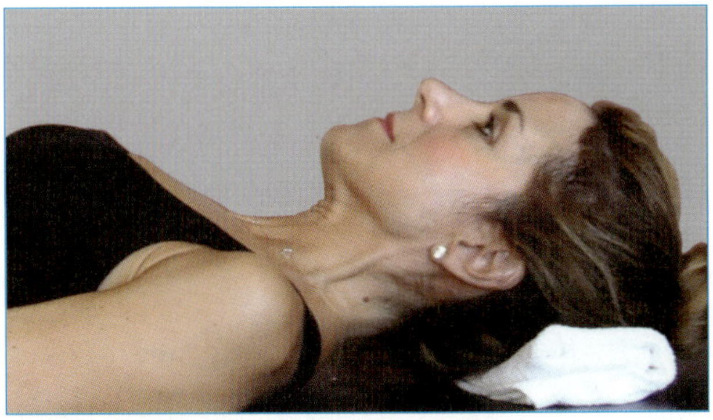

타월이나 베개가 보다 중립인 정렬로 머리나 목을 놓이게 하는 것을 도울 수 있다.

- 척추의 자연적인 만곡이 유지된다 –목과 척추뼈앞굽음, 등 척추뼈뒤굽음. 갈비뼈들은 약간 밑으로 각을 지게 해서 가슴우리의 아래 입구가 천장 쪽이 아니라, 발쪽을 보며 목의 뒤는 길게 있다 (아래 사진의 화살표). 이 자세는 '긴 척추' 자세를 가능하게 돕는다. 이것은 책 전체에서 논의 될 것이다.

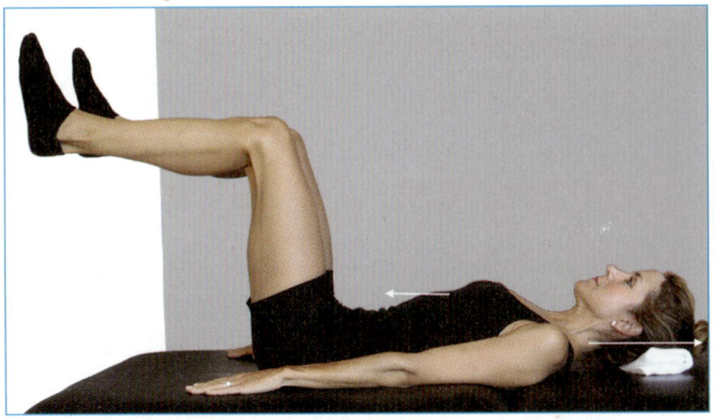

- 골반은 골반 앞쪽 기울임에 있다. 개인에게 위에서 서술한 골반 기울임을 여러 번 하라고 해서 그들의 골반이 가급적 중립 정렬과 가깝게 쉬고 있게 해라 (중립 정렬; ASIS가 두덩결합의 약간 앞쪽에 있는 것). 이 자세를 억지로 만들면 안 되는 것을 잊지 말아라.

- 호흡 훈련은 세 개의 분명한 부위에서 호흡에 집중함으로써 시작한다: 복부, 가쪽 (첫째 갈비뼈에서부터 12번째 갈비뼈까지 앞쪽 가슴우리를 사용한다) 및 앞–뒤 (어깨뼈 사이에서부터 허리뼈까지 전체 몸통을 사용한다). 삼차원 호흡을 재훈련하기 위해서, 일반적으로 한 번에 한 부위에 집중하는 것이 최선이다. 한 번에 세 개의 모든 부위를 타겟으로 하려는 것보다 개인이 가장 어렵다고 하는 부위에 가장 많은 시간을 써야만 한다.
- 조용한 호흡 동안, 들이쉬기는 코로 하며 내쉬기는 오므린 입술로 한다. 호흡 주기는 가급적 수월하게 만들어야만 하며 과장되거나 힘을 준 호흡을 하면 안 된다. 내쉬기가 들이쉬기 보다 2배의 시간이 걸리는 것에 초점을 맞춘다; 예를 들어, 들이쉬기가 3초간 지속될 경우, 6초의 내쉬기를 하도록 연습을 해라. 호흡 비율을 늦추고 더 많은 반사 호흡 동작을 하게 하려면, 이 동작의 들이쉬기 단계 바로 이후 멈춤이 포함돼야만 하는데, 내쉬기 단계 이후도 마찬가지다.
    - 복부 호흡: 개인은 들이쉬는 동안 복부 팽창을 모니터 하기 위해서 손가락을 ASIS 안쪽에 놓는다 (아래 사진). 코로 숨을 부드럽게 들이 마시면서, 가로막이 적절하게 아래쪽으로 움직일 때 배벽이 가볍게 손가락을 밀어내는 것을 느껴야만 한다.

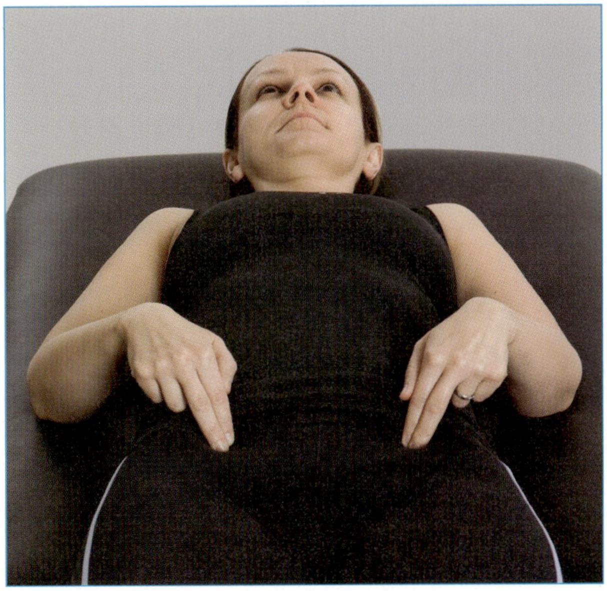

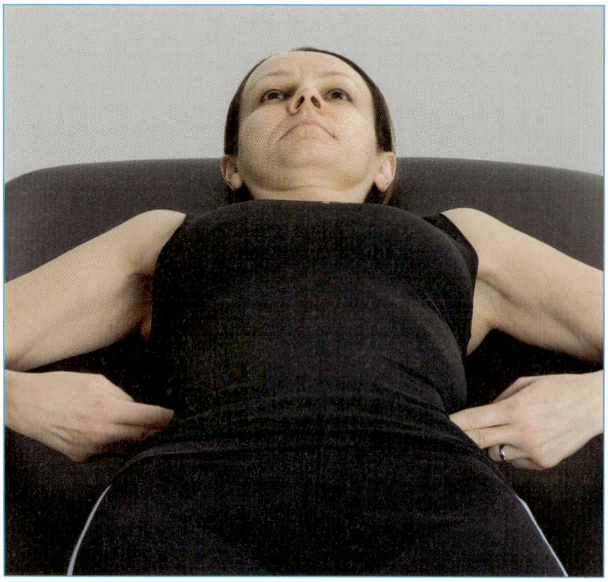

내쉬기에서, 그들은 손가락이 배벽 안으로 다시 가라앉는 것을 느껴야만 한다. 또한 하부 흉곽과 골반이 호흡 주기 전체 동안 바닥과 접촉해 있는 것을 느껴야만 하는데, 허리뼈의 적절한 허리근 안정을 나타낸다.

- 가쪽 호흡: 개인은 손을 흉곽의 양 옆에 놓던가 아니면 손가락을 제일 아래 갈비뼈 바로 밑에 놓고, 들이쉬는 동안 가쪽 가슴우리 팽창을 모니터 해라 (위 사진). 코로 부드러운 숨을 부드럽게 들이 마실 때, 흉곽 전체 가쪽 면이 손쪽으로 가볍게 팽창하는 것을 느껴야만 한다. 숨을 내쉬는 동안, 가슴우리는 그것의 휴식 자세로 되돌아 가야만 한다.

  가슴우리를 팽창시키는 것이 힘들 경우, 개인은 손으로 가슴우리를 가볍게 조여서 호흡이 가슴의 그 부위로 향하도록 운동감각적으로 신호를 보낼 수 있다. 그들은 손 밑에서 호흡이 가슴을 팽창시키는 것을 느끼자마자 압력을 풀어야만 한다.

  내쉬는 동안, 일반적으로 많은 사람들은 가슴을 아래쪽으로 움직이게 하는 것이 어렵다는 것을 안다. 가슴의 아래쪽 이동을 보조하기 위해서, 숨을 내쉬는 동안 가슴우리를 골반 쪽인 아래로 가볍게 끌 수 있으며, 그 다음, 다음 호흡을 들이 마시는 동안, 이 자세에서 그것을 가볍게 유지해라.

- 앞−뒤 호흡: 앞−뒤 호흡을 촉진시키기 위해서, 또는 가슴을 앞에서 뒤까지 팽창시키기 위해서, 개인은 손을 가슴의 양 쪽에 놓거나 아니면 한 손은 배 위에 그리고 다른 손은 가슴 위에 올린다 (아래 사진). 그들은 가슴의 뒤쪽에 집중해야만 한다 −바닥에 닿아 있는 갈비뼈들을 그리거나 느껴라. 호흡 주기 동안, 그들은 매 번의 들이쉬기에서 뒤쪽 갈비뼈들이 열리며, 내쉬기에서 가슴우리가 부드럽게 아래쪽으로 떨어지게 하는 것을 그려야만 한다.

  그들이 그것을 볼 수 없고, 그것에 관해서 거의 생각해 보지 않았기 때문에, 많은 개인들은 가슴우리의 뒷면이 팽창시키는 것을 어려워한다. 그들이 뒤쪽 팽창에 힘들어 할 경우, 그들은 목욕 타월 또는 탄성 밴드로 가슴우리 주위를 싸서 그것을 느슨하게 당겨라. 그들은 타월 또는 튜브가 밀려나게 호흡을 하며 그 다음 숨을 내쉬는 동안 장력을 약간 풀고, 원하는 호흡 회수를

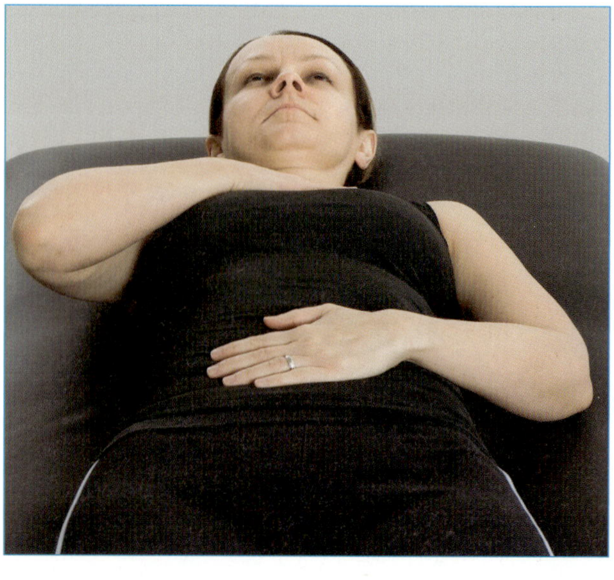

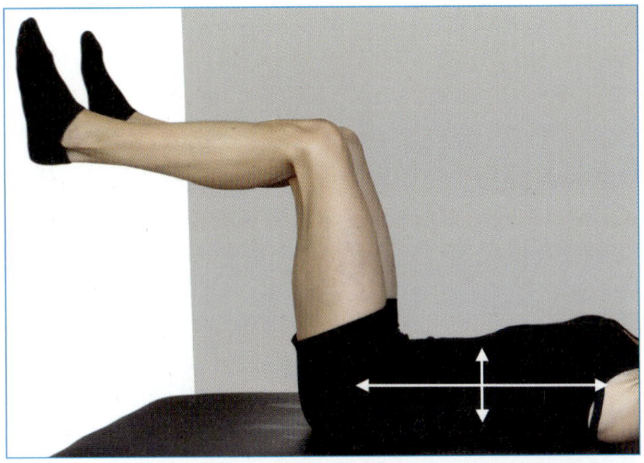

반복한다. 엎드린 자세 (엎드려 늘리기)는 뒤쪽 호흡의 재교육을 위한 또 다른 효과적인 자세이다.

- 삼차원 호흡 결합하기: 각각의 3부위에서 숙달을 시킨 다음, 개인은 그들을 삼차원 호흡 전략 속으로 통합할 수 있어야만 한다. 각각의 3부위에서 호흡하는 능력을 가진 것을 알기 전까지 삼차원 호흡을 훈련하지 말아라.
    - 개인은 코로 가볍게 호흡을 들이 마시고 코 및/또는 가볍게 오므린 입술로 숨을 내쉬면서 시작한다. 목적은 꼭대기에서 바닥까지, 옆에서 옆, 및 앞뒤의 세 개의 전체 강들을 매 들이쉬기로 채우는 것이다 (위 사진). 들이쉬기에 이어 가벼운 내쉬기를 하는데 대략 두 배로 길게 쉬어라.
    - 이전에 언급했듯이, 개인들은 너무 빠르고 자주 호흡하는 일이 다반사인데, 관절과 근막 제한, 안정에서 깊은층 근막 시스템 (DMS)의 부적절한 사용, 및 습관적인 동작 때문이다. 보다 이완되고, 가득 채우고, 더 느린–즉, 더 효율적인–호흡 전략을 이루기 위한 가장 효과적인 방법들 중의 하나는 다음 순서로 호흡 주기를 실행하는 것이다:
        - 2초간의 들이쉬기, 이어서 1초 숨을 참고
        - 4초간의 내쉬기, 이어서 또 다른 1초 숨을 참는다
        - 또 다른 호흡 주기를 반복한다.

이 호흡 전략을 사용하면, 개인은 대략적으로 호흡 당 8초 또는 분당 7~8 호흡을 할 것이다 –바람직한 범주에 속한다. 매 들이쉬기 전후에 숨을 멈추는 것은 비율과 빈도를 늦추기 위해서 효과적일뿐만 아니라, 전체적으로 힘이 덜 들게 하는 전략을 지원한다. 이 변화를 만드는 것은 처음에 힘들 수 있지만, 처음 5 km를 뛰는 것이나 체력 단련실에서 개인적 기록을 세우려고 노력하는 것과 다르지 않다. 개인은 전체적인 건강을 위한 호흡 훈련의 중요성을 이해해야만 하며, 성공적인 전략을 개발하는데 힘을 써야만 할 것이다. 이 과정을 효율적이고 힘이 덜 들게 만들기 위해서, 그들은 운동에 목적을 갖고 끈기를 갖고 그들의 일상 생활 속으로 성공적인 전략의 통합을 만들어야만 한다.

보다 효율적인 전략을 세운 다음, 개인은 여러 자세에서 이러한 방식으로 호흡할 수 있어야만 한다.

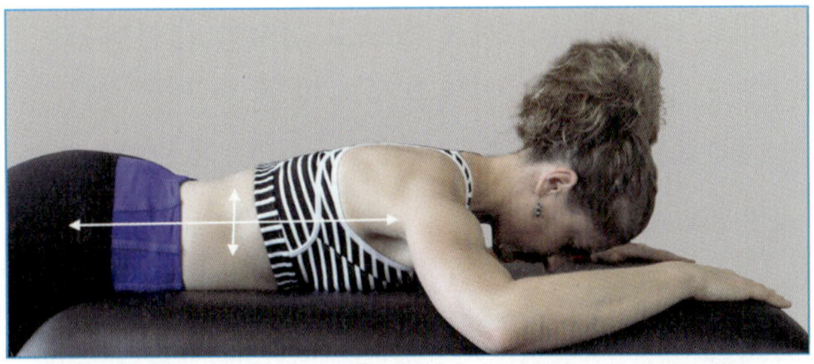

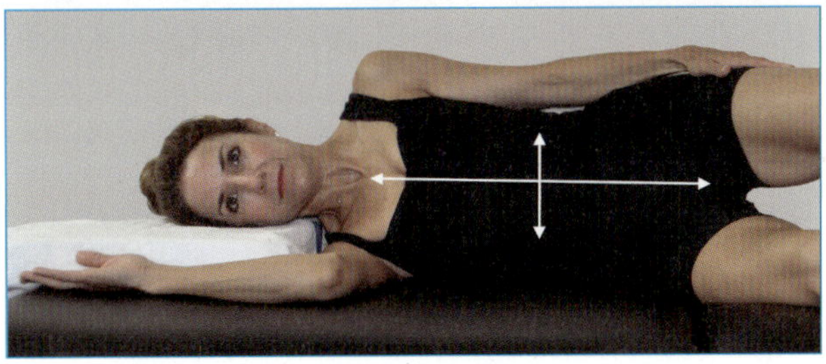

삼차원 호흡은 여러 자세에서 훈련해야만 하는데, 엎드리거나 옆으로 누운 것을 포함한다 (위 사진). 호흡훈련을 더 높은 수준이나 동적인 활동 속으로 그것을 결합하기 전에 낮은 부하나 정적인 자세에서 그것을 시작하는 것이 최선이다.

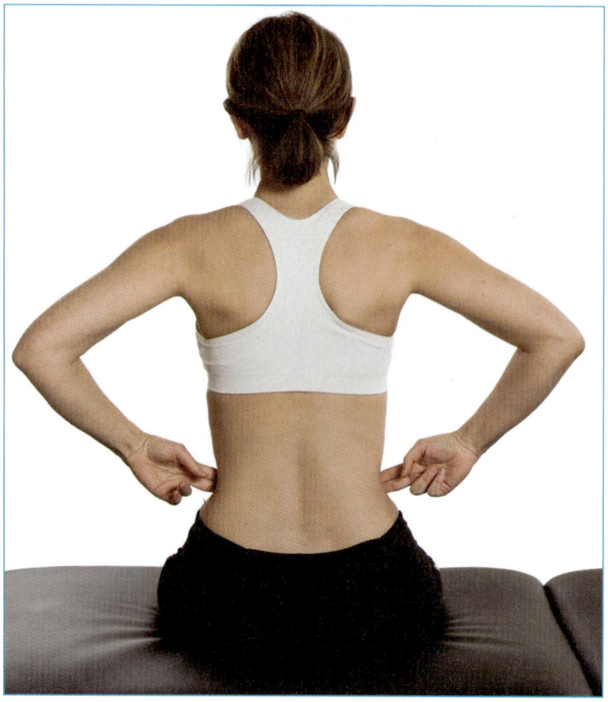

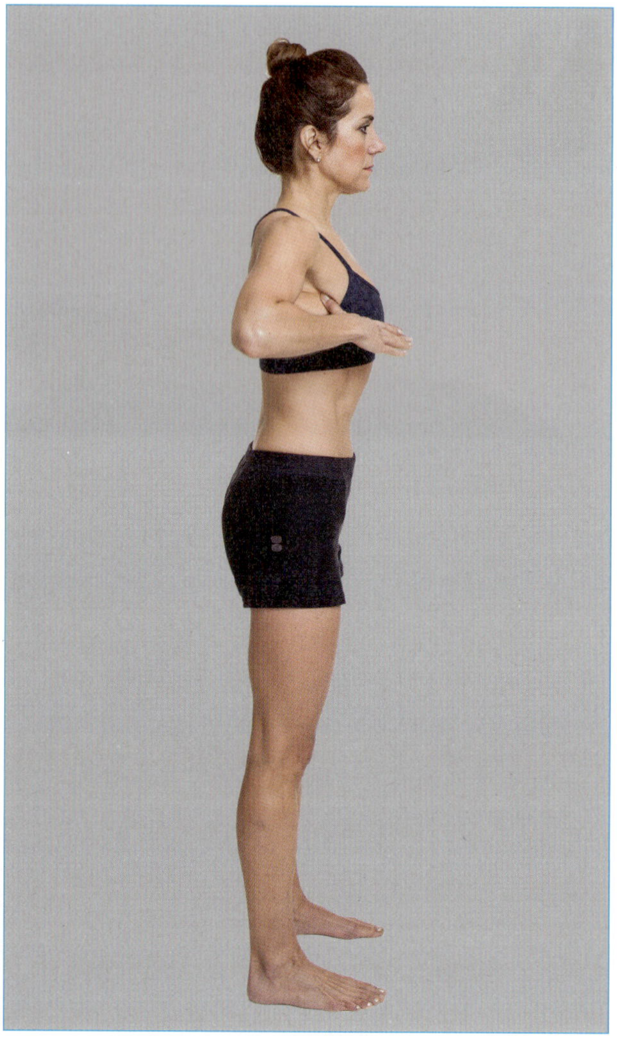

호흡 훈련으로, 그들은 하루 종일, 또 운동 프로그램 동안 의식적으로 호흡을 훈련하는데 시간을 써야만 한다. 그래야 그들은 이 새로운 전략을 통합할 수 있다; 그렇지 않으며, 그들은 오래된 습관으로 다시 돌아가기가 쉽다.

똑바로 선 자세와 활동들 속으로 그것을 개선하고 결합하기 위해서, 개인들은 삼차원 호흡을 혼자서 모니터하는 방법을 배워야만 한다. 그들은 손을 가쪽 배벽 (위 사진)이나 가슴우리 주위에 (오른쪽 사진) 놓아서 TPC의 각각의 부위들이 전반적 호흡 전략에 기여를 하는 지를 확인할 수 있다. 삼차원 호흡을 일상 습관 속으로 도입하는데 관한 보다 많은 정보를 위해서 서스펜션에 관한 부록을 보라.

중요한 노트 (Important Note)

일부 개인들이 삼차원 호흡을 시작할 때, 머리가 약간 어지럽게 되는데, 전에 해왔었던 것에 비해서, 산소를 더 많이 취하고 더 많은 이산화탄소를 내보내기 때문이다. 그것은 호흡에 힘을 주거나 서두를 때 –너무 얕거나 빠르게 시행하는 것– 매 번의 호흡 다음에 숨을 멈추는 것이 너무 짧을 때에 생길 수 있다.

이것을 고치려면 그 세션에서 새로운 호흡 전략을 잠시 멈춘 다음, 그들의 정상적 호흡 전략으로 되돌아가게 하는 것이다. 다음 세션에서, 코를 통해서 숨을 들이 마시고 가볍게 오므린 입술로 숨을 내쉬는지를 확인해라. 그 다음, 한 번에 3~5번의 호흡 보다는, 들이쉬기나 내쉬기에 힘을 주지 않고서 1~2번의 호흡을 시행하게 해라. 게다가, 각각의 들이쉬기와 내쉬기 이후 1초의 멈춤을 사용하는 것이 호흡 비율을 늦추는데 효과적이다. 이 교정 전략은 일반적으로 그 문제를 해결해 줄 것이다; 그러나, 개인이 계속 머리가 어지럽다는 동일한 증상을 보일 경우, 의사에게 보내서 어떤 내재적 문제를 알아보게 해라.

골반저를 호흡과 통합하고 조정하기 (Integrating and Coordinating the Pelvic Floor with Breathing)

골반저를 호흡과 통합하고 조정하는 것은 깊은층 근막 시스템 (가로막, 허리근 및 골반저 연결)의 활동을 개선하기 위한 중요한 전략이다. 다음 항목은 골반저 전문가이며 동료인 Judy Florendo박사의 호의에 의해서 제공되었다.

이것은 골반저 기능을 개선하기 위해서 나의 환자들에게 사용하는 가장 일관성을 보이는 성공적인 방법이며 나는 진단용 초음파를 사용해서 이것을 확인할 수 있었다.

골반저 (PF)의 적절한 조절의 열쇠는 호흡을 통해서 만들어진다. 내가 환자에게 가로막 호흡을 먼저 가르친 다음, PF로 옮겨간다. PF 과긴장 및/또는 통증 문제가 있을 경우에서, 나는 그들에게 "골반까지 밑으로 쭉" 숨을 들이 마시라는 큐를 준다. 나는 하나의 비유를 사용한다: "골반저를 고층 건물에 있는 엘리베이터라고 상상하세요. 당신의 "엘리베이터 (골반저)" 가 건물 중간에 걸려 있어요. 수축을 할 때, 그것은 약간 위로 올라가지만, 그냥 놓아둘 때, 그것은 바닥 층까지 줄 곳 내려가지 않고 있어요." 이와 같은 이미지는 짧게, 뭉친 골반저근들을 갖고 있는 내 환자에게 생기고 있는 것을 실제로 변하기 시작하게 만드는 것입니다.

개인이 단지 가로막 들이쉬기로만 골반저를 푸는데 어려울 경우 (그리고 많은 경우에서, 내가 내부 치료 및 스트레칭을 한 다음에), 나는 그들에게 다음과 같이 지시합니다: "가로막적으로 숨을 들이 마시는 동시에 부드럽게 누르세요 (또는 밀어라 –이해를 잘 되는 것이면 무엇이던지)" , 그 다음 그것이 PF가 내 손을 밀거나 밑으로 부풀게 하는 방식을 느끼세요.

PF 활성 또는 수축을 개선하기 위해서 (주목–이 전략은 골반저 전문가와 함께 치료하는 개인들 그리고 골반저 문제를 갖고 있다고 확인된 사람에게 특정한 것이다): 환자가 가로막 호흡을 시연할 수 있은 다음 나는 그들에게 부드럽게–갑자기 하지 말고, 이것은 매우 중요하다 –숨을 내쉬면서 "PF를 위로 안으로 당겨라" 라고 시킨다.

내가 내부 치료를 시행하고 있을 경우, 나는 그들에게, "내 손가락을 꼭 잡은 다음 그것이 위와 안으로 당기는 방식을 느껴라" 고 지시할 것이다. 그 다음 나는 다음과 같은 큐를 사용할 것이다: "가로막 들이쉬기를 한 다음, 편하게 내쉬면서 동시에 (나는 "동시에" 를 강조한다), 당신의 PF를 수축시켜라 (또는 들어올리거나, 위로 당겨라)."

흔한 호흡 기능장애 (Common Breathing Dysfunctions)

이 논의에서, 호흡 기능장애는 (또는 장애) 개인이 습관적 또는 학습된 호흡 동작이나 천식 같은 진성 호흡성 병리의 결과로 생긴 이차적으로 개발된 전략을 말한다. 그러므로 이러한 호흡 장애의 각각을 손보기 위한 전략은 개인의 호흡 동작에 관한 개인의 재교육을 포함한다. 많은 개인들은 근막 제한을 풀기 위해서 연부조직 치료 및/또는 적절한 관절 동작을 회복하기 위해서 관절 가동술이 요구될 것이다 – 도수 또는 자가 –근막이완. 일단 연부조직이나 관절 제한을 풀었다면, 그 다음 개인은 이전에 기술된 방법을 사용해서 더 많은 적절한 호흡 전략을 회복하는 방법을 배울 것이다.

여기에 주목할 만한 여러 흔한 호흡 기능장애가 있다.

복식 호흡 (Belly Breathing)

"삼차원 호흡," 가로막 및 "복식 호흡" 이라는 용어들은 헬스와 피트니스 분야에서 종종 구분 없이 쓰이고 있지만, 지배적인 복식 호흡 전략은 부적절한 것으로 간주된다. 많은 요가 강사들, 필라테스 강사들 및 퍼스널 트레이너들은 그들의 고객에게 배 호흡, 또는 복식 호흡을 하라고 권장하고 있는데, 거기서 일차적으로 초점을 맞추고 있는 것은 배 부위로의 호흡과 그것의 팽창이다. 이것은 복식 호흡 전략을 활용하는 것이 가로막을 적절히 사용하고 목갈비근과 작은가슴근 같은 보조근육들의 활동을 줄이는 개인의 능력을 자연적으로 개선시키는 것을 의미한다. 복식 호흡은 엄격한 가슴 우세 호흡 전략 보다는 좋지만, 복식 호흡에만 초점을 두는 것은 한 결과로서 정말로 추가적인 부적절한 전략을 만든다.

근막 또는 가슴의 관절 제한은 가슴을 전반적으로 굳게 만든다. 이러한 소견들은 코어 강화 훈련을 상당히 오래한 사람들에서, 그리고 복부, 골반, 등, 또는 심장 수술을 받았던 사람들, 스트레스에 의해서 및/또는 학습된 습관의 결과로 과도하게 몸을 굳게 만들고 있는 사람에게서 아주 흔하게 볼 수 있다. 이러한 것들이 가슴우리의 삼차원팽창을 만드는 개인의 능력을 제한한다 (Osar 2015). 근육, 근막, 및/또는 척추나 가슴 관절들의 뻣뻣함이나 제한들이 적절한 팽창과 탄성 반동을 방해할 수 있어서, 호흡 과정을 방해한다 (Osar 2015, Chaitow 등. 2014).

이러한 개인들에게서, 복식 호흡은 부적절한 전략이 되는데, 그 이유는 전체 가슴의 움직임을 호흡 동작의 일부로서 결합시키지 않고 있기 때문이다. 사실상, 가슴의 삼차원팽창을 결합시키지 않은 복식 호흡에 대한 초점의 증가는 복부-내와 가슴-내 압력 조절을 비효율적으로 만든다 (Osar 2015). 이 전략은 가슴을 더 굳어지게 만들어서, 결과적으로 척추와 골반 안정성을 위태롭게 만들 것이다 (Osar 2015).

게다가, 복식 호흡에 과도하게 초점을 맞춰 온 개인들은 배벽에 학습된 방해를 만들기 쉬운데, 거기에 이러한 근육들과 그들의 매몰 근막의 만성적 과다 스트레칭이 있기 쉽기 때문이다 (Osar 2015). 이것은, 호흡 과정에서 가슴이 적절하게 관여되지 않은 것과 함께, 장기들을 아래쪽으로 이주시키는데, 일반적으로 가슴, 복부, 및 골반 강들 안에서 장기 서스펜션 (suspension)이 없어지기 때문에 생긴다.

그 결과, 위장관 부위의 장기들은 하복부로 가라앉는다; 이것은, 배근육들과 근막의 과다 스트레칭과 병합해서, 하부 배벽이 팽만된 모습을 만든다. 종종 이러한 복부 팽만은 '약한' 배근육의 원인이 된다. 그러나, 촉진을 해 보면, 이러한 개인들의 하복부는 단단하거나 딱딱하게 느껴진다 -쉬고 있거나 능동적으로 근육에 힘을 주지 않고 있을 때 조차도. 이 하부 복부 팽만, 또는 "압력 배 (pressure belly)" (Linda-Joy Lee 박사)는 가슴 고리 (ring)들에 (가슴 갈비뼈들의 좌우 쌍과 그들과 상응하는 척추를 서술하기 위해서 Lee박사가 만든 용어)대한 부적절함과 흔히 연관되어 있으며, 결과적으로 TPC 안에서 적절한 압력 조절의 상실을 만든다 (Lee and Lee 2014).

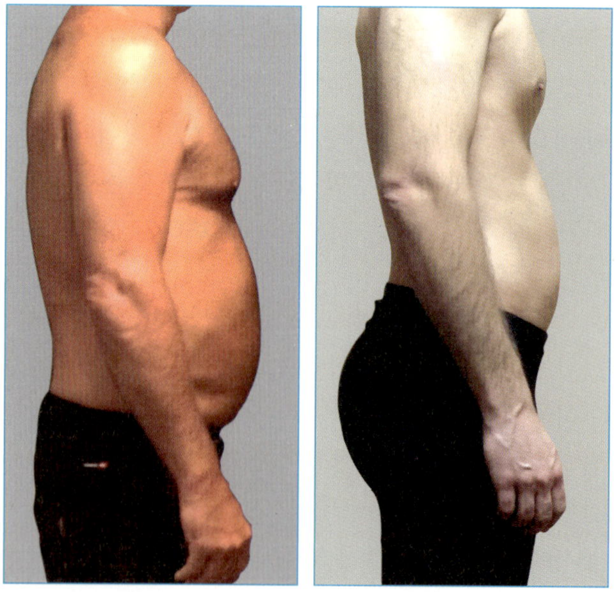

하복부 팽만과 그 결과로의 배벽 휴지기 톤의 높은 수준은 부적절한 압력 조절을 가진 개인들에게서 종종 보여질 것이다 (위 사진).

가슴의 근막 제한 (Myofascial Restrictions of the Thorax)

위에서 본 것처럼, 가슴의 근막 제한은 호흡 근육들에 대한 부당한 요구를 부과하며 그것들의 동원 조차 바꿀 수 있다. 가슴 주위 근육들의 과도 활성은 삼차원적으로 호흡하는 개인의 능력을 어렵게 하며 허리근이 척추 안정장치로서 최적으로 기능하게 하는 것을 방해한다.

제한을 흔히 갖고 있는 부위들:

- *배근육*. 배속/바깥빗근은 가슴우리의 앞쪽과 가쪽에 넓게 부착을 하고 있다. 과도 활성일 때, 그것들은 들이쉬는 동안 가슴우리의 팽창을 방해하며, 빠른 내쉬기 단계를 이끈다. 배곧은근은 칼돌기에 부착을 하고 있어서, 이 근육의 단축은 복장뼈가 올라 갈 수 있는 양을 제한하며, 이와 같이 들이쉴 동안 가슴우리의 앞쪽 팽창을 제한한다. 배근육들의 과도 활성이나 단축은 허리뼈를 굽히게 해서, 척추뼈앞굽음을 줄게 만들며, 차례로 허리근 억제를 만들 수 있다 (Osar 2015).

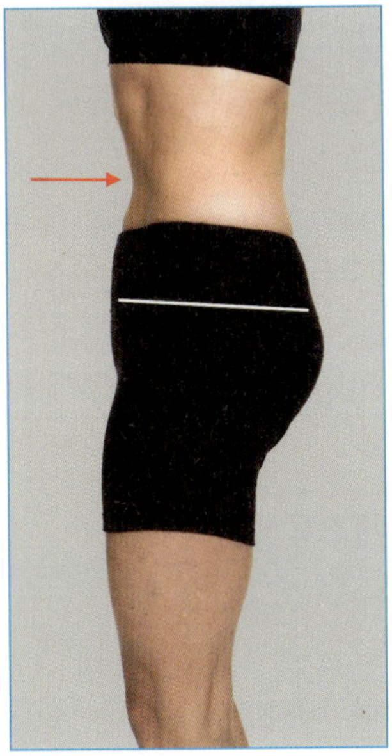

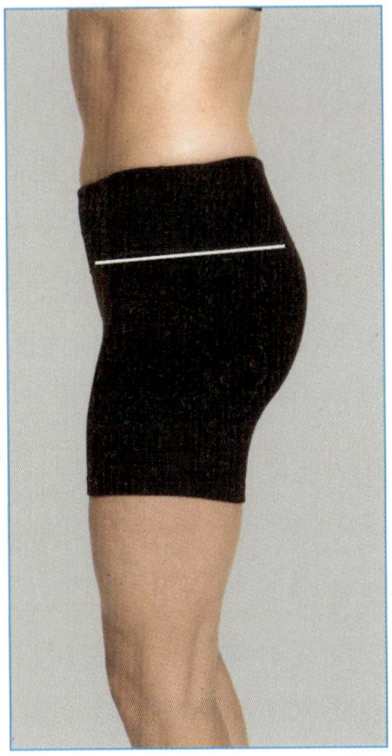

이 환자는 만성 허리 통증과 힙 기능장애를 갖고 있다. 그녀는 복부 그립퍼 (gripper; 배에 힘을 주고 있는 사람)이다; 배벽의 과도 긴장을 주목해라, 그것은 그녀를 당겨서 골반 뒤쪽 기울임과 굽힌 허리뼈 자세로 가게 한다. 이 여성은 10대일 때 수년 동안 체조를 한 다음 이 자세를 만들었다. 허리뼈로 가는 스트레스를 줄이고 운동을 할 때 엉덩관절을 더욱 적절하게 사용하기 위한 그녀를 돕기 위한 가장 중요한 전략 중의 하나는 그립핑 전략을 이완하는 법을 가르치는 것이다; 그녀가 배벽과 뒤쪽 힙 복합체를 이완시켰을 때, 개선된 정렬과 골반, 및 허리뼈 위치를 주목해라 (아래 왼쪽 사진).

- *척추세움근*. 척추세움근들은 골반에서 뒤통수까지, 전체 척추 길이에 달한다. 과도 활성일 때, 그것들은 척추와 가슴우리의 뒤쪽 팽창을 제한할 것이다 (등뼈에 대한 이 근육들의 과도 활성의 영향은 아래에서 다룰 것이다).
- *넓은등근*. 아래 등뼈와 허리뼈, 등허리근막 및 골반에 부착하는 넓은등근은 위팔뼈의 작은결절에 닿는다. 제한이 있을 때, 넓은등근은 어깨 거들을 밑으로 당기거나 및/또는 TLJ의 폄을 만든다; 이것은 들이쉴 동안 상부, 하부, 또는 전체 가슴의 팽창을 제한할 것이며, 앞쪽 어깨 자세와 등허리 폄을 포함하는 자세 오류를 만든다.

등허리 폄 (Thoracolumbar Extension)

척추가 들이쉴 동안 길어져야만 하지만 (여기서 *길어짐*은 비교적인 척추의 폄을 말한다), 이것은 개인의 호흡 전략을 관찰할 때 뚜렷하지 않다. 적절한 안정과 삼차원 호흡 전략을 갖고 있지 않은 개인들은 들이쉴 동안 증가된 등허리 폄을 보일 것이다. 이것은 TLJ를 안정시키기 위해서 그들의 허리근을 적절하게 사용하고 있지 않는 것의 흔한 표시 징후이다.

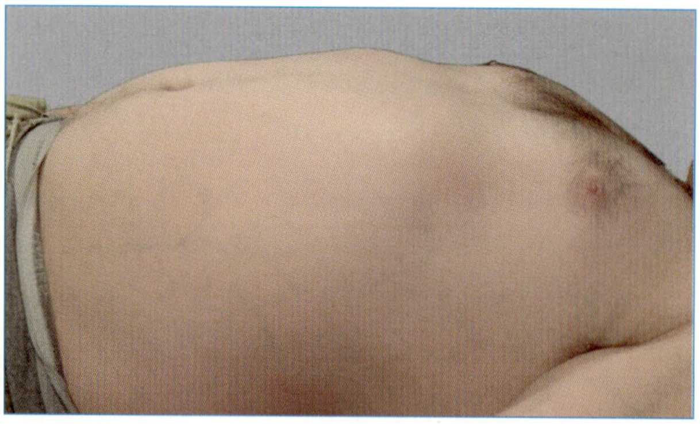

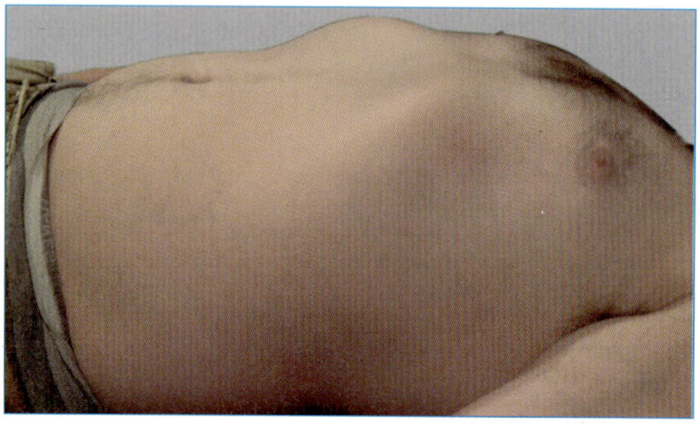

들이쉬기 (꼭대기 사진); 내쉬기 (바닥 사진)–가슴이 (가슴우리와 척추) 전반적으로 굳은 개인은 호흡 전략에서 전체 TPC를 완전히 활용할 수 없다. 그는 주로 복부로 호흡을 한다; 그가 숨을 내쉴 때 가슴우리의 아래쪽 움직임이 없는 것을 주목해라. 이것은 만성 요통을 갖고 있는 개인들에 흔한 호흡 전략이다.

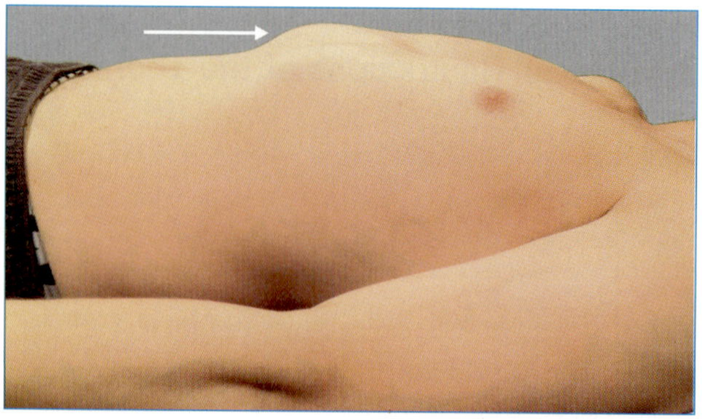

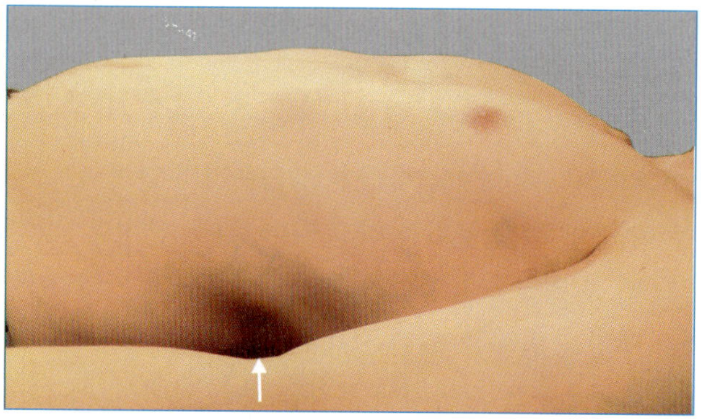

만성 요통과 엉덩관절 통증 병력이 있는 이 환자에서, 내쉬는 동안 치솟은 아래 가슴우리 자세 (꼭대기 사진의 수평 화살표) 그리고 들이쉴 동안 등허리연접부에서 폄을 (바닥 사진의 수직 화살표) 주목해라. 증가된 등허리 폄은 그가 숨을 들이 마시는 동안 촉진된다. 이것은 개인이 적절한 척추 안정을 갖지 않았다는 고전적인 징후이며, 들이쉬기는 과도한 척추 동작을 만들고 있다.

게다가 TLJ를 건너가는 얕은층 척추세움근이 과다 활성이거나 배벽이 억제를 받고 있을 때, 배근육들은 호흡 주기 동안 가슴우리를 아래쪽으로 붙잡고 있지 못한다; 이것은 가슴우리 아래면의 벌어짐을 만들거나, 아니면 그것이 내쉴 동안 들이쉬기 자세에 남아있게 만든다.

빠르고 얕은 호흡 (Rapid, Shallow Breathing)

앞에서 논의한 것처럼, 빠르고 얕은 호흡은 부적절한 호흡 전략의 숨길 수 없는 징후다. DMS에 있는 여러 근육들에서 보여왔었던 것과 비슷하게, 요통이 없는 개인들과 비교해 볼 때, 만성 요통을 겪는 개인들에서 가로막 기능은 영향을 받는다 (Bordoni and Marelli 2016, Vostatek 등. 2013). 만성 요통을 가진 개인들에서, 요통이 없는 사람들에 비해서, 가로막은 가슴에서 더 높이 위치되어 (부적절한 휴지기 들이쉬기 자세) 있으며, 호흡 비율은 더 빠르고 더 얕다.

이 호흡 전략이 근골격계와 시스템적인 문제의 주범에게 직접적인 원인이 될 수 있다는 것을 기억해라, 이것들은 만성 피로, 근육 허약, 및 근막통증증후군들을 포함한다. 이환된 개인들은 보다 효율적인 호흡 전략을 개발하는 동안 그들의

임상적 고려 사항

앉아서 일을 하는 직업이나 오랜 시간 앉아서 시간을 보내는 사람들은 하루 종일 새로운 호흡 전략을 연습할 완벽한 기회를 갖는다. 예를 들어, 그들은 컴퓨터, 전화기, 또는 모바일 장치에 매 20분마다 타이머를 맞춰 자리를 떠서 새로운 호흡 전략을 연습한다.

개인들은 일어나서, 자세를 정렬하고 (자세와 앉아 있기에 관한 부록을 보라), 그 다음 의자 가장자리에 다시 앉는데, 궁둥뼈결절로 걸터 앉아라. 그들은, 3~5 호흡 주기 동안, 그들에게 가장 힘든 부위 (들)에 호흡을 집중해야만 한다. 전 과정은 2분이상 걸리지 않는다.

이러한 계획된 미세-휴식 기간들은-자세, 호흡, 및/또는 교정 운동을 연습하기 위한 짧고, 정기적으로 계획된 기회-자세성 기능장애, 근육 불균형 및 전반적 불편함뿐만 아니라, 만성 호흡 장애를 바꿀 수 있는 관점에서 내 많은 환자들을 위한 차이를 만들어왔다. 위에서 서술한 특정한 전략은 TPC 정렬 교정, 엉덩관절 가동성 개선, 및 적절한 허리근 기능 유지를 위한 우리의 주력 전략들 중의 하나이다. 그것은 만성적인 등 또는 힙 기능장애를 겪고 있는 개인들에게 특히 도움이 된다.

이 미세-휴식의 가장 큰 이점은 오래된 습관을 바꾸는데 매우 효과적이라는 것이다-이러한 것들은 우리가 거의 의식하지 못하고 있다.

미세-휴식은 만성적인 문제를 갖고 있는 사람들에게 힘들 수도 있지만, 그러나 사려 깊고, 일관성을 갖고 할 때, 그것은 부적절한 습관을 바꾸고 적절한 자세와 움직임 전략들을 채택하는데 있어서 가장 효과적인 방법들 중의 하나이다.

호흡에서 허리근 기능의 요약

허리근은 몸통, 척추, 및 골반에서 기능한다.

- 삼차원 호흡 동안 TPC 정렬 유지를 돕기 위해서 TLJ, 허리뼈, 및 골반을 안정시킨다.
- 가로막과 골반저를 기능적으로 연결하며, 그것은 두 근육 사이의 조화로운 활동을 촉진시킬 가능성이 크다.

허리근은 힙 (엉덩관절)에서 기능한다.

- 호흡 동안 넙다리뼈 뼈머리를 볼기뼈절구 중심에 놓여질 수 있도록 만들어 준다 (다음 장에서 다루는 운동에서 이 기능은 더욱 두드러질 것이다).

호흡 비율을 늦추는 방법에 대해서 재교육할 필요가 있다. 근막과 관절 제한을 풀은 다음, 각각의 들이쉬기와 내쉬기 이후 의도적인 1초 멈춤을 도입하는 것은 이러한 개인들에게서 이상적인 호흡 비율을 회복하는데 임상적으로 매우 효과적이었다.

요약: 삼차원 호흡

1. 허리근은 가로막과 골반저 모두에 광범위한 근막 부착을 하는데, 삼차원호흡 과정에 직접적으로 관여하고 있지는 않지만, 허리근은 몸통, 척추, 및 골반을 안정시켜서 삼차원호흡을 간접적으로 보조한다. 호흡 주기 동안, 그것은 가슴, 복부, 및 골반 강들 안에서 가로막과 동작의 적절한 기능을 돕기 위해서 허리뼈와 골반을 안정시킨다. 허리근은 TLJ에 적절한 양의 압박을 만들어서 (뻣뻣해져서), 호흡이 삼차원적으로 생길 수 있다.
2. 허리근은 중립 TPC 정렬과 조절을 지원하며, TPC의 중립 정렬과 조절은 허리근의 적절한 힘과 길이를 지원한다. 허리근은 골반 기울임 동작 시 TPC 지원을 도우므로, 중립 정렬의 유지와 만드는 것을 돕는다. 중립 정렬은 삼차원 호흡을 훈련하기 위한 최고의 적절한 자세이다.
3. 깊은층 근막 시스템 (DMS)의 일부로서 허리근은 몸통, 척추, 및 골반의 적절한 안정을 도모하는데, 이와 같이 얕은층 근막 시스템 (SMS) 안에서 보상성 과사용 또는 그립핑의 요구를 줄여준다. 삼차원 호흡은 적절한 내부 압력 조절을 조장하므로 몸통, 척추 골반, 및/또는 힙 안정 동안 얕은층 근막 시스템을 과사용시킬 가능성이 적다.

CHAPTER 3

가슴골반 실린더 안정화
Thoracopelvic Cylinder (TPC) Stabilization

주제

- 가슴골반 실린더 (코어)의 해부학과 코어 안정화의 원칙.
- 효율적인 자세, 코어 안정, 및 움직임 전략을 개발하기 위한 허리근의 기여.
- 적절한 허리근 기능을 확보하는 동시, 가슴골반 실린더 (코어) 안정을 개선하기 위한 전략 개발.

코어의 해부학 (Anatomy of the Core)

인체의 코어에 관한 대부분의 논의는 일반적으로 기울임과, 골반, 및 힙, 또는 *허리골반-힙 복합체*를 말한다. 불행하게도, 이러한 관점은 가슴의 중요성뿐만 아니라 자세와 움직임에 대한 직접적인 영향을 평가절하한다. 개인의 전체적인 퍼포먼스의 필요한 구성 성분으로서의 적절한 코어 기능을 전체론적으로 살펴 보기 위해서, 보다 포괄적인 접근법은 가슴을 포함해야만 한다. 그러므로, 앞으로, 이 책에서의 코어에 관한 논의는 전체 가슴골반 실린더를 말할 것이다.

가슴골반 실린더 (TPC)는 가슴 (등뼈와 가슴우리), 허리뼈, 및 골반으로 구성된다 (다음 페이지 왼쪽 그림). 힙은, TPC에 직접적인 영향을 미치지만, 사지의 일부로 간주되어서, 코어에 대한 이러한 관점에 포함되지 않는다. 그러나, TPC는 머리, 목, 및 상 · 하지의 자세와 움직임에 직접적으로 영향을 주며, 차례로 이들 영역에 의해서 영향을 받는다.

TPC는 하나의 실린더로 칭해지는데, 골반 꼭대기에 놓인 가슴우리가 개념상의 원통을 만들기 때문이다. 몸통 근육들과 근막은 이러한 뼈, 인대, 근막 원통의 벽들을 만들며, 가슴 주입구와 골반저 위의 근막 층들은 각기 지붕과 바닥을 형성한다. 가슴과 복부-골반 강들을 나누는 것은 호흡 가로막이다; 허리근은 가로막과 비뇨생식기 가로막 또는 골반저 사이에 직접적인 근막성 연결을 제공한다 (다음 페이지 오른쪽 사진). 이 구조들 사이의 기능적인 관계는 1장 (기능 해부학)과 2장 (호흡)에서 논의 되었다.

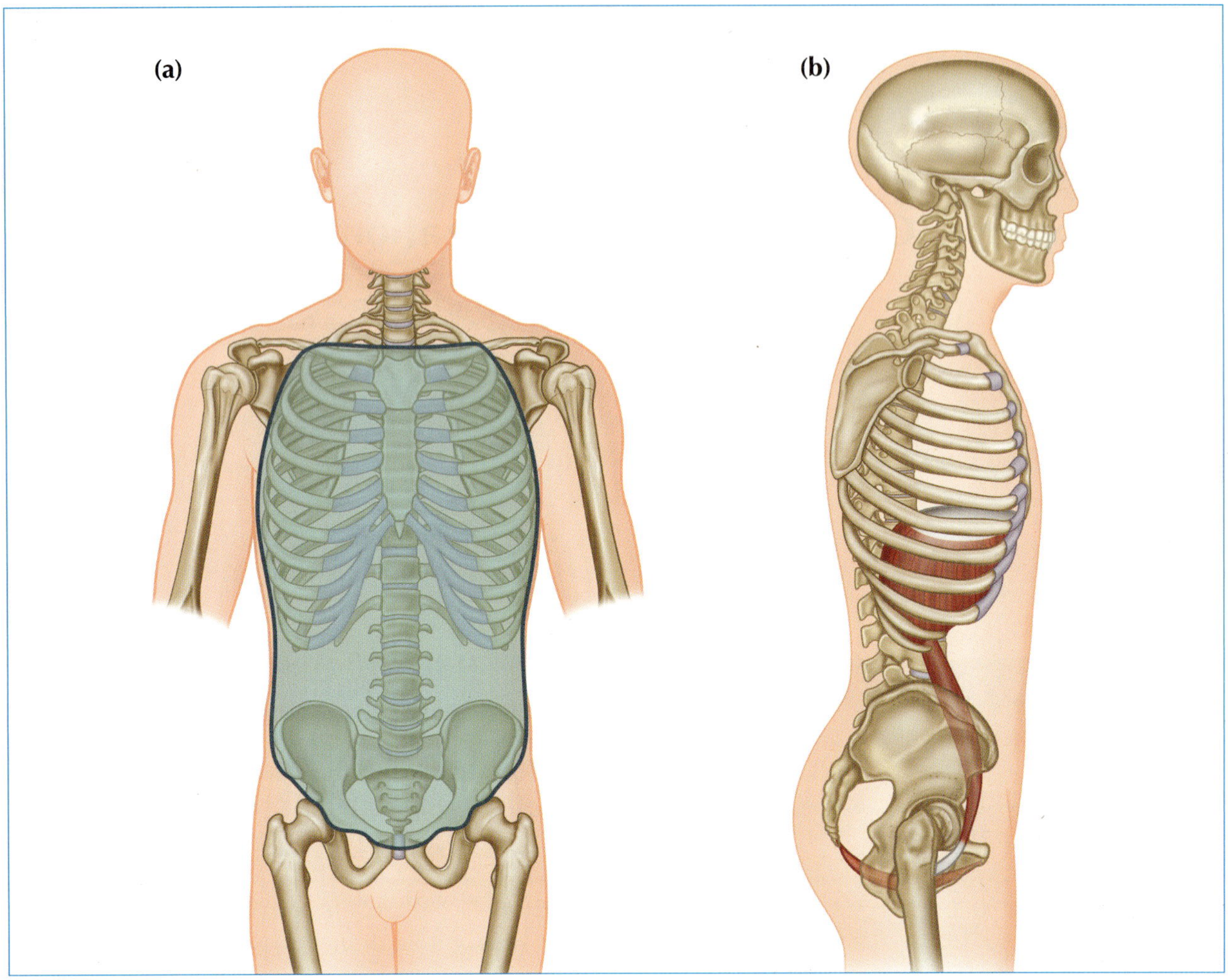

(a) 가슴골반 실린더 (TPC); (b) 허리근은 가로막과 골반저 사이의 근막성 연결로, TPC 안정화를 돕는다.

TPC는 자세와 움직임에서 두 가지 역할을 한다. TPC는 높은 안정성을 갖고 활동하는 능력과 특정 동작을 하는데 있어서 힘을 발생하거나 감소할 때 안정성을 높이는 역할을 한다. 무거운 물건 들어 올리기, 충격을 위한 브레이싱, 자신의 신체 또는 한 물체를 가속시키거나 감속시키는 것을 포함한 많은 활동은 앞에 닥친 과제를 완성하기 위한 필요한 힘을 발생시키고, TPC 내부에 포함하고 있는 내장 구조들과 다수의 관절들을 보호하기 위해서 즉각적인 TPC 안정화를 요구한다. 이 원통의 독특한 모양은 조용한 호흡 같은 더욱 섬세한 동작을 하기 위한 움직임과 가동성을 조절하는 능력 또한 갖는다. 또한 TPC는 자세 조절, 회전, 및 정상적 보행을 포함한 일상 생활에서의 아주 많은 활동을 위해서 이 가동성과 적응성을 유지해야만 한다.

활동에 상관이 없이, TPC는 특수한 활동의 요구에 적절히 적응할 수 있어야만 하는데, 이것은 과제를 수행 시 관절 및 연부조직 구조를 보호하는 역할을 한다. 삶, 직업, 및 스포츠의 요구사항을 완성하기 위한 능력과 함께 적절한 관절 조절을 제공하는 것은 논의의 다음 주제이다.

효율적이며 적절한 전략 개발하기

만성적으로 뻣뻣하거나, 만성 통증이 있는 사람, 및/또는 원하는 어떤 수준에서 시행할 수 없는 사람들을 돌 볼 때, 재활이나 트레이닝 프로그램에서의 초기 초점은 자세와 움직임에서 효율성 부족이나 부적절한 전략이 어디에 있는지를 결정하기 위해서 평가하는 것이다. 다른 무엇보다도 더 중요한 프로그램의 목적은 이 정보를 갖고서 보다 효율적이며 적절한 자세와 움직임 전략을 개발하도록 돕는 것이다. 그렇게 해서 그 목표를 이룰 수 있다. 힘, 유연성, 조화, 균형, 동작 범위, 가동성 등등에 국한된 것이 아닌 재활/트레이닝 프로그램은 (그것들을 보조해야만 하는데), 프로그램에 있는 과제를 성공적으로 완성하기 위해서 최소한 양의 에너지나 힘을 사용하는 동시에 관절과 연부조직 구조들에 최소한의 손상을 주면서 그것들의 기능적인 목표를 이루는 것을 목표로 해서 일을 한다.

코어 안정화 (Core Stabilization)

통합 움직임 시스템 모델에서, *코어 안정*화는 적절한 TPC 정렬, 삼차원 호흡, 및 바라는 과제를 효율적으로 완성하기 위해서 요구되는 근막 조절에 대한 적절한 수준을 유지하는 개인의 능력으로 정의된다. "효율" 과 "적절의" 라는 두 단어가 코어 안정화를 규정짖는다. 효율은 과제를 위해서 가능한 최소한 양의 에너지 사용을 요구하는 것을 말하는 반면, 적절하게 성공적인 완성을 위한 가장 적절한 전략을 활용하는 것을 말한다.

신문을 집어 들기 위해서 허리를 숙이는 것과 어린아이를 들어 올리는 것의 예가 코어 안정에 대한 개념을 이해하는데 도움이 될 것이다. 두 움직임은 여자가 앞으로 숙이기 위해서 몸통, 척추, 및 골반을 조절하기 위한 안정을 요구한다. 그러나 아이를 들어 올리는 것은 연부조직이나 관절 부상의 위험을 줄이기 위해서 높은 수준의 근육 활성을 요구한다.

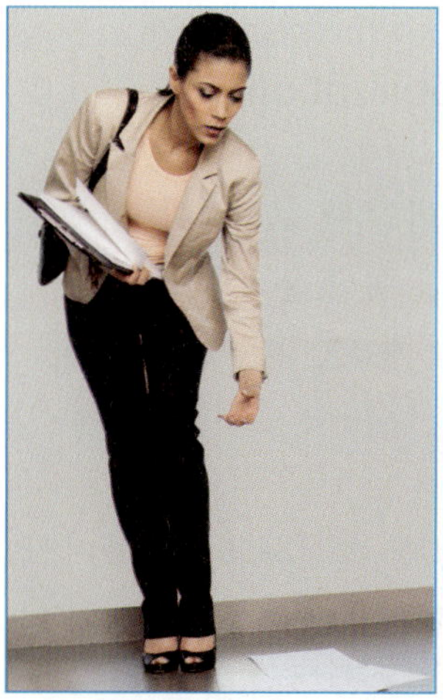

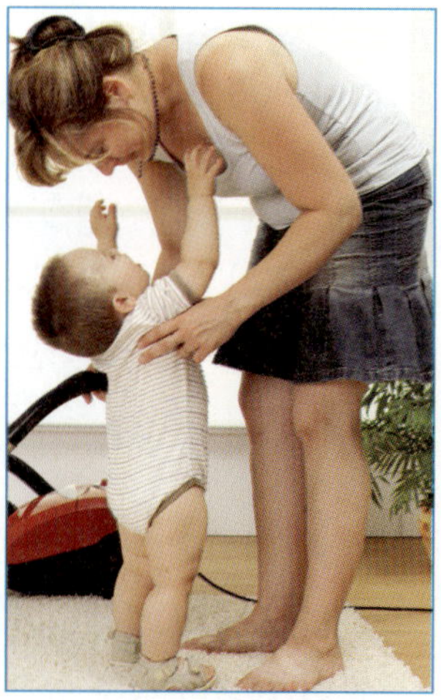

벤딩을 포함한 어떤 움직임은 코어 안정을 지원하기 위해서 뿐만 아니라 몸통과 척추에 있는 관절과 연부조직 모두에 가해지는 스트레스를 최소화 시키기 위해서 어떤 수준을 요구한다. 신문 같은 가벼운 물건을 집어 들기 위해서 앞으로 숙이는 것은 아이를 들어 올리는 것과 동일한 수준의 근육 노력을 요하지 않는다. 코어가 활성화되면 관절과 연부조직을 보호할 수 있다. 신문을 집어 들기 위해서 높은-수준의 브레이싱 (몸통과 척추를 굳게 만들기 위한 코어 근육들의 상호-활성) 전략은 요구되지 않는다. 반면에, 어린아이를 들어 올리는 것은 더 높은 수준의 관절 조절을 요하므로, 브레이싱 타입의 수축이 이 상황에서 보다 더 적절하다.

여기서의 중요한 개념은 일부 산업 방식들과 대조적으로, 코어 안정에 대한 접근은 보편적이거나 모두에게 들어맞는 하나의 방식은 아니다. 삶의 요구사항에 따라 바라는 과제를 안전하고 효율적으로 완성하기 위해서 코어 근육 활성의 강도가 적절할 것을 요구한다. 개인의 일상 생활에서 브레이싱이나 높은 수준의 코어 안정 전략이 개인의 태만 전략이 되었을 때 문제가 생기는데, 그들이 하고 있는 활동을 위해서 적절한 조절 수준을 사용하기 위한 능력을 상실했기 때문이다. 이러한 바람직하지 않은 전략의 징후는 아래에 있는 운동 항목에서 논의 될 것이다.

코어 안정화의 원칙 (Principles of Core Stabilization)

적절한 코어 안정 전략을 개발할 때 고려해야 할 3가지 원칙이 있다. 이 원칙은 통합 움직임 시스템의 토대를 형성하며 기본적으로 ABC로 불린다 -정렬, 호흡, 및 조절.

- *정렬*. 개인은 그들의 TPC를 정렬하고 조절해야만 한다. TPC의 적절한 정렬은 몸통이 골반 위에 쌓여 있으며 척추 만곡들이 (목 척추뼈앞굽음, 가슴 척주후만, 및 척추뼈앞굽음) 유지되는 것을 뜻한다. 적절한 정렬을 가질 때, 관절은 부하에 대해서 적절한 위치로 관절과 연부조직에 급성 또는 반복적인 손상이 생길 가능성을 줄여준다. 깊은층 근막 시스템 (DMS)의 일부로서 허리근은 자세와 움직임에 있어서 TPC 정렬 유지를 돕는다. 이상적인 정렬의 상실은 깊은 코어 근육들을 활성화시키고 삼차원적으로 호흡하는 개인의 능력을 위태롭게 만드는데, 결과적으로 자세와 움직임 둘 다에 영향을 준다 (Osar 2015).
- *호흡*. 삼차원 호흡은 가슴과 복부 강들 안의 압력 조절에 있어서, 가로막뿐만 아니라 여러 호흡 근육들의 사용을 개선시킨다. 또한 삼차원 호흡을 내부 압력을 조절하는 능력으로 개인이 그들의 TPC를 안정시키고 압박을 줄이는 두가지 모두를 가능하게 해 준다. 관절과 척추 디스크를 과도 압박함이 없이 안정을 유지하는 이러한 두 가지 능력은 삼차원 호흡의 진정으로 중요한 양상들 중의 하나다. 또한 그것은 코어-브레이싱 전략을 주로 사용하는데 초점을 둔 많은 개인들이 척추를 과도 압박시키는 경향이 있어서 관절과 척추사이 디스크에 대한 손상이 증가하는 이유가 된다. 이것은 퇴행성 관절과 디스크 질환의 흔한 원인이다.
게다가, 삼차원 호흡은 TPC를 조절하는 깊은층 근육들의 (가로막, 허리근, 배가로근, 골반저근, 등) 활성화를 돕는다 (Osar 2015). 이 근육들이 움직임 전에 미리 활성화될 때, 그것들은 몸통과 척추의 안정을 도와줘서 더 커다란 얕은층 근육들은 인체를 움직이고 필요할 때 추가적인 안정을 제공하는 그것들의 일차적인 일을 할 수 있다. 이러한 관계에서, 삼차원 호흡은 허리근의 적절한 기능을 지원한다; 차례로, 척추와 골반을 안정시키는데 있어서 적절한 허리근의 기여는 삼차원 호흡에 있어서 가로막의 적절한 기능을 지원한다. 또한 삼차원 호흡은 가슴을 가동시키는데, 그렇게 해서 배근육과 척추세움근들 같은 얕은층 근육들의 과도수축을 이완시킨다.
이와 같이 삼차원 호흡은 몸통, 척추, 및 골반의 적절한 안정화뿐만 아니라 가동성을 조장한다.
- *조절*. TPC를 정렬하고 호흡을 개선한 다음, 개인은 기능성 과제를 완성하기 위해서 근막 시스템을 (깊은층 및 얕은층) 활용해야만 한다. 깊은층 근막 시스템근육들이 관절 동작을 적절하게 조절하기 위해서 충분한 힘을 제공할 수 있는 반면, 일상 생활에서 대부분의 활동에 요구되는 조절 수준을 제공하기에는 그들 혼자서는 불충분하다는 것을 주목하는 것이 중요하다.

자세와 움직임 요구사항들에 적절하게 부응하기 위해서, 깊은층과 얕은층 근막 시스템들 사이에 균형이 있어야만 한다. 깊은층 근막 시스템과 얕은층 근막 시스템을 완전히 분리할 수는 없지만 둘 사이의 자세와 움직임을 조절하는데 필요한 요구사항에는 차이가 있다; 이것은 논의의 다음 주제가 될 것이다.

깊은층 근막 시스템 (Deep Myofascial System)

이름에서 짐작하듯이, DMS의 근육들과 깊은층 근막은 깊숙이 위치해 있으며 관절에 가깝게 부착해 있다; 이것들은 근막적으로 관절낭 그리고 인접해 있는 인대들의 네트워크와 섞인다. 이 근육들의 활동은 보다 연속적이어야만 하기 때문에, 그것들의 섬유 구성요소들은 자연히 보다 산화력 (oxidative)이 있다.

DMS의 근육들은 피드포워드 활동을 갖고 있는데 이것이 뜻하는 것은 관절 동작을 안정시키고 조절하기 위해서 움직임이 일어나기 바로 전에 미리 활성화하거나 수축하는 것이다. 또한 이 근육들이 높은 퍼센트의 고유수용체를 갖고 있기 쉬워서, 그것들은 관절 동작에 관한 메시지를 감지해서 중추신경계로 보낸다. DMS는 미세 조정을 만드는데 역할을 하며, 이것은 효율적인 자세와 움직임을 용이하게 만든다. 배가로근, 골반저근, 뭇갈래근, 및 가로막과 함께 허리근은 DMS 안에 있는 근육들 중의 하나로 분류된다.

얕은층 근막 시스템 (Superficial Myofascial System)

SMS는 보다 얕은층인 근육들과 그것들의 매몰 근막으로 구성된다. 이 시스템 안에 있는 근육들은 근막적으로 연결되어 있어서 근막 사슬을 형성한다; 주로 움직임이 크며 높은 수준의 안정을 제공하는데 역할을 하는 사슬들이다.

DMS와 SMS의 조화로운 역할과 사용을 보여주기 위해서, 어린아이를 들어 올리기 위해서 몸을 숙이는 예가 사용될 것이다; 이 동작은 TPC 가동성, 안정성을 요구한다. 숙이는 동안 관절 안정을 제공하는 것은 주로 DMS이며 거기에는 원심성으로 움직임을

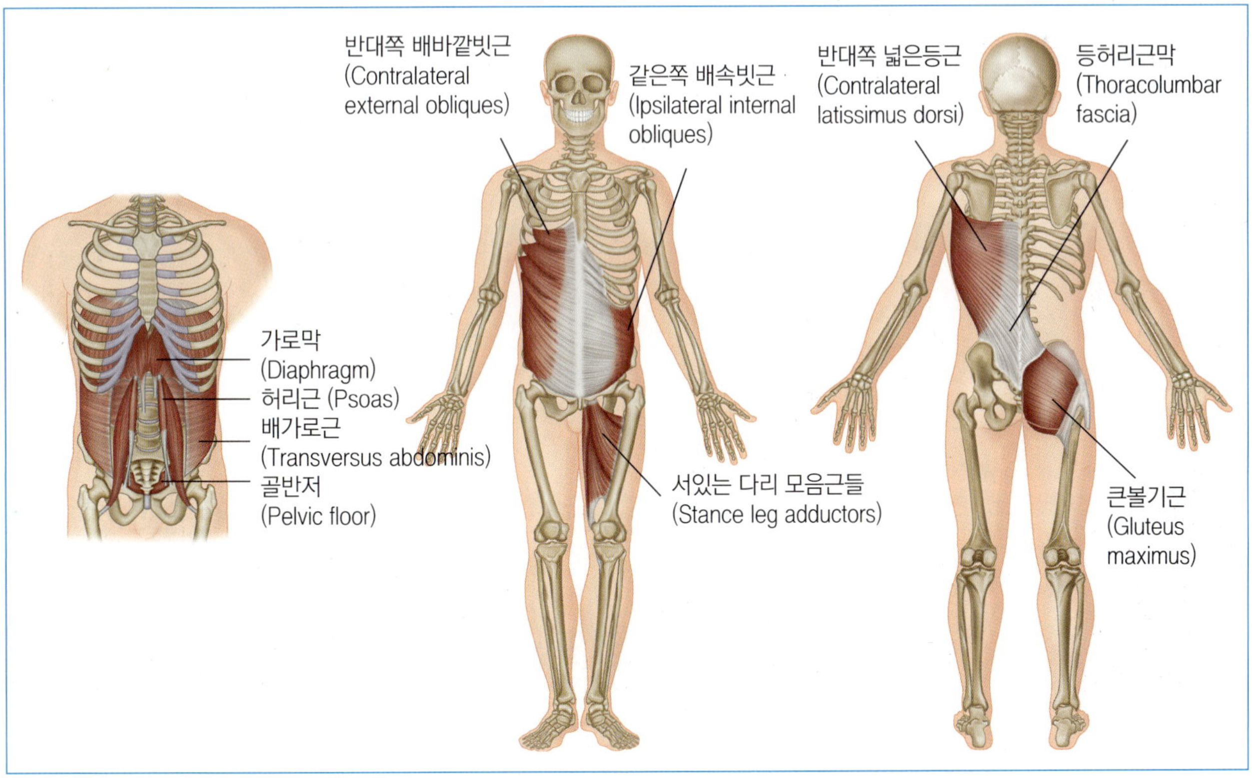

가로막, 허리근, 배가로근 및 골반저 사이의 관계를 보여주는 깊은층 근막 시스템 (왼쪽); 앞쪽사선 사슬 (중간) 및 뒤쪽 사선 사슬 (오른쪽)은 얕은층 근막 시스템의 두 예이다.

조절하고, 연부조직 구조들의 과다 스트레칭을 막기 위해서 SMS를 수축한 상태에서 중등도의 활성이 있다. 일단 어린아이를 들어 올리는 동작에 있어 SMS는 TPC를 굳게 만들려고 활성을 높이는데, DMS와 함께, 안정 기능을 제공해서, 관절과 연부조직 구조들로 가는 증가된 요구를 줄여준다.

아이를 드는 동작 시 TPC는 아이의 체중부하를 이긴 상태에서 동작을 수행하기 위해 더 안정되어야 한다. 그러나 단지 신문을 집어 들게 하는 것은, 이 과제를 위해서 더 낮은 수준의 SMS 활성이 요구될 것이다. 이것은 효율적이며 적절한 코어 안정 전략을 갖는 중요성을 강조한다: 그것은 개인에게 자신의 신경근막 시스템과 조화를 이루게 해서 다른 복잡한 행동들, 부하, 스피드, 및 지속기간 사이에서 보다 효율적으로 움직이게 해 준다.

이 모델에서는 낮은 수준의 안정성과 보다 중등도 또는 높은 수준의 안정을 요구한 활동들 사이를 구분한다. 아이를 들어올리는 것과 같은 높은 수준의 활동들은 개인의 전체적인 체력과 안정성에 달려있을 것이다. 비교적 건강한 개인들은 높은 수준의 활동시에 DMS의 큰 활성과 SMS의 낮은 활성의 수준을 요구한다. 낮은 수준의 안정성은 앉아 있기, 서있기, 걷기, 숙이기, 회전 및 호흡과 같은 활동에서 요구된다. 더 높은 수준의 안정성, 그러므로 더 높은 SMS 활성은 들어올리기, 타격을 위한 브레이싱, 및 몸 또는 물체의 가속이나 감속 (던지기, 펀치, 또는 차기, 및 라켓, 배트, 또는 골프채를 휘두르는 것) 같은 활동에서 요구된다.

각 활동에 따라 요구되는 활성도는 모두 다르다. 예를 들어, 골프 백스윙 동안 비교적 낮은 수준의 안정이 요구된다 (아래 왼쪽 사진). 스윙이나 가속 단계 동안, 폭포수 같은 요구가 있으며, 그것은 볼을 가격하는 순간에 최대치가 된다 (아래 가운데 사진). 이어서 감속 단계가 따르는데, 요구가 점차적으로 줄어드는데, 운동선수가 보다 이완되거나 낮은 요구 상태까지 계속된다 (아래 오른쪽 사진).

두 가지 근막 시스템의 요약이 다음 페이지 표에 있다.

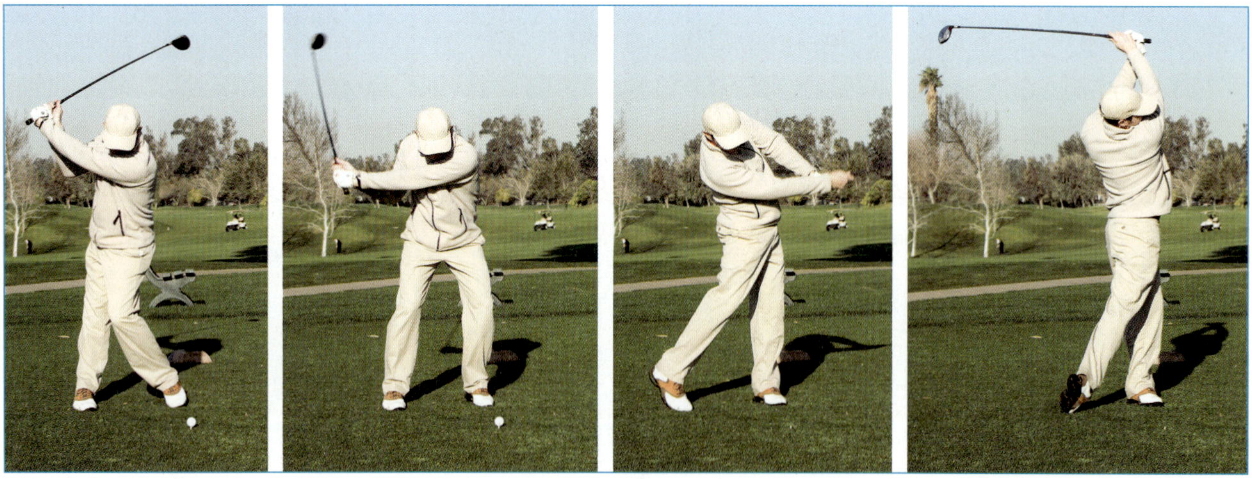

가슴골반 실린더 (TPC)의 깊은층과 얕은층 근막 시스템 특징 비교		
	DMS	SMS
크기와 위치	일반적으로 근육 크기가 작다. 깊은층에서 중간 수준에 위치하며, 회전 축에 직접, 또는 가깝게 연결된다. 일반적으로 분절적으로 연결된다 (하나의 관절 분절이 이웃 분절로).	일반적으로 근육 크기가 크다. 얕은층에서 중간 수준에 위치하며, 회전 축에서 훨씬 멀리 연결된다. 일반적으로 다수의 관절 분절들을 건너간다.
섬유 구성 성분	주로 타입 I, 산화성 (에너지로 산소를 사용) –피로에 저항성.	주로 타입 II, 당분해성 (에너지로 당을 사용) –쉽게 피로해진다.
고유수용체	높은 밀도	낮은 밀도
활성	관절 분절의 안정성을 제공하기 위해 움직이기 전에 미리 활성화	더 큰 움직임과 더 높은 안정 수준을 제공하기 위해 DMS 이후에 활성화
기능	관절 위치에서 동작에 특정한 조절 특정 방향에 무관, 움직이는 방향에 상관이 없이 근육이 활성화 된다는 뜻	일반적, 관절 안정과 움직임에 특정되지 않음 방향에 특정–움직이는 방향에 따라서만 근육 활성
외상, 염증, 및 통증에 대한 반응	위축, 타이밍 지연, 억제, 줄어든 내구력, 쉽게 피로해짐, 관절 분절의 위치와 동작을 조절하기 위한 능력 감소	비대, 저긴장성, 낮아진 활성 역치–증가된 휴지기 관절 압박과 저–수준 활동 동안 과활성을 만든다.
근육	허리근, 배가로근, 가로막, 골반저, 뭇갈래근 (깊은층 섬유들), 허리네모근 (깊은층 섬유들), 갈비사이근, 가로돌기사이근, 가시사이근, 돌림근	앞쪽/뒤쪽 사선 사슬, 가쪽 안정 사슬, 깊은층 세로 사슬, 얕은층 굽힘근과 폄근 사슬

일부 근육들이 (허리네모근과 뭇갈래근을 포함해서) 두 가지 특성을 함께하는 섬유들을 갖고 있음을 주목해라; 그것들의 깊은층 섬유들은 DMS의 특징을 함께하며 더 얕은층인 섬유들은 SMS의 그것과 비슷한 기능을 한다.

운동 조절 훈련과 교정 운동 (Motor Control Training and Corrective Exercise)

이전 항목에서 논의된 바 다른 무엇보다도 중요한 전제는 삶에 있어서 모든 행동은 어떤 수준의 TPC 안정을 요한다는 것이다. 다른 것은 이 활동의 요구에 따라 적절한 안정과 노력 수준의 양이다. 개인의 코어 안정 전략이 적절하지 않을 때–즉, 비효율과 부적절할 때–문제가 생기기 쉽다.

이전의 20년 이상의 연구는 요통 (low back pain; LBP)을 겪는 사람들의 깊은층 코어 근육들에서 (배가로근, 골반저, 뭇갈래근, 및 가로막) 반복적으로 일관성 있게 장애를 (타이밍 지연, 감소된 내구력, 및 위축) 보여왔다 (Hodges 등. 2013, Hides 등. 2008, Richardson 등. 2004). 임상적으로 감소된 근육통은 피드포워드 또는 선행하는 몸통 근육들의 자세성 반응에서 즉각적인 변화를 만드는 것을 보여주었다 (Hodges 등. 2003). MRI를 통해 요통을 가진 환자에게서 허리근, 뭇갈래근 및 깊은층근육의 위축을 확인했다 (Barker 등. 2004, Ploumis 등. 2011, Seongho 등. 2014). 게다가, 통증이 없는 사람과 비교해서 만성적 요통을 겪고 있는 사람들에게서의 호흡 기능장애, 가로막 피로, 및 가로막의 고유수용성 결함이 보여지고 있다 (Bordoni and Marelli 2016).

DMS 활성지연을 보상하기 위해서, 일반적으로 SMS를 과활성화시킨다. 예를 들어, 만성 요통을 갖고 있는, 대조군에 비교해서, 더 커다란 뒤쪽 사선 사슬 근육 활동을 (Kim 등. 2014) 그리고 보행에서 다양성이 적은 뻣뻣함을 보인다 (Lamoth 등. 2004).

SMS 과도 활성과 연관된 만성적인 힙과 하부 허리 뭉침이나 통증을 가진 개인들의 흔한 임상적 소견들은 다음과 같다:

- 자세 변화 (벌어진 앞쪽 갈비뼈들, 서있을 때 전반적으로 굳은 가슴, 서 있을 때 척추세움근들의 과긴장, 서있을 때 얕은층 볼기근들의 과도 활성).
- 근육 검사 동안 허약과 길이 평가에서 허리근의 과도-신장.
- 부적절한 호흡 전략 (짧고, 얕고, 빠른 호흡).
- 낮은-수준 활동들 (예를 들어, 앉아있기, 서있기, 가벼운 것을 바닥에서 들어 올리기, 등을 대고 누워 바닥에서 다리 들어 올리기) 동안 얕은층 배근육들과 세움근들의 과긴장 및 전체적인 과도 활성.
- 몸통 부하 동안 배에 힘을 주어 밀기 (발살바 기법)와 복부 팽만.

개인들의 허리근과 DMS의 기능을 개선하고 이와 같이 적절한 자세와 움직임 전략을 개발하기 위해서 우리가 찾은 가장 중요한 방법은 3가지 중요한 통합 움직임 시스템 원칙을—정렬, 호흡, 및 조절—교정적이며 기능적인 운동 프로그램 속으로 통합시키는 것이다. 이러한 원칙을 활용하는 것이 적절한 자세 및 움직임 전략을 개발하고, 퍼포먼스를 개선하고 만성 뻣뻣함과 불편함과 연관된 증상들을 감소하며 일관되게 운동 조절을 개선하기 위한 가장 효율적인 방법이다.

운동 조절 훈련 (Motor Control Training)—활성, 타이밍, 지속 기간, 및 특정 관절 조절의 개선에 관해 초점을 둔 운동과 전략 —전반적 트레이닝 프로그램의 일부로서 운동 조절 훈련은 DMS와 SMS 사이의 균형 회복을 위한 중요한 구성 성분이다. DMS 근육들에 대한 특정 훈련이 요통을 겪고 있는 일반 인구와 높은-수준 운동선수들 모두에서 위축을 바로잡고 통증과 장애를 줄이는데 유용하다는 것이 증명되었다 (Hides 등. 2008, Hides and Stanton 2014, Hodges 등. 2013, Seongo 등. 2014). 특정 운동 조절 훈련은 만성 LBP를 갖고 있는 개인들에서 뿐만 아니라 (Tsao and Hodges 2007) 요통을 가진 엘리트 운동선수들에서 (Hides 등. 2016, Mendis 등. 2016) DMS의 활성 (타이밍)을 개선시킨다는 것을 연구가 보여준다 흥미롭게도, 비-특정 코어 훈련은 고도로 특정한 운동 조절 훈련에서와 같은 동일한 즉각적인 효과를 만들지 않았다 (Hall 등. 2009).

임상적 고려 사항

운동 조절 훈련의 이점은 많은 전통적인 재활 그리고 체력과 컨디셔닝 프로그램들이 DMS에 관련되어 있는 SMS를 훈련시키는데 주로 중점을 두어 왔다. 종종 재활 또는 트레이닝 프로그램의 효율성은 개인들이 프로그램을 시작할 때 더 많은 중량을 들어올리고, 더 많은 반복을 하고 더 빨리 움직이거나 못하거나 하는 것에만 기반을 두고 있다. 필요할 수도 있지만, 이러한 분석은 개인이 정말로 그들의 동작을 커다란 효율성을 갖고 수행하며 인체에 가해지는 손상을 줄이느냐 못하느냐를 정확히 나타내지는 못한다. 이것은 체력 증가가 트레이닝의 중요한 분석이자 목표가 아니라는 것을 말하는 것은 아니다. 공정하게 말하자면, 움직임 질에서 개인의 발전을 모니터하고 측정하는 것은 어려울 수 있으며 진보된 기술 세트를 요구한다. 그러나, 만성 뻣뻣함, 만성 통증, 및 퍼포먼스 상실을 겪는 개인들을 돌 볼 때, 일차적인 목표는 그들의 문제의 원인이 되고 있는 부적절한 습관들을 변경시키고 움직임 효율을 개선하는 것이다. 이것은 고객들이 움직임 질과 관련된 만성 문제들을 성공적으로 극복하는 것을 돕기 위한 포괄적 교정 운동과 체력 프로그램의 일부로서 운동 조절 구성 성분을 포함하기 위한 주된 이유이다. 이 책 안에 있는 많은 전략들은 고객의 전체적인 움직임 질을 개선하여 운동 조절을 증진하기 위해서 디자인되었다.

두 개의 근막 시스템 사이에 불균형이 있을 때, 특히 DMS에 초점을 둔 훈련을 하지 않았을 경우, SMS가 계속 우세할 것이다; 그러므로 전통적 트레이닝 접근법들은 SMS의 우세를 지속시킬 (심지어 더 증가시킬) 것이다 (Osar 2015). 임상적으로, DMS와 SMS 사이의 불균형은 부적절한 코어 안정 전략으로 가고 만성적인 등과 힙 긴장 및/또는 불편함을 만드는 가장 흔한 원인 제공자들 중의 하나이다. 이와 같이 운동 조절 트레이닝은 이와 같이 DMS와 SMS 사이의 불균형을 보이는 개인들을 위한 전반적 프로그램의 특히 중요한 일부가 된다.

비록 한 근육 수축을 분리하는 것이 어렵고, 종종 실용적이지 않지만, 운동 조절 장애 (타이밍 지연, 위축, 및/또는 피로)가 있을 때, DMS의 특정한 분리가 (또는 선택적 동원) 기능을 개선하기 위해서 요구된다. 운동 조절 트레이닝에 대한 가치를 깎아 내리는 많은 사람들이 근육들을 '분리' 하는 것이 불가능하다고 말하고 있더라도, 뇌만이 움직임을 알기 때문에, DMS의 분리 또는 선택적 동원을 사용할 때, 기능적인 결과를 개선하고 통증을 줄이는데 이점이 있다는 것을 보여주는 증거가 많다. Hodges, Hides, 및 Richardson에 의해서 이전에 주목되었던 일에 더해서, 허리 뭇갈래근의 사용에 대한 특정한 초점은 보다 일반적인 복부와 허리 강화 프로그램을 실행했던 사람들에 비교해서 요통을 가진 개인들에서 더 좋은 기능적인 결과를 보였다 (Soundararajan and Thankappan 2016). 그러므로, 이 책에 있는 운동 항목 전체에 걸쳐서 허리근 또는 골반저근 같은 특정한 근육들에 대해서 많은 언급이 있기는 하지만, 이 책에서 제시된 가장 중요한 훈련 전략은 어떤 근육들을 '분리' 하려고 시도하는 것보다는 깊은층과 얕은층 근육들 사이에 개선된 균형과 조화를 만드는 것이다.

운동 이미지의 역할과 교정 운동에서의 큐잉 (The Role of Motor Imagery and Cuing in Corrective Exercise)

깊은층 근육들을 훈련하는 것은 트레이닝의 중요한 부분인데 운동 조절 장애가 있을 때, 얕은층 근육은 보상하려는 경향으로 SMS를 과도하게 사용해서 그것의 활성을 높인다. 이러한 SMS의 과도 활성은 종종 DMS의 적절한 활성을 방해해서, 개인의 현재 습관을 바꾸고 적절한 자세와 움직임 전략을 채택하는 것을 어렵게 만든다.

DMS에 대한 개선된 자각과활성을 개발하기 위해서 우리가 사용하는 여러 방법들이 있다. 우리 대상자가 갖고 있는 만성 부적절한 자세와 움직임 습관을 손 보기 위해서 우리가 일관되게 사용하는 한 방법은 운동 이미지 (motor imagery)이다. 통합 움직임 시스템 교정 운동 전략™ (Osar 2015)은 적절한 자세와 움직임 전략을 개발하고 훈련하는 방법으로 운동 이미지를 도입한다.

운동 이미지 (Motor imagery) (정신 수련 또는 형상화라고도 불림)는 인체의 움직임 또는 행동에 대한 성공적인 완성을 시뮬레이션하기 위해서 생각을 사용하는 과정이다. 그것이 운동선수와 댄스 퍼포먼스를 개선하기 위해서 일반적으로 사용되고 있으며 (Schuster 등. 2011), 또한 운동 이미지는 DMS를 활성화시키고 보다 효율적인 자세와 움직임 동작을 만드는데 매우 효과적이다 (Osar 2015). 요통으로 인해서 변경된 코어 근육 활성을 겪고 있는 댄서에게서, 이 테크닉은 그들의 근육 활성을 요통을 갖고 있지 않은 댄서들의 근활성과 비슷한 수준으로 개선시키는 것을 보여 준다 (Gildea 등. 2015).

DMS의 기능을 개선시키는 매우 유용한 또 다른 방법은 큐 (단서 제공; cuing)이다. 큐는 DMS에 연결시키기 위한 가장 중요한 전략 중의 하나이며 그래서 자세와 움직임 습관에 대한 의식적인 자각을 개선시킨다. 교정운동의 궁극적인 목적은 의식적 또는 무의식적 움직임에서 일어나는 변화에 대하여 운동조절능력을 키움으로써 만성통증 환자의 DMS 활동지연을 정상적으로 회복하는데 있다 (Hall 등. 2009, Tsao and Hodges 2007, Tsao and Hodges 2008).

허리근과 DMS를 활성화시키기 위한 특정 큐의 사용은 운동 전체에 도입될 것이다. 학습자들과 학습 스타일에는 네 가지 다른 타입들이 있다: (1) 구두 (verbal) (지시를 듣고 이해할 필요가 있는 큐); (2) 시각적 (visual) (임상가나 트레이너가 그들에게 하기를 원하는 것을 관찰하고 볼 필요가 있는 큐); (3) 근감각 (kinesthetic) (정말로 운동을 해야만 하거나 그들이 정확하게 올바른 정렬, 호흡, 또는 움직임 동작을 하고 있는 가를 확인하기 위해서 그들의 몸을 촉진하게 해야만 하는 큐); 그리고 (4) 혼합 (대부분의 큐들은 위 타입들의 둘 이상의 혼합이다). 시각, 구두 및 근감각 (촉각) 큐로 실험을 하고 어떤 것이 고객에게서 가장 적절한 반응을 만드는 가를 결정해라.

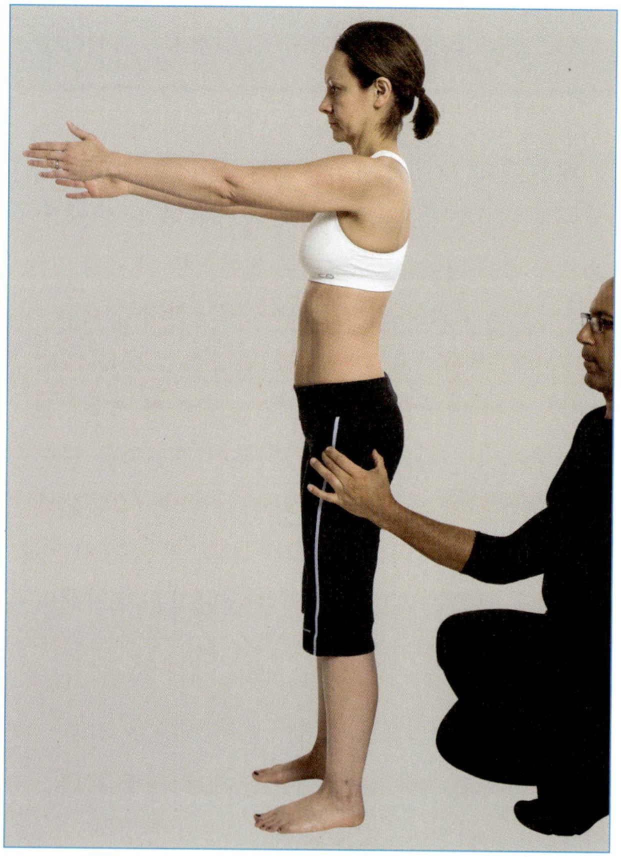

근감각과 구두 큐를 활용하는 예들: 힙 힌지를 개선하기 위해서 (위 사진) 대상자는 골반에서 힙 (넙다리뼈) 위치를 자각해라. 운동지도사는 대상자 힙의 뒤쪽 그립핑 (gripping)을 줄이기 위해 뒤쪽 힙의 근육에 '힘을 빼세요' 라고 큐를 하고, 힙힌지와 벤딩 동작을 만들기 위해 힙을 '뒤로 빼면서 앉으세요' 라고 큐를 한다.

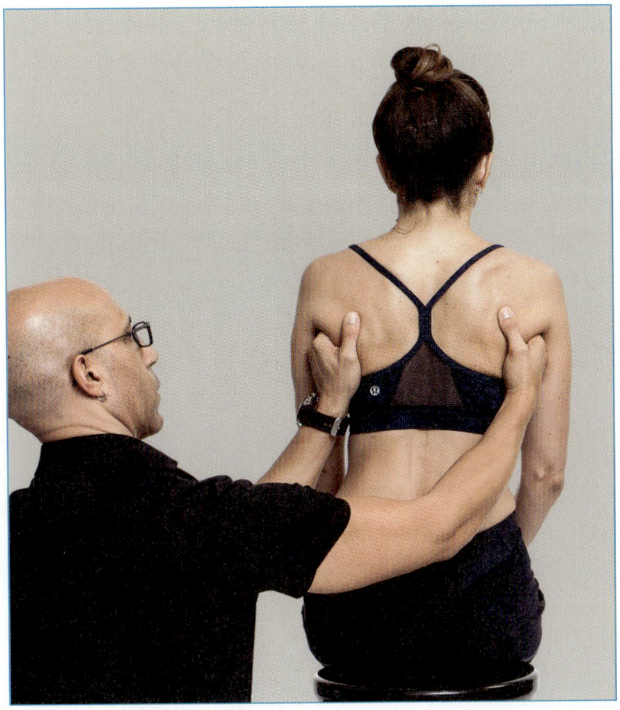

척추세움근이나 넓은등근의 과도 활성에 뒤이은 등허리 폄과 TPC의 과도 압박을 줄이기 위해서, '갈비뼈들 사이에 공간을 만드세요' 또는 '가슴을 뜨게 해서 (suspend) 팔 겨드랑이 부위로 숨을 불어 넣으세요' 라고 큐를 준다' (위 사진). 이러한 큐들은 앉고, 스쿼트하고, 데드리프트를 할 때 만성적인 등의 뻣뻣함이나 불편함을 겪는 개인들에게 효과적이다.

게다가, DMS가 갖고 있는 경향은 자각을 하게 하고 인체의 깊은층 부위들과 근육들로 연결을 만들기 위해서 뇌를 활용하는 내적 큐 (internal cuing)또는 구두 큐들에 반응을 더 잘한다 (Osar 2015, Osar and Bussard 2016). SMS가 갖고 있는 경향은 "브레이싱," "조이세요," 그리고 "더 세게" 같은 동작 명령과 외적인 (external) 큐들에 반응을 더 잘하는 경향이 있다 (Osar 2015, Osar and Bussard 2016). "벽돌을 으깨라" 같은 외적 지시와 큐들이 스프린팅 같은 스포츠나 활동-특정 기술을 개선시키는데 최상이라고 보여져 온 반면 (Benz 등. 2016), DMS를 활성화시키거나 보다 효율적인 자세와 움직임을 개발할 때, 외적 큐가 내적 큐보다 덜 효과적이라는 것을 임상 경험이 증명해왔다. 만성적 자세와 움직임 기능장애를 가진 개인들에서, 내적 큐들은 적절한 신경 운동 연결을 더욱 촉진시키기 쉬운 반면, 외적 큐들은 개인의 습관적 동작들을 영구화하는 경향이 있다.

이 책에서 사용된 큐들은 이 분야에서 최고의 운동 조절 교사들의 일부에게서 배운 것들을 변형시켜 적용한 것들이다; 이들은 Linda-Joy Lee, Ph.D., PT, Diane Lee, PT, Paul Hodges, Ph.D., Julie Hides, Ph.D., Carolyn Richardson, PhD., Gwendolyn Jull, PhD. 및 Sean Gibbons, 뿐만 아니라 내 동료들인, Ed Flaherty, PT, CMT, Judy Florendo, DPT (골반저 전문가), Sara Fisher, CPT, IMS (프로 댄서 경력), 및 Jenice Mattek, LMT, IMS.

큐에 관한 중요한 노트 (Important Note About Cuing)

대상자에게 과도한 큐를 주지 않도록 주의해라: 과도한 큐는 좌절을 만들 뿐만 아니라 만족스럽지 못한 임상 결과를 보여준다. 올바른 큐는 적절한 자세 또는 움직임 전략을 활성화하는데 잘 쓰일 수 있는 반면, 너무 많은 큐들은 대상자를 마비시킬 수 있다. 이것은 대상자에게 과도하게 생각하거나 과도한 처리를 하게 만들어 자세나 움직임 동작을 악화시킬 수 있다.

대상자의 일차적인 문제를 제일 잘 돌보는 하나의 (또는 최대 둘) 큐를 선택해라; 이것이 효과가 있는 한 이것을 사용해라, 그러나 이 관계가 진전함에 따라 임상가/트레이너가 생각하기에 잘 배우고 반응한다고 느껴지면 다른 큐들로 바꾸거나 실험을 해 보아라.

DMS와 SMS 활성의 큐 (Cuing Activation of the DMS and the SMS)

DMS와 SMS의 활성을 위한 다른 큐들의 비교가 아래 테이블에 있다.

DMS와 SMS를 활성시키기 위한 큐들.	
DMS	SMS
말과 형상화 큐들에 더 잘 반응한다: "마음 속에 그려라," "연결시켜라," "느껴라," "상상해라," "더 약하게"	행동하는 큐들에 더 잘 반응한다: "수축해라," "브레이싱해라," "조여라," "더 세게," "더," "몰아가라"

DMS 근육들의 일부를 활성화시키는 특정 큐들이 아래에 나열된다. 고객을 교육하고 학습뿐만 아니라 이 근육들에 대한 자각을 용이하게 하기 위해서 사진 또는 모델을 사용해라. 이 근육들은 더 깊숙이 있어서, 일반적으로 접근하기가 어려울 뿐만 아니라, 그 주위를 잘 인식하고 있지 못하므로, 촉각적인 큐나 촉진 테크닉을 사용할 때 허락을 받아야 하며 이것은 당신의 임상 영역 안에 있어야 한다.

- *허리근*
    - 척추 안정을 개선하기 위해서: "허리에 있는 척추뼈 각각의 앞을 연결하고 있는 철사를 상상해라. 이제, 움직이지 않고서, 이 철사를 머리 쪽으로 가볍게 당기는 것을 상상해라."
    - 엉덩관절의 중심화를 개선하기 위해서: "척추 앞에서 엉덩관절 앞에 있는 볼(넙다리뼈 뼈머리)까지를 연결하고 있는 철사를 상상해라. 이제 이 볼을 소켓 (절구) 안으로 부드럽게 당겨라."
- *배가로근*
    - "배가로근을 하복부를 가로질러 싸고 있는 한 겹의 플라스틱 랩이라고 상상해라. 그 랩을 하복부를 가로질러 팽팽해지도록 부드럽게 당겨라."

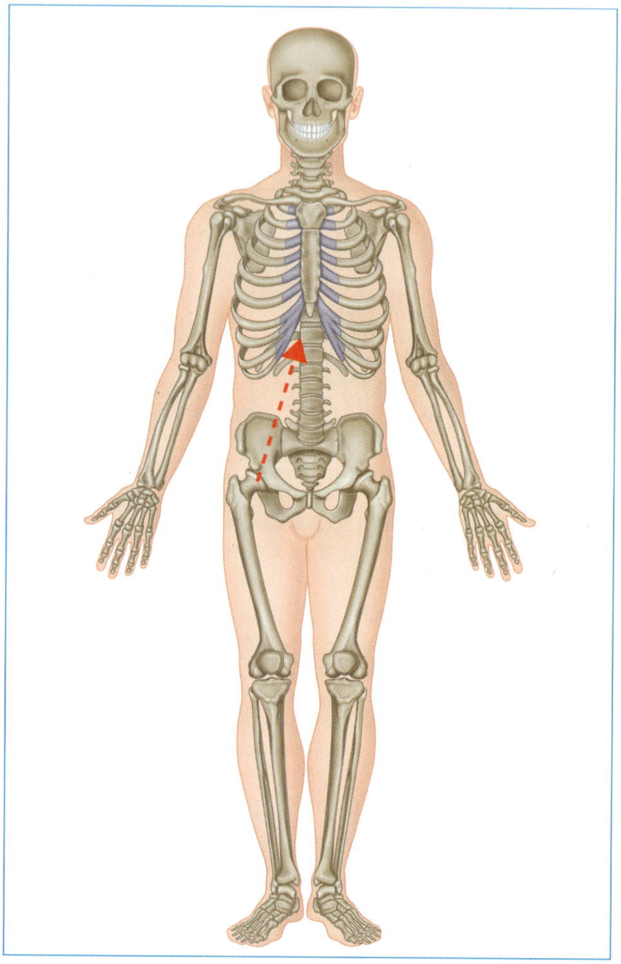

허리근 활성을 개선하기 위한 효과적인 큐는 힙을 척추에 연결하는 철사가 있는데 그것이 넙다리뼈 뼈머리를 소켓(절구) 속으로 당기는 것을 상상하는 것이다.

- "왼쪽 ASIS와 오른쪽 ASIS를 연결하고 있는 철사가 있다고 상상해라. ASIS들이 서로가 멀어지게 밀리도록 이 철사를 약간 팽팽하게 만들어라."
- *뭇갈래근*
    - "복부 앞과 척추 뒤를 연결하고 있는 한 철사가 있다고 상상해라. 이 철사를 척추 쪽으로 부드럽게 당기는 것을 상상해라."
    - 촉진: 운동지도사는 가시돌기 양쪽에

그의 손가락을 대고, 개인에게 큐를 준다: "내 손가락 밑의 공간을 부드럽게 채워 넣으세요" 또는 "배가로근에서 내 손가락으로 한 선을 연결한 다음 이 높이를 길게 만드세요."

- *골반저*
  - 전체적인 활성: 사진의 사용이 매우 도움이 되는데, 그 이유는 이것이 민감한 부위이며, 그리고 종종 개인들은 여기에 근육들이 있다는 사실에 익숙하지 않기 때문이다. 삼차원 호흡을 결합하면서 골반저의 활성화를 위해서 가장 빈번하게 사용되는 특정 큐들이 호흡 장에서 논의되었다.
  - 드물게 사용하는 부가적인 큐들: "두덩결합에서 꼬리뼈까지를 연결하는 한 철사를 상상해라. 이 철사를 살짝 팽팽하게 만들어라. 이제 긴장 속에서 호흡해라." 여성 경우: "질벽이나 회음 (질과 항문 사이 부위)에 가볍게 힘을 줘라. 이제 긴장 속에서 호흡해라." 남성 경우: "회음에 (고환과 항문 사이 부위) 가볍게 힘을 줘라. 이제 긴장 속에서 호흡해라." 노트: 비록 언제나 폭 넓게 사용되지만, "소변을 보고 있다고 상상하고, 이제 소변의 흐름을 멈추려고 해보세요" 같은 큐들은 덜 사용된다. 몇몇 골반저 치료사와 논의한 결과, 그들은 이러한 타입의 큐들은 틀린 근육들을 과도하게 사용하며 골반저 근육들의 부적절한 반응을 훈련시킨다고 말한다. 그러나, 만약 환자/고객이 골반저 치료를 받고 있으면서 사용할 특정 큐들을 배웠다면, 그것들을 계속해라. 개인에게 성공적이었던 것과 전문가에게 처방 받았었던 것을 계속하게 해라.

일단 한 근육이 활성화되면, 개인에게 이 등척성 근육 수축을 삼차원 호흡과 조화되게 해라. 이것은 호흡과

임상적 고려 사항

퍼포먼스를 개선하기 위해서 어떠한 큐 방식이 제일 좋은 지에 대해서 의견이 분분해왔다. 스프린팅이나 중량 들어올리기 같은 퍼포먼스를 개선하기 위해서 내적 큐보다 외적 큐의 사용을 뒷받침하는 연구가 있다 (Benz 등. 2016).

임상적으로 재활과 트레이닝 환경 모두에서 두 가지 타입의 큐를 활용하는 이점이 있다. 지난 18년간 시카고에서 프로 댄스 회사들과 협업하면서 리허설들을 관찰하는 동안, 내적 큐가 자주 포함되었다. 공인 통합 움직임 전문가™이자 프로 댄서 경력을 가진 Sara Fisher는 내적 큐 제공이 중요하다는 것을 함께 했는데 그 이유는 그녀의 댄싱 초기 시절에 몸 안에 보다 파워풀한 연결을 하게 도왔기 때문이다. 임상적으로 본 거의 모든 댄서가 그들 자신의 댄스 트레이닝에 비슷한 경험을 함께 했다.

그러니 어떤 것이 큐에 보다 효과적인 타입인지에 대해서 논쟁하지 말고, 고객의 프로그램 속에 두 가지 타입의 큐를 포함시키기 위한 최선책을 찾아라. 다음에 있는 것은 교정 운동과 트레이닝 프로그램에 두 가지 타입의 큐를 사용하는 하나의 예이다. 여러 가지 다른 큐들의 예들이 있기는 하지만, 개인에게 과도한 큐를 주지 않는 것을 잊지 말아라. 당신의 고객에게 제일 잘 듣는 하나의 큐 (또는 최대 둘)를 선택해라.

달릴 때 만성적 긴장과 불편함을 겪어 온 한 고객에게 큐를 준 예: Rachel은 35세 러너로 부적절한 호흡 전략을 갖고 있으며 DMS를 제대로 활성화시키지 못한다; 그녀는 한 다리로 서 있을 때 불안정하며 한-다리 스탠스 동안 힙 굽힘 같은 낮은 수준 활동 동안 SMS를 과사용하는 경향이 있다. 달릴 때, 가슴을 편 채로 유지하며 골반이 골반 뒤쪽 기울임으로 가게

만드는 경향이다. 이러한 소견들은 그녀가 만성적 힙과 등 과도 긴장을 겪고 그녀의 퍼포먼스가 줄었다고 자기가 이야기 하는 이유를 보여 준다.

연부조직 이완술을 한 다음, 그녀에게 "긴장을 푸세요" 또는 "몸의 힘을 빼세요" 같은 내적 큐를 사용해서 SMS를 이완시키라고 큐를 주었다, 그 다음, 그녀는 삼차원 호흡을 배웠고 힙 분리를 개선하기 위해서 다음과 같은 큐들을 사용해서 허리근 활성을 배웠다; "척추에서 힙 앞까지 철사를 연결하세요. 그 다음 이 철사로 다리를 테이블에서 들어 올리세요" 또는 "철사를 들어 올리면서 다리를 테이블 위에 떠 있게 하세요."

그녀가 달릴 때 등뼈의 과다 폄을 막기 위해서, "머리 뒤에서부터 늘리고 가슴을 부드럽게 하세요"라고 큐를 줄 수 있다. 다리를 들어 올리는 동안, "척추 전체를 길게 만들고 있으세요"라고 큐를 주며, 똑바로 선 정렬과 한-다리 스탠스일 때 허리근 사용을 개선하는 것을 돕기 위해서 테이블에 있는 동안 우리가 사용한 허리근 큐를 머리 속에 그려라.

이전의 교정 운동 전략들을 그녀의 러닝 동작들에 포함시키기 위해서 트레드밀에서 움직이는 동안, 척추 정렬을 유지하기 위해서 다음의 큐를 준다, "척추를 길게 가슴을 부드럽게 유지하세요." 이제 그녀는 DMS로 더 좋은 내적 연결을 하고 있으므로, 그녀의 초점은 외적으로 이동될 것인데, 거기서 목적은 그녀의 러닝 기전을 개선하는 것일 것이다. 힙 폄과 발 턴오버 둘 다를 개선하기 위한 흔한 외적 큐는 "발 밑에 있는 자갈을 당신 뒤로 차듯이 발로 지면을 박차세요"일 것이다. 이 테크닉을 시연해서 그녀가 올바른 형상화를 하고 정확하게 큐들을 따라 할 수 있게 해라.

이것은 교정 운동 관점에서 손 볼 수 있는 것을 극대화 하기 위해서 사용될 수 있으며 고객과 환자가 필요하며 하기를 원하는 기능적인 움직임 동작들로 포함되는 방식의 내적과 외적 큐들의 한 예이다.

근육 활성 사이의 조화를 개발 할 뿐만 아니라 이 근육의 사용을 개인의 신경운동 동작들에 스며들게 하는 중요한 일부이다.

허리근 활성화 (Activating Psoas)

허리근은 DMS의 나머지와 비슷한 방식으로 활성화될 것이다. 거기에 DMS의 우선적인 활성화가 있는데–예를 들어, 배가로근, 골반저, 뭇갈래근, 및 허리근–이 근육들의 기능적인 협력근들이–배바깥빗근, 볼기근들, 및 엉덩근–동원되기 바로 전에 동원된다. 재훈련 동안 목적은 얕은층 힙 굽힘근들 (넙다리곧은근과 넙다리근막긴장근) 또는 모음근들을 동시에 동원됨이 없이, 허리근을 우선적으로 활성화시키는 것이다.

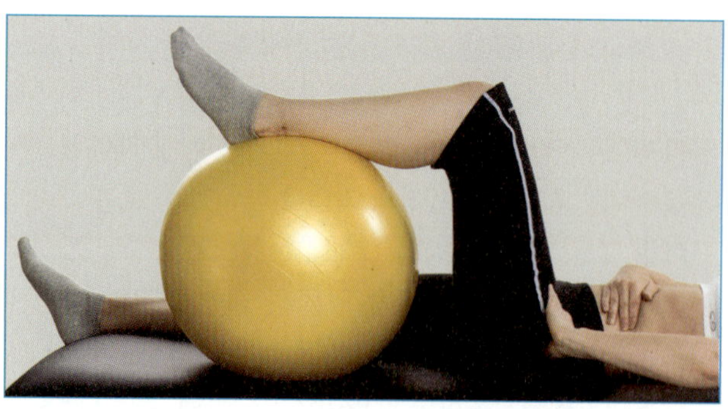

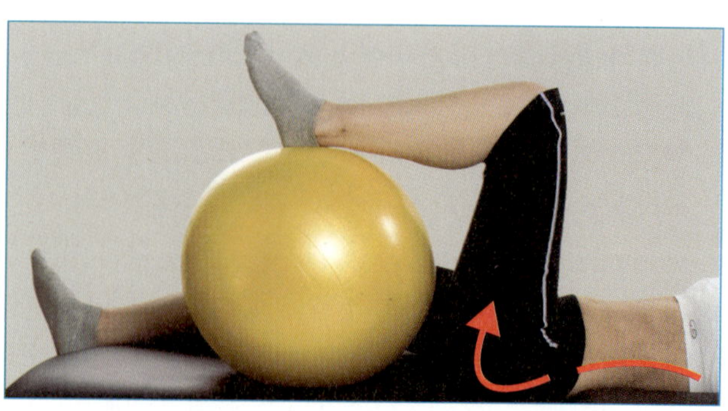

힙을 굽혀서 허리근 활성화–개인은 힙을 굽히는 동안 얕은층 힙 굽힘근들을 과도하게 사용하고 있지 않는 것을 모니터하며 (왼쪽 사진), 이 동작 내내 척추 정렬을 유지한다 (오른쪽 사진).

- 등을 대고 누워 다리를 짐볼 또는 의자에 올리고, DMS를 활성화시키라고 큐를 준다 (위에서 나열한 가장 적절한 큐를 사용해라).
- 한 손으로, 그녀는 힙 앞쪽을 촉진해서, 넙다리곧은근, 넙다리근막긴장근, 또는 모음근들을 활성화시키지 않은 것을 확인하며, 얕은층 근막 호흡의 과사용을 줄여라. 그녀는 허리근이 넙다리뼈 작은돌기에 부착하는 곳인 사타구니 가까운 힙 앞쪽과 척추 앞쪽을 깊숙이 잇고 있는 철사를 그려야만 한다.
- DMS의 활성을 유지하면서, 그녀는 볼을 천천히 굴리거나 의자를 따라 다리를 미끄러뜨린 (힙을 굽힘) 다음, 출발 자세로 되돌아가라. 그녀는 DMS와 SMS의 균형을 잡으면서 무릎을 몸통 쪽으로 당긴다.
- 힙 굽힘 상태에서 허리근 활성화 그녀는 힙을 굽힐때 표면의 힙 굽힘근을 과하게 사용하지 않게 하기 위해 척추뼈앞굽음을 계속 유지시켜라.

그녀는 DMS의 활성을 유지하고 반복을 하는 동안 삼차원 호흡을 연습한다. 그녀는 동작 범위 안에서 다리를 움직이는데, 그것은 허리근 활성화를 유지하게 해 주며, 얕은층 힙 굽힘근들을 최소 또는 아주 약간 관여시킨다. 5~10회 반복으로 2~3세트를 하는 것을 추천한다. 일단 활성화되면, 허리근은 코어 운동 진행 속으로 조정돼야만 하는데, 이때부터 깊은층과 얕은층 근막 시스템들의 통합단계이다.

허리근 활성화의 시연은 www.IIHFE.com/the-psoas-solution을 보아라.

허리근의 이중 역할 (Psoas' Dual Role)

이전에 논의한 것처럼, 허리근은 TPC의 안정뿐만 아니라, 힙의 정렬과 조절에 필수적인 역할을 한다. 힙은-넙다리뼈 뼈머리와 절구-볼과 소켓 관절이며 동적인 동작 범위를 갖는다는 것을 기억해라. 이 디자인이 어느 정도의 내재적 안정을 제공하지만, 이러한 관절들을 위한 정적 및 동적 중심화 모두를 제공하기 위해서 근막 조절 또한 요구된다. DMS의 일부로서 허리근은 상당한 양의 안정을 제공한다.

기능 해부학 장에서 (1장), 허리근이 중심화하거나, 정렬을 유지하거나, 조절하는 것을 돕는 방법에 대해 다루었다. 예를 들어, 힙 굽힘 동안, 허리근은 넙다리뼈 뼈머리를 볼기뼈절구 중심에 놓여질 수 있도록 만들어주어 다른 힙 굽힘근들이-엉덩근, 넙다리곧은근, 넙다리근막긴장근, 및 넙다리빗근-실제로 힙을 굽힐 수 있게 한다. 이러한 방식으로, 허리근은 힙 굽힘이 부드럽고, 조직화되며, 효율적이 되게 돕는다. 다음에 오는 운동 시리즈 동작들은 TPC 안정과 힙의 중심을 잡아주는 이중 역할에 허리근이 관여되는 방식을 서술할 것이다.

행복한 아기 (Happy Baby)

〈골반 기울임 (Pelvic Tilt)〉는 (2장) 골반과 척추의 중립 정렬을 보다 잘 이루기 위해서 자각과 조절을 늘리는 것을 돕는다. 삼차원 호흡은 가로막 그리고 다른 호흡 근육들의 사용을 개선하는 것을 돕는다. 허리근이 가로막과 신경 및 근막적 연결을 하고 있기 때문에, 삼차원 호흡은 TPC의 안정과 조절에 있어서 허리근을 활성화시키는 것을 돕는다 〈행복한 아기〉. 동작은 몸통, 척추 골반, 및 힙을 안정시키는데 허리근의 역할방법을 소개해 줄 것이다.

허리근이 〈행복한 아기〉 동작에서 적절한 퍼포먼스에 기여하는 3가지 방법이 있다:

1. 허리근은 척추뼈앞굽음을 안정시키고 유지하며, 이와 같이 힙을 올리고 내리는 동안 척추 굽힘 (허리뼈를 평탄하게 만드는 것)이나 등허리 폄을 막아 준다.

2. 허리근은 중립 골반 정렬 (골반 앞쪽 돌림)을 유지하는 것을 도우며, 힙을 굽힐 때 골반 뒤쪽 돌림과, 힙을 내릴 때 과도한 앞쪽 회전을 막아준다.
3. 허리근과 하부 볼기근들은 넙다리뼈 뼈머리를 볼기뼈절구 중심에 놓여질 수 있도록 만들어 주며; 함께, 이 중심화는 적절한 힙 굽힘 (힙 힌지)과 중립 골반의 유지, 및 척추 정렬을 확실하게 해 준다.

2장에서, 〈다리를 지지한 행복한 아기〉 자세는 삼차원 호흡을 훈련하기 위해서 사용되었다. 〈행복한 아기〉는 허리근을 힙 굽힘 조절에 포함시키기 위해서 다시 사용될 것이다. 〈힙을 굽힌 행복한 아기〉의 목적은 3가지이다:

1. 다리의 부하를 지지하고 (예, 다리) 있으면서, 중립 TPC 정렬 조절에 있어서 허리근과 DMS를 훈련하기 위해서.
2. DMS의 활동을 삼차원 호흡에 조정하며, 깊은층과 얇은층 근막 시스템들 사이의 균형 활동 조정.
3. 힙 분리 훈련에서–다리를 올리는 동안 굽힘, 및 다리를 내리는 동안 원심성 조절– 그리고 〈풀–오버〉 동작의 어깨 분리에서 허리근 활성화를 훈련하기 위해서.

행복한 아기 동작 셋업 (Setting Up Happy Baby Pattern)

- 개인은 등을 대고 누워서, 다리를 짐볼, 커피 테이블 또는 의자에 올리거나, 벽에 발을 대고 시작한다 (아래 사진). 할 수 있다면 최대한 중립자세를 유지하라. 중립 정렬은 척추뼈앞굽음이 유지된 상태에서 약간의 골반이 앞쪽으로 기울어진 상태이다. 〈행복한 아기〉 동작의 어느 시점에서라도 이 TPC 정렬이 변하지 않도록 한다.
- 2장의 다리를 지지한 〈행복한 아기〉에서 언급했듯이, 긴장되고 제한된 힙을 가진 대상자들은 힙을 덜 굽히게 해서 중립 정렬을 이루게 하라. 또한 머리와 목밑에 베게를 받히면 몸통의 정렬에 좋은 영향을 준다.
- 한 다리 들어 올리기: 일단 자리를 잡았다면, 삼차원 호흡을 시작한다. 허리근의 위치와 기능에 관해서 그들에게 시각적 이미지를 만들 것이다. 고객들에게 가장 자주 사용하는 큐는: "척추 앞에서 힙 앞까지 붙어 있는 철사를 머리 속에

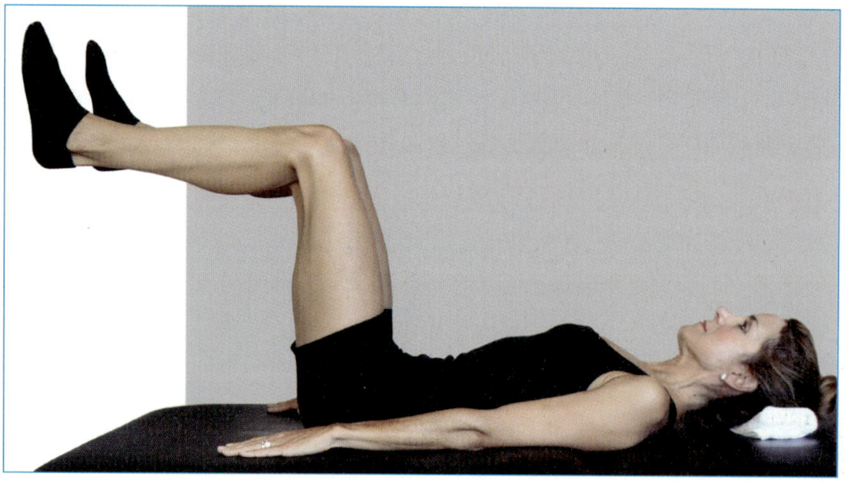
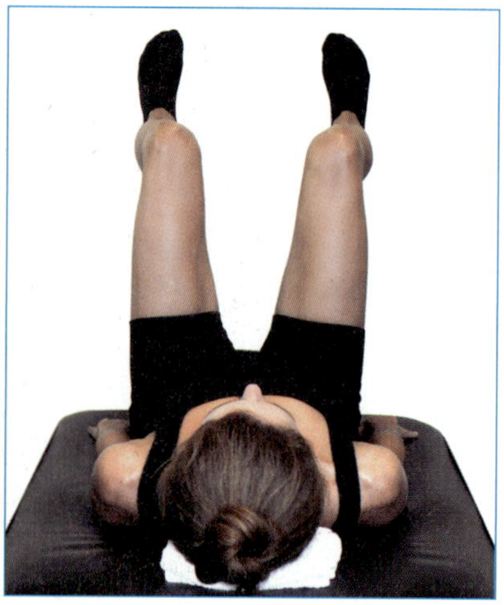

발을 벽에 댄 〈행복한 아기〉–이것은 이 동작에서 선호되는 자세인데, 개인은 힙을 어깨–너비로 위치시킬 수 있으며 일반적으로 힙의 이완된 자세를 제공할 것이다. 또한 개인은 벽에 가깝게 가서 척추를 할 수 있는 만큼 가장 중립 자세로 유지한다; 머리와 목을 TPC와 정렬하기 위해서 타월을 받침으로 사용해라.

그리세요. 이 철사가 다리를 가볍게 들어 올리고 있다고 상상하세요."

개인은 벽에서 한 다리를 떼서 들어 올린 다음 이전의 형상화를 사용하면서 그것을 되돌려 놓아라. 허리근의 원심성 조절을 개선하기 위해서, 큐를 준다: "이 철사가 다리를 가볍게 들어올린다고 상상하세요."

다른 다리로 위의 순서대로 반복하는데, 보상을 만들지 않고서 5~10회 반복을 할 때까지 양 쪽을 번갈아 해라. 일단 보상을 만들지 않고서 한 쪽 당 최소 5회의 반복을 할 수 있다면, 양 다리 들어 올리기로 나아갈 수 있다.

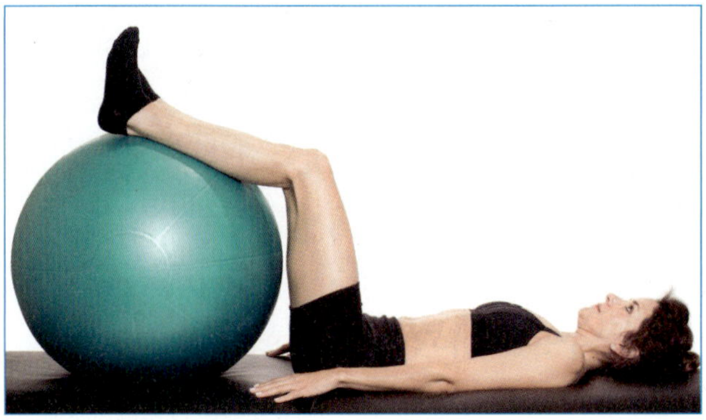

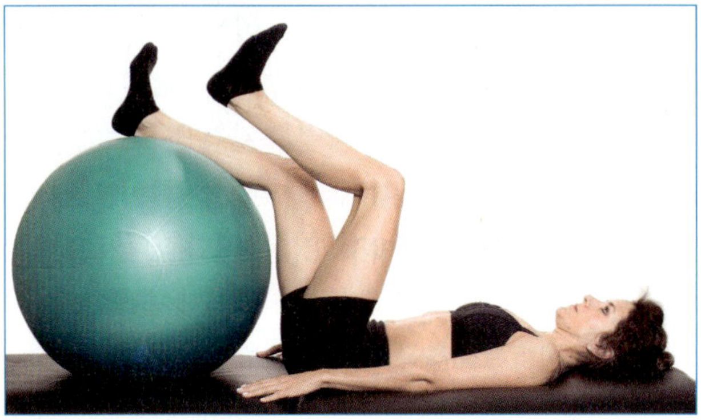

짐볼에 다리를 지지한 〈행복한 아기〉 – 한 다리 들어올리기.

- 두 번째 다리 들어올리기: 위에서와 동일한 큐들을 사용해서, 한 다리를 들어올리고 그 다음 천천히 두 번째 다리를 들어올려서, 두 다리를 받히지 않고 있게 한다. 이 자세에서, 그들은 3~5회 가로막 호흡을 한 다음 한 번에 하나씩 다리를 원래 위치로 되돌린다. 다시, 이 동작 내내 척추, 골반, 또는 힙의 정렬에 변화가 없어야만 한다. 일부 개인들은 두 다리를 올리고서 한 번의 호흡만 할 수 있을 수도 있는데–이 경우, 단지 한 번의 반복만을 하게 하고, 점차적으로 3~5회의 가로막 호흡으로 이 동작을 시행할 수 있을 때까지 진행해라.

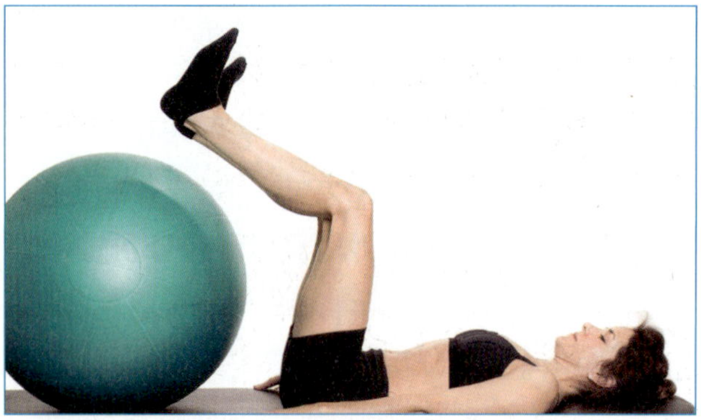

짐볼에 다리를 지지한 〈행복한 아기〉 –두 다리 들어올리기.

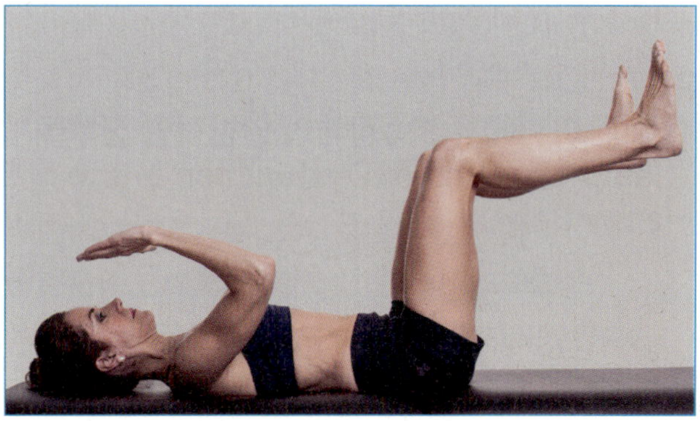

- 〈지지하지 않은 행복한 아기〉 (위의 사진)–이 자세에서 머리와 목은 TPC와 정렬되어 있으며 힙은 어깨 너비 정도로 벌려 굽혀있다. 팔을 올리고 어깨뼈 뒤가 테이블에 닿아 있다. 삼차원 호흡을 유지하는 동안 비교적 힘을 들이지 않고서 이 자세를 유지할 수 있어야만 한다.

〈행복한 아기〉 동작의 시연을 위해서, www.IIHFE.com/the-psoas-solution을 보아라.

- 다리를 들어올리고 내리는 동안, 허리근이 활성화되었는지 아닌지, 그리고 엉덩관절이 중심화되었는지 아닌지를 결정하는 여러 방법이 있다:
  - 사용하고 있는 수고의 양을 주목해라 – 잘 중심 잡힌 힙은 힘을 많이 들이거나 얕은층 힙 굽힘근들을 그립핑하지 않고서 굽힐 수 있다.
  - 힙을 굽히는 동안 골반과 척추가 가만히 있다.
  - 힙이 들어올려지는 동안, 골반 정렬의 변화 없이, 힙이 뒤쪽으로 떨어지는 듯이 보인다.
  - 힙을 굽히는 동안, 절구 안에서 힙 싱크 (hip sink)를 촉진하고 느껴라.
  - 한 손으로 얕은층 힙 굽힘근들을 촉진하고 다른 손으로 허리근을 (배꼽과 샅고랑인대 사이의 복부 안에서) 촉진해서, 다리 움직임 바로 전에 허리근의 활성화를 주목해라 (복부 안에서 손가락 밑의 긴장).

행복한 아기에서 기능장애의 일반적인 징후들 (Common Signs of Dysfunction in the Happy Baby)

〈행복한 아기〉 동작을 수행할 때 3가지 흔한 문제들이 있다. 일차적으로 이들은 개인이 허리근과 깊은층 근막 조절 부족 위해서 보상하는 방식과 연관되어 있다.

1. *중립 정렬 상실.* 가장 흔한 보상 동작은 등허리연접부 (TLJ)에서 펴거나 골반을 뒤쪽으로 돌려서 허리뼈 굽힘을 만드는 것이다. 이것은 부적절한 TPC 안정이나 부적절한 힙 분리 (골반과 독립적으로 넙다리뼈를 움직일 수 있는 능력)에 의해서 생긴다. 머리, 목, 및/또는 어깨 위치의 변화를 주목하는데, 그 이유는 그것들이 지지를 위해서 척추 세움근들과 어깨 근육들을 과도하게 동원하기 때문이다.
   a. 개인에게 큐를 주는데, 허리근을 척추와 힙을 잇는 철사로 허리근을 생각함으로써 조절을 유지하게 한다. 그 다음 개인은 이 철사 연결을 사용해서 다리를 들어올리고 내릴 것이다.
   b. 내부 압력을 조절하기 위해서 호흡하라고 한 다음, 반복한다. 들이쉬기에 다리를 들어올리고, 내쉬기에 그것을 내리라고 큐를 준다.
   c. 이 동작으로 되돌아가는 것을 두려워하지 말아라. 많은 개인들이 부적절한 전략을 사용하는 것에 강해져 있기 때문에, 한 번에 한 다리씩 들어올리는 것을 시작하게 하거나, 그것을 들어올리지 말고 그냥 미끄러뜨리게 해라. 실제로 다리를 들어올리는 것보다 힙 굽힘을 시작하게 하는 것 조차도 허리근 활성을 재훈련 시키는 효과적인 수단일 수 있다.
   d. 척추, 골반, 및/또는 힙 주위의 만성적인 그립핑을 폼롤이나 촉각 큐를 통해서 푸는 것이 도움이 될 수 있다. 예를 들어, 그들에게 큐를 줄 수 있다: "궁둥결절 (좌골) 사이를 넓혀라" 또는 "힙 (엉덩) 관절을 차축에 달린 타이어라고 상상해라 – 다리를 들어올리는 동안, 다리 (타이어)는 골반 (차축) 주위로 회전한다."
2. *복부 팽만 (Abdominal distension).* 부적절한 코어 안정화 전략을 가장 흔하게 나타내는 징후는 복부 팽만이다. 대상자는 TPC 안정을 위해서 온 힘을 다하고 있을 것이다 – 본질적으로 그들은 발살바 기법을 수행하고 있는데, 안정을 위해서 적절한 내부 압력을 사용한다기 보다, 복부 팽만에 기여를 하고 있다. 전반적으로 증가된 얼굴의

홍조가 보이는데 과도하게 브레이싱을 만들고 힘을 주고 있기 때문이다. 이 문제를 조절하는 것을 돕기 위한 위의 제안들의 큐를 한다. 특히 호흡에 대한 큐를 주어라.

a. 배가로근과 골반저가 어디 있는지를 보여주어서 그것들을 자각하게 큐를 주어라. 사진이나 모델에서 배가로근이 코어를 싸고 있는 방식, 골반저가 그들의 바닥을 덮고 있는 방식을, 그리고 그것이 어떻게 호흡 가로막과 유사한 구조인지를 보여주어라.
b. DMS 활성을 위한 이전의 큐들의 어느 것을 시도해보고 어느 것이 고객과 잘 맞는지를 보아라.
   이 이미지를 유지하면서, 개인에게 다리를 들어올리는 것을 계속하게 하며 움직임의 질에 개선이 있는지를 보아라. 이러한 제안들의 어느 것도 조절을 하는데 도움이 안 될 경우, 이 동작의 수준이 그 개인에게 너무 높아서 그가 올바르게 시행할 수 없을 수도 있다. 이 경우, 아래에 서술한 〈풀-오버〉 동작을 선택해라.

3. *얕은층 힙 굽힘근들의 과사용*. 깊은층과 얕은층 근막 시스템 사이에서 부조화는 다리를 들어 올릴때 과도한 얕은층 힙 굴곡근 사용을 과하게 활성한다. 이것은 증가된 긴장, 뭉침, 및 심지어 힙 굽힘 동안 힙 얕은층 굽힘근들의 경련 조차도 만들 수 있다; 이것은 넙다리절구충돌증후군의 흔한 원인이다 (부록 V를 보라). 두 개의 근막 시스템 사이의 균형과 허리근 활성을 개선하려면 다음을 해 보아라:
   a. 그들의 얕은층 힙 굽힘근들을–넙다리곧은근과 넙다리근막긴장근–촉진하거나 개인에게 촉진하게 한 다음, 그들에게 얕은층 근육들을 "부드럽게" 또는 "풀기" 위해서 큐를 하는 동안, 철사 연결을 사용해서 다리를 위로 당기라고 상상하게 해라. 그들은 얕은층 근육들을 수축 시키기 전에 허리근을 활성화하여 힙 굽힘을 만들어야 한다.
   b. 이전의 허리근, 배가로근이나 골반저 큐들을 사용해서 힙 굽힘을 반복하게 시켜라.
   c. 제한을 풀기 위해서 힙 주위를 폼 롤을 하거나 풀어라, 그리고 이전의 큐들의 사용을 반복해라.

힐 드롭 (Heel Drop)

일단 개인이 〈행복한 아기〉 자세를 능숙하게 할 경우 (그들은 보상 없이 세트마다 적어도 3세트의 3–5회 호흡을 위한 〈행복한 아기〉 자세에서 다리를 유지할 수 있어야만 한다), 그들은 〈힐 드롭〉으로 나아갈 수 있다. 〈힐 드롭〉 동작은 힙의 굽힘과 폄 동안 TPC 안정과 조절 둘 다에 허리근의 역할을 증가 시켜준다. 이 동작 내내, 개인은 삼차원 호흡과 함께 TPC와 힙 정렬을 유지해야만 한다.

힐 드롭 동작의 셋업 (Setting Up the Heel Drop Pattern)

- 등을 대고 시작하는데, 다리를 짐볼, 커피 테이블 또는 의자, 또는 벽에 발을 대고 한다. 그들은 가급적 중립과 가깝게 자세를 잡아야만 한다. 여기서부터 그들은 한 번에 한 다리를 들어 올리고 굽힌 자세에서 다리를 유지한다 –이것은 이전의 움직임인 〈행복한 아기〉 자세와 비슷해야만 한다.
- 이 자세에서, 뒤꿈치가 바닥에 닿을 때까지 한 번에 한 다리를 내리며, 그 다음 출발 자세로 다리를 되돌린다 (다음 페이지 왼쪽 꼭대기 사진). 그 다음 다른 다리를 내렸다가 출발 자세로 되돌린다. 이 동작 내내 척추, 골반, 또는 힙의 정렬에서 변화가 없어야만 한다.

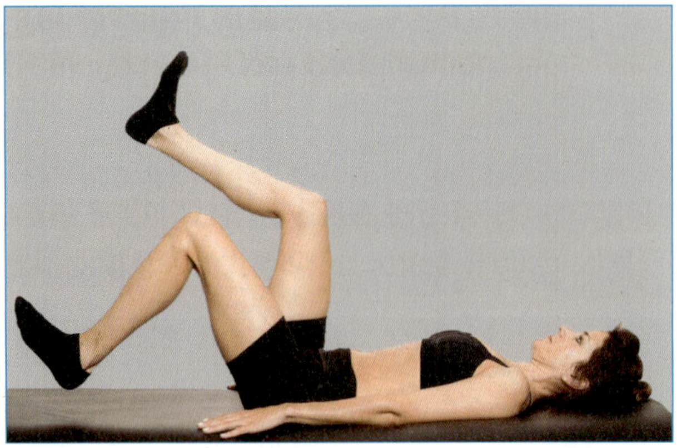

- 개인은 TPC의 중립 정렬과 삼차원 호흡을 유지할 수 있는 범위 안에서 운동을 반복한다. 앞의 〈행복한 아기〉 동작에서 주목했던 대로 동일한 보상을 만드는 가를 모니터 해라.

힐 드롭 동작의 시연을 위해서, www.IIHFE.com/the-psoas-solution을 보아라.

풀-오버 (Pull-over)

비록 허리근이 어깨 동작 그 자체에 영향을 주지는 않더라도, 팔의 동작에 맞서서 TPC를 안정시키는데 기여한다. 코어와 어깨 안정을 위한 이점으로 인해서, 사실상 모든 고객과 환자가 〈풀–오버〉 동작과 함께한 〈행복한 아기〉를 실행한다.

〈풀–오버〉 동작의 이점:

- 다리를 실제로 들어올리지 않고서, 〈행복한 아기〉 동작의 많은 이점들이 얻어진다 –사지 움직임과 함께한 TPC 안정과 삼차원 호흡.
- 중립 TPC 정렬의 허리근과 DMS 조절이 팔의 머리 위 동작으로 훈련된다 –이것은 일상 생활, 운동, 및 스포츠 동안 머리 위 움직임을 개발하기 위해서 필수적이다.
- 안정된 코어를 유지하면서, 넓은등근의 편심적 신장이 훈련된다 – TPC 정렬을 생각하지 않고서 너무도 많은 경우에 넓은등근이 훈련된다.

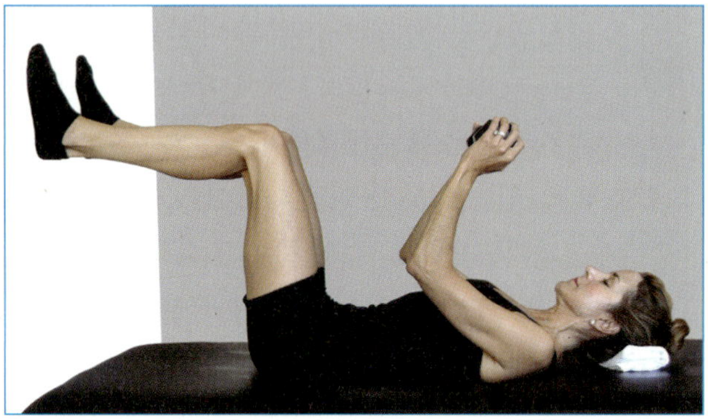

풀-오버 동작의 셋업 (Setting Up the Pull-over Pattern)

- 대상자는 등을 대고 누워서, 다리를 커피 테이블 또는 의자에 올리거나 벽에 발을 대고 시작한다. 그들은 할 수 있는 만큼 중립과 가까운 자세를 만들어야만 한다. 골반이 약간 골반 앞쪽 기울임으로 있으며, 척추의 만곡들이 유지된다는 (목뼈와 허리뼈는 척추뼈앞굽음 그리고 가슴은 골반과 정렬) 것을 잊지 말아라. 팔의 동작은 TPC 정렬에 어떤 변화도 만들어서는 절대 안 된다.
- 대상자는 필라테스 링, 요가 블록, 또는 가벼운 덤벨을 쥐는데, 그것을 가슴 위로 잡고 있어라. 다리를 올릴 수 있는 개인들은 이전에 서술한 전략을 사용할 것이다; 다리를 들어 올릴 때 조절을 하지 못하거나 호흡 유지를 못하는

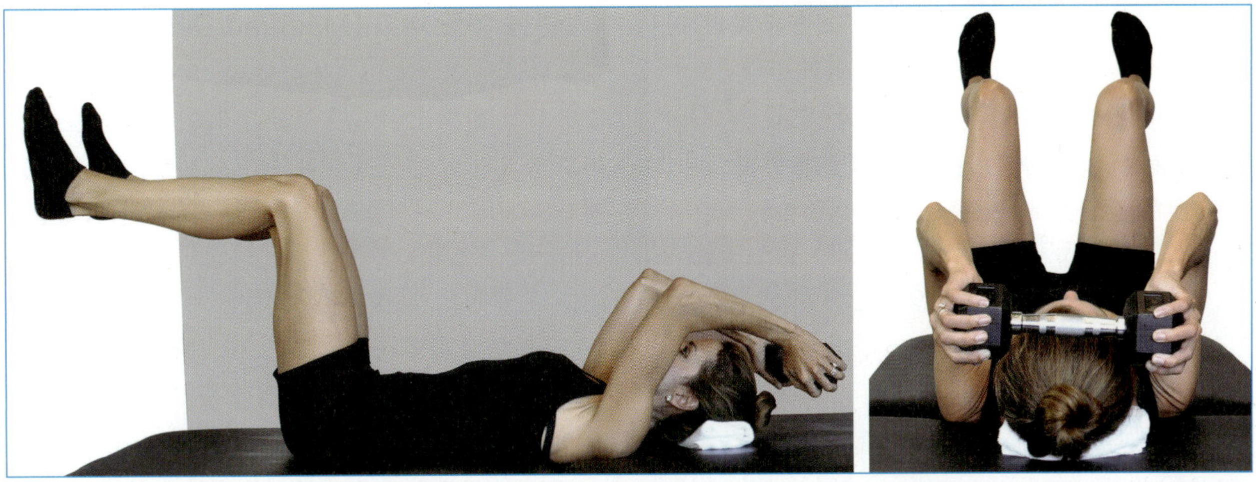

〈행복한 아기〉 지지 자세에서 덤벨 풀-오버: 이 동작 내내 TPC 정렬을 유지해야만 한다.

사람들은 다리를 지지한 자세로 훈련한다.

- 대상자는 숨을 들이 마신 후 내쉬기에서 팔을 머리 위로 올려라 (위 왼쪽 사진). 팔 동작 내내 TPC 정렬은 배벽을 그립핑하지 않고서 유지돼야만 한다. 다음 들이쉬기에 팔을 출발 자세로 되돌린다. 호흡 동작은 편심 단계에 (머리 위로 팔을 신장하는데) 대략 4초, 그리고 팔을 출발 자세로 되돌리는데 (동심 단계) 2초로 구성해야만 한다. 팔꿈치는 동작 내내 서로가 같은 간격을 유지해야만 한다 (위 오른쪽 사진).

〈풀-오버〉 동작의 시연을 보려면, www.IIHFE.com/the-psoas-solution을 보아라.

풀-오버에서 기능장애의 일반적인 징후들 (Common Signs of Dysfunction in the Pull-over)

앞서 〈행복한 아기〉 동작에서 논의된 것과 비슷한 보상이 〈풀-오버〉 동작 시 나타날 수 있다. 가장 흔히 보이는 문제는 과도한 가슴우리 벌어짐으로, 팔을 머리 위 자세로 보내는 동안 등허리 폄이 동반된다. 이것은 일반적으로 다음의 3가지 원인들 중의 하나에서 생기며 보통 적절한 전략을 사용해서 쉽게 교정된다:

1. 팔이 머리 위로 올라갈 때 TPC를 안정시키지 못한다 (또는 이 동작 시 조절이 위태롭게 된다). 이러한 개인에게 〈풀-오버〉 동작으로 들어 가기

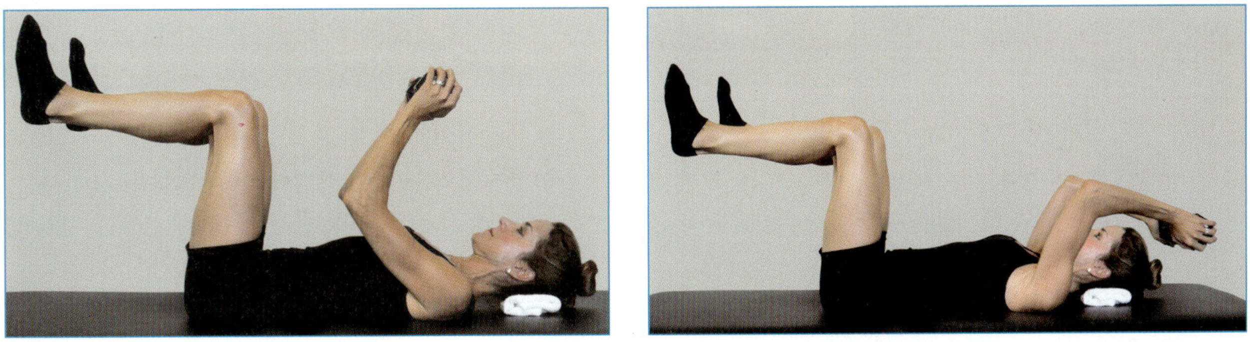

지지되지 않은 〈행복한 아기〉 자세에서 덤벨 풀오버-개인은 이 동작 내내 정렬, 호흡, 및 TPC 조절을 유지할 수 있어야만 한다.

전에 다시 DMS를 활성화시키고 호흡을 하는 방법을 가르치거나 상기시켜 줘야만 한다.

2. 넓은등근이 충분히 늘어나지 않는 경우. 도수 이완, 폼 롤링, 또는 TPC 정렬과 함께 부드러운 스트레칭이 넓은등근 길이의 개선을 도울 수 있다. 넓은등근이 풀어진 다음 동작을 반복하고서, 개인이 TPC 정렬을 유지할 수 있는지를 주목해라.
3. 너무 큰 저항이나 너무 큰 동작 범위가 사용됨. 저항을 낮추거나 동작 범위를 줄여라, 그 다음 적절한 TPC 정렬을 더 많이 유지할 수 있는지 아닌 지를 주목해라.

힐-드롭/풀-오버 (Pull-over with Heel Drop)

일단 〈행복한 아기〉와 〈풀-오버〉 동작들 둘 다를 능숙하게 할 경우, 그는 〈힐 드롭/풀-오버〉로 진행할 수 있다. 팔과 다리의 움직임 동안 삼차원 호흡과 함께 한 TPC 정렬을 유지해야만 한다.

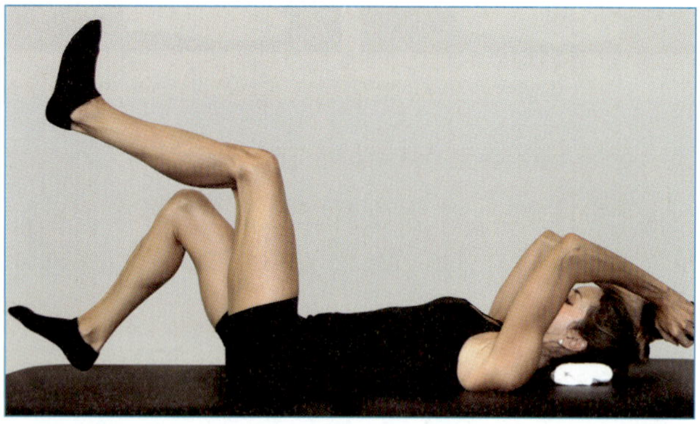

힐-드롭/풀-오버-이전 동작들에서처럼, 팔과 다리를 움직이는 동안 TPC 정렬에 변화가 없어야만 한다.

변형 데드 버그 (Modified Dead Bug)

변형 데드 버그는 적절한 이름인데, 이것은 전통 데드 버그 동작의 한 변형이기 때문이다. 변형 데드-버그 동작은 전통적 버전을 넘어서는 여러 이점들을 갖고 있다:

1. 대부분의 개인들에게, 변형 데드 버그는 TPC 조절과 다리 움직임에 초점을 두기 쉽게 만드는데 반해서, 사지를 움직이는 전통적 버전에서는 TPC를 조절하기 위해서 노력해야만 한다
2. 벽을 살짝 미는 동작으로 인해서, 변형 데드 버그 동작은 일반적으로 코어 근육을 참여하게 하고 TPC 정렬 조절을 더 쉽게 만든다. 또한 벽을 미는 것은 TLJ를 쉽게 안정시키고 힙 동작 조절에서 허리근을 활성화시키게 만든다.
3. 벽을 부드럽게 밀므로, 변형 데드 버그 동작은 머리 위 동작 조절을 TPC 정렬 및 삼차원 호흡과 잘 어울리게 만든다.

변형 데드 버그 동작 셋업 (Setting Up the Modified Dead Bug Pattern)

- 대상자는 등을 대고 누워서 시작하며, 머리를 벽에 가깝게 두고 무릎을 굽히고, 누운 (hook lying) 자세를 취한다. 가급적 중립과 가깝게 자세를 잡아야만 한다. 골반이 약간 골반 앞쪽 기울임으로 있으며, 척추의 만곡들이 유지된다는 (목뼈와 허리뼈는 척추뼈앞굽음 그리고 가슴은 골반과 정렬) 것을 잊지 말아라. 이전 동작들에서처럼, 변형 데드 버그 동작 시의 어느 시점에서라도 TPC 정렬에 어떤 변화도 있어서는 절대 안 된다.

- 몇 번의 삼차원 호흡을 한다; 들이쉬기에서, 팔을 들어올려서 손바닥이 벽에 닿게 만든다 (아래 사진). 손바닥을 벽에 가볍게 대거나 밀며, 쉬거나 반복하기 전에 몇 번의 호흡을 한다.

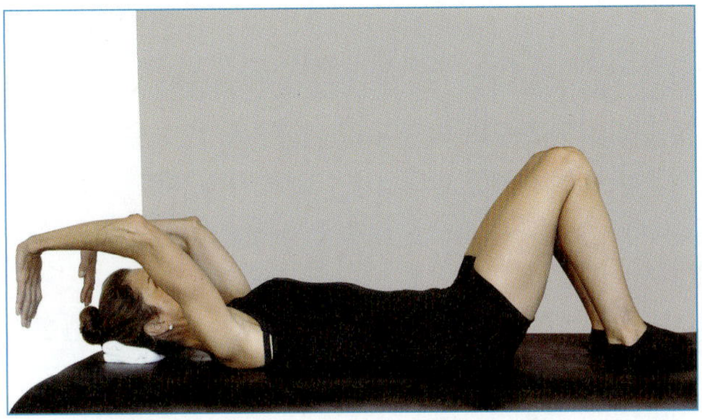

변형 데드 버그–무릎을 굽히고 누운 자세 (hooking lying)

- 이 동작은 힐 드롭 및/또는 벽에서 멀리 움직이기를 시행하는 것으로 진행될 수 있다. TPC 정렬과 호흡을 그 동작 내내 유지해야만 한다.

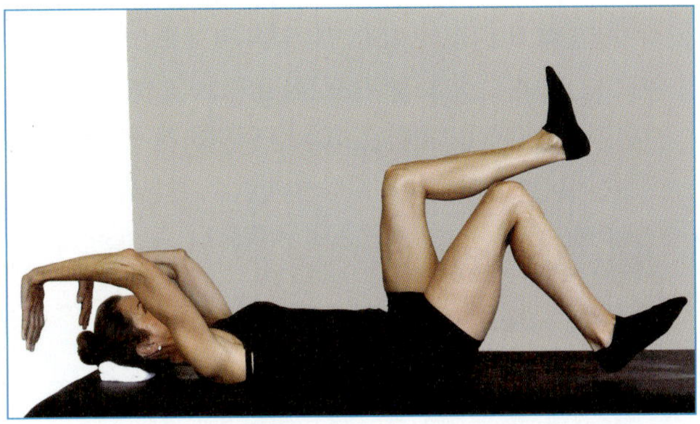

변형 데드 버그–힐 드롭

- 〈행복한 아기〉 진행과 비슷하게, 대상자는 다리 들어올리는 것의 조정을 시작할 수 있다. 대상자는 들이쉬기에서 한 다리를 들어 올리며, 내쉬기에서 이 다리를 바닥으로 되돌린 다음, 다른 다리로 이 과정을 반복해야만 한다.
- 적절한 정렬과 조절을 보일 경우, 대상자는 양 다리 들어 올리기로 진행할 수 있으며 양 다리를 들어올리고서 1~5회 호흡을 시행한다 (아래 사진). 다리를 올려 유지할 때뿐만 아니라 다리를 내릴 때 모두 TPC 정렬과 호흡을 조절하는 것을 확실히 해라.

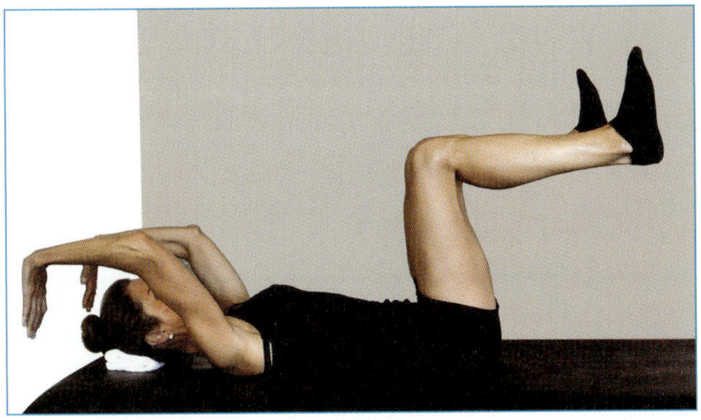

변형 데드 버그–올린 다리

변형 데드 버그 동작의 시연을 위해서, www.IIHFE.com/the-psoas-solution을 보아라.

변형 데드 버그에서 기능장애의 일반적인 징후들 (Common Signs of Dysfunction in the Modified Dead Bug)

변형 데드 버그 동안, 〈행복한 아기〉와 〈풀–오버〉 동작들에서 본 것과 유사한 보상들이 나타날 수 있다 –등허리 폄, 골반 뒤쪽 기울임, 및 허리뼈 굽힘, 및 삼차원 호흡을 유지하지 못함. 그 동작 내내 정렬, 호흡, 또는 조절에서 어떤 변화를 교정하기 위해서 다른 동작들에서 언급된 동일한 교정 전략을 사용해라.

임상적 고려 사항: 복부 할로윙 (인게이지) 대 브레이싱 안정 전략

척추를 안정시키는데 어떤 코어 활성화 전략이 가장 좋은가에 관한 논쟁이 계속 진행 중이다 –복부 할로윙 (abdominal hollowing; AH) 또는 브레이싱. 퀸즈랜드 그룹인 Hodges와 동료들은 요통을 겪고 있는 개인들에게서 배가로근의 잘못된 동원과 타이밍 지연이 있을 때 코어 활성화 전략으로 할로윙을 결부 지어왔다. 반면에, McGill (2007)은 척추를 단단하게 만들고 안정시키기 위해서 코어 근육들의 상호 활성화 또는 브레이싱을 지지하는 접근법을 지지했다. McGill의 연구는 복부 할로윙, 또는 배를 집어 넣는 것이 척추 안정성을 떨어뜨리는 것을 보여 주었다.

Hodges뿐만 아니라 유명한 물리치료사 Diane Lee와 Linda-Joy Lee박사 (퀸즈랜드 대학에서 박사과정을 마침)를 포함한 퀸즈랜드 그룹과 비슷한 전략을 공유하는 여러 개인들과 함께 연구한 다음, 척추를 안정시키거나 개인의 등 문제를 풀기 위해서, 해야 할 필요가 있는 것은 배가로근을 집어 넣거나 활성화시키는 것이라고 제안하지 않았다. 이렇게 생각한 이유는 이 연구를 해석했던 개인들이 하나의 양상에만 (즉, 할로윙을 위한 필요성) 초점을 맞췄었기 때문이라고 생각되며, 이 연구의 더 커다란 임상적 의미를 손상시켰다. 사실상, 연구가 확정적으로 일관되게 보여주고 있는 것은 만성 통증을 가진 개인들은 통증을 겪고 있지 않은 개인들과 비교해서 깊은층 내재 근육들이 타이밍 지연 그리고 종종 위축을 보인다는 것이다. 더욱이, 만성 통증을 겪고 있는 개인들은 기능을 회복하고 통증을 줄이기 위해 깊은층 내재 근육에 (배가로근, 뭇갈래근, 골반저 및 허리근을 포함) 초점을 둔 특수 훈련으로 종종 이득을 본다는 것을 이 연구는 뒷받침한다.

만성 요통 또는 힙과 골반 기능장애를 겪고 있는 개인들과 함께 일을 하는 트레이너, 임상가, 또는 치료사에게 이렇게 겉으로 보기에 상충하는 정보로 혼란을 겪고 있지 않은가?

임상가들, 치료사들, 및 피트니스 전문가들은 어떤 접근법이 더 좋으며 어떤 것이 가장 "옳다고" 느껴지는 지를 종종 결정해야 한다. 어떤 코어 안정 전략을 좋아하는 가를 결정하기 위해서 "이것 아니면 저것의" 접근법을 취한다기 보다, "이것과 저것"이 등식에 포함돼야만 한다. 즉, 일부는 특별하게 Hodges와 그의 동료들인 Linda-Joy Lee박사, Diane Lee, Sean Gibbons, 들이 찬성하는 운동 감각 조절 전략들을 가르치는 특정한 상황이 있으며, 다른 이들은 브레이싱 전략이–즉, McGill 접근법–더 적절한 상황일 수 있다. 이러한 도전은 언제 그리고 누구와 적절한 전략을 사용할 것인가를 아는 것에서 나온다.

이 장에서 논의했던 것처럼, DMS에 대한 억제가 만성 통증의 원인 및/또는 결과일 수 있다. DMS보다 SMS를 활성화시키는데 본질적으로 보다 효과적인, 브레이싱 전략들은 부적절한 코어 안정성 전략의 두 가지 흔한 표식인 DMS의 위축을 고치거나 SMS의 과활성을 줄이는데 있어서 임상적으로 효율성을 보여주지 않는다.

결론적으로, 두 가지 접근법은 -할로윙과 브레이싱- 잘–디자인된 재활 및/또는 훈련 프로그램에서 각각의 위치가 있다. 경험과 지식뿐만 아니라 고객의 요구사항이 어떤 접근법을 사용할 지 그리고 언제 그것을 제일 잘 적용할 지를 영향을 줄 것이다. 만성 통증, 만성, 뻣뻣함, 및/또는 퍼포먼스 상실을 보이는 개인들은 두 전략의 둘다를 하나의 전략으로 사용하게끔 권장받을 것이다.

변형 벽 프랭크 (Modified Wall Plank)

처음에 〈변형 벽 프랭크〉 동작은 똑바로 선 자세로 있으면서 개인의 어깨 안정을 개선하는 목적으로 개발되었다; 그것이 적절한 자세와 정렬 훈련을 위한 최고의 동작이라는 것이 밝혀졌다. 또한 〈변형 벽 프랭크〉는 머리를 숙일 때 적절한 TPC 정렬을 만들기 힘들거나 엎드린 자세를 참을 수 없는 경우에 이득이 된다. 또한 그것은 똑바로 선 자세에서 머리, 목, 어깨 복합체, 및 TPC의 적절한 정렬과 조절을 훈련하는데 유용하다. 게다가, 〈변형 벽 프랭크〉는 적절한 자세 자각을 개발하기 위한 가장 효과적인 동작들 중의 하나이며, 벽이나 문이 있는 어느 곳에서라도 쉽게 할 수 있다. 그것은 아래에 서술될 힙 굽힘 진행을 위한 전제 조건이다.

변형 벽 프랭크 동작의 셋업 (Setting Up the Modified Wall Plank Pattern)

- 정렬을 해서 TPC를 똑바로 세우며 (중립 정렬로 있어야만 한다) 그 다음 앞팔을 벽에 대서, 〈엎드려 늘리기; Prone Lengthen〉를 위한 엎드린 자세를 만든다 (아래 사진). 손은 턱 높이에서 시작하는데, 엄지는 서로를 향한다. 그 다음, 벽에서 약간 떨어지게 물러난다; 이 시점에서 몸은 약간 벽으로 기울어져 있다.

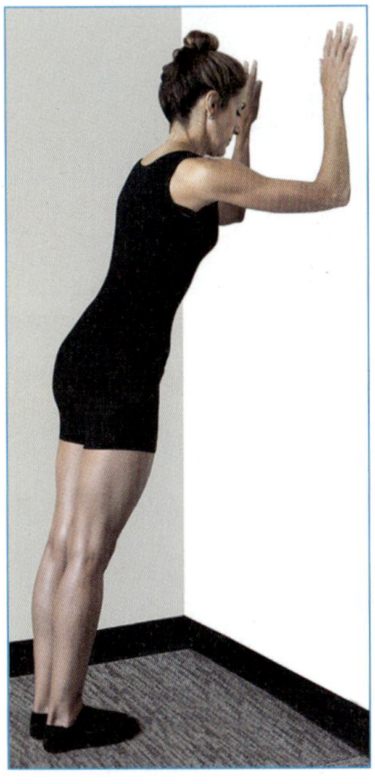

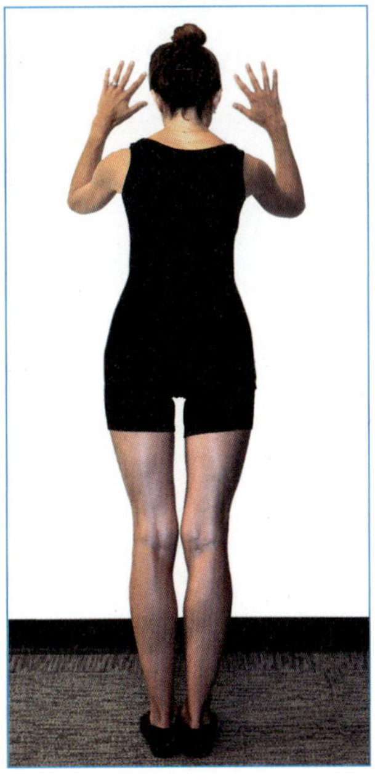

- 큐를 준다: "어깨 앞을 열어 넓게 벌린 다음, 당신이 천장을 향해 당겨지는 것처럼 머리 위로 길어지게 해라." 이 자세에서 호흡으로 TPC를 채운다는데 초점을 두고서 3~5회의 삼차원 호흡을 해라.
- 마지막 호흡을 취한 다음, 팔을 펴서 벽에서 떨어지게 밀어서, 몸 옆으로 팔을 떨어뜨린다. 이 동작을 잘 시행할 경우, 이것이 대상자에게 가장 중립인 TPC 정렬일 것이다. 이전에 언급했듯이, 이것은 자세 자각과 조절을 훈련하는데 있어서 매우 좋은 동작일 뿐만 아니라, 사무실 근로자들과 반복적인 직업을 가진 사람들에게 쉬는 동안 할 수 있는 훌륭한 자세운동이다.

변형 벽 프랭크/힙 굽힘 (Modified Wall Plank with Hip Flexion)

〈변형 벽 프랭크/힙 굽힘〉은 허리근을 똑바로 선 기능에 통합시키기 위한 매우 훌륭한 동작이다. 〈변형 벽 프랭크/힙 굽힘〉에 여러 이점이 있다:

1. 그것은 변형 프랭크 유형의 자세에서 TPC, 어깨뼈, 머리, 및 목의 적절한 정렬을 가르친다.
2. 벽을 가볍게 밀어봄으로써, 개인은 〈변형 벽 프랭크〉 동작이 일반적으로 코어 근육들을 관여하며 TPC 정렬의 조절을 더 쉽게 만든다는 것을 알 것이다. 또한 벽을 미는 것이 TLJ를 안정시키고 힙 동작 조절에서 허리근을 활성화시키는 것을 쉽게 해 준다.
3. 몸의 약간 경사진 자세는 똑바로 선 자세보다 적절한 힙 굽힘을 가르치기가 더 쉬운 방법이다.
4. 그것은 서있는 다리에서 얕은층 힙 굽힘근들의 신장과 볼기근 활성을 개선하기 위한 효과적인

동작이다.

5. 이것은 자세와 균형을 가르치기 위한 매우 좋은 방법이며, 매우 안전한 운동 자세에서, 심지어 노인에게서도, 보행 훈련을 시작하기 위해서도 좋다.

변형 벽 프랭크/힙 굽힘의 셋업 (Setting Up the Modified Wall Plank with Hip Flexion)

- 〈변형 벽 프랭크〉 자세에서 시작한다: 앞팔을 벽에 대는데 엄지가 귀 높이로 오게 해라 (아래 왼쪽 사진). 머리 뒤가 길어진다고 상상하며, 손으로 벽을 부드럽게 당겨 벌린다고 느껴라.
- 들이쉬기에 한 다리를 들어올려 시작하며 (아래 오른쪽 사진), 내쉬기에 그것을 바닥으로 되돌리고, 그 다음 다른 다리로 이 절차를 반복해라. 힙의 굽힘이 TPC의 중립 정렬에 어떤 변화도 만들어서는 안 된다. 좋은 큐는 골반을 움직이지 않고서 다리를 벽 쪽으로 들어올리라고 하는 것이다 (노트: 많은 경우가 골반이 움직이는 동작을 자각하고 있지 않기 때문에, 골반이 움직일 때 큐를 줄 필요가 있다).

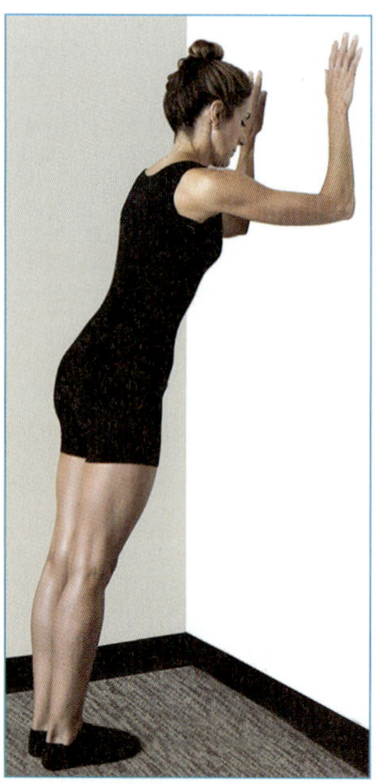

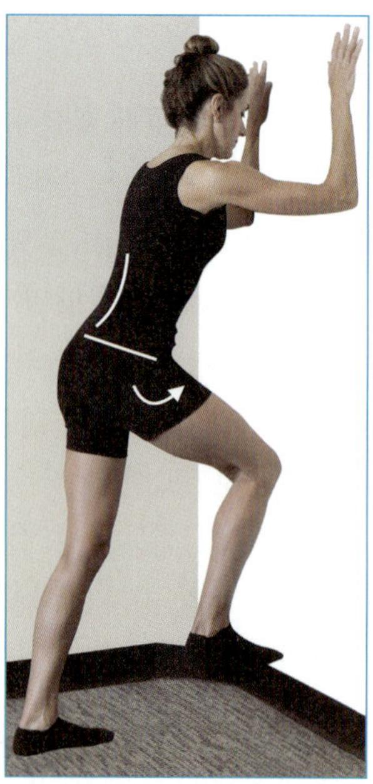

변형 벽 프랭크/힙 굽힘 동작의 시연을 위해서, www.IIHFE.com/the-psoas-solution을 보라.

변형 벽 프랭크/힙 굽힘에서 기능장애의 일반적인 징후들 (Common Signs of Dysfunction in the Modified Wall Plank with Hip Flexion)

이 동작 동안 나타날 수 있는 두 가지 흔한 기능장애가 있다:

1. *다리를 너무 높게 들어올림.* 이것은 골반을 뒤쪽 돌림으로 움직이게 하며 허리뼈를 굽히게 조장한다 (아래 사진). 중립 정렬을 유지하라고 큐를 줘야만 하며, 중립 정렬을 잃기 바로 전에 다리 들어올리기를 멈춘다.

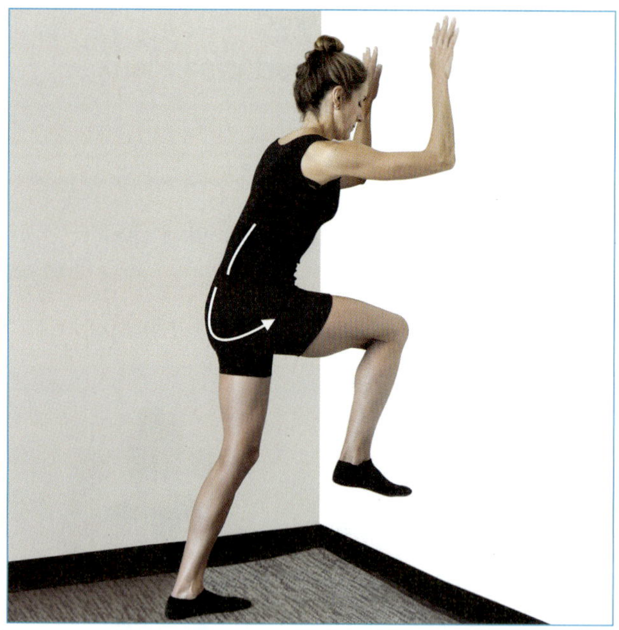

변형 벽 프랭크/힙 굽힘–흔히, 개인들은 다리를 힙 굽힘의 범위를 넘어가게 들어 올리는데, 이것은 골반을 골반 뒤쪽 돌림과 허리뼈 굽힘을 만든다. 이것은 TPC와 힙의 부적절한 정렬과 조절을 영속화 시켜주는 흔한 보상이다.

2. 척추 및/또는 골반의 상실. 이것은 종종 개인이 코어 조절을 (보통 TLJ에서) 상실했을 때 생기며, 부적절한 호흡 전략을 갖고, 및/또는 힙 굽힘에서 좋지 않은 분리 전략을 갖는데 그것은 척추 또는 골반을 옆으로 이동시킨다 (아래 사진).

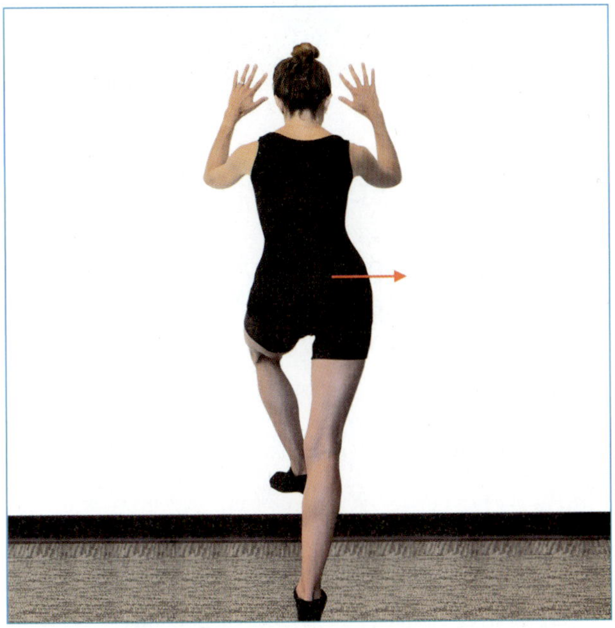

a. TLJ 안정을 개선하려면, 심호흡을 하고 다리를 들어올리기 바로 전에 신장시키라는 큐를 준다.
b. 그들의 호흡이 위태로울 경우, 〈변형 벽 프랭크〉 동작을 시도하기 전에, 적절한 호흡과 TLJ 안정을 가르치기 위해서 〈행복한 아기〉나 〈변형 데드 버그〉 동작으로 시작해라.
c. 좋지 않은 힙 분리 경우, 힙 주위 구조들에 근막 이완을 시행하며, 이 동작을 반복하기 전에 앞서의 〈행복한 아기〉와 〈변형 데드 버그〉 동작들의 큐들을 사용해라.

일단 보상 없이 8~10회 반복을 시행할 수 있을 경우, 경사면으로 진행할 수 있다. 〈벤치 프랭크/힙 굽힘〉 동작은 자세 정렬과 조절을 포함하면서 코어 안정을 힙 굽힘에 통합시키기 위한 매우 훌륭한 높은-수준 동작이다. 이 동작의 힙 굽힘 단계 동안 중립 정렬을 유지해야만 하는데, 특히 그들이 양쪽 사이를 전환하는 동안이다.

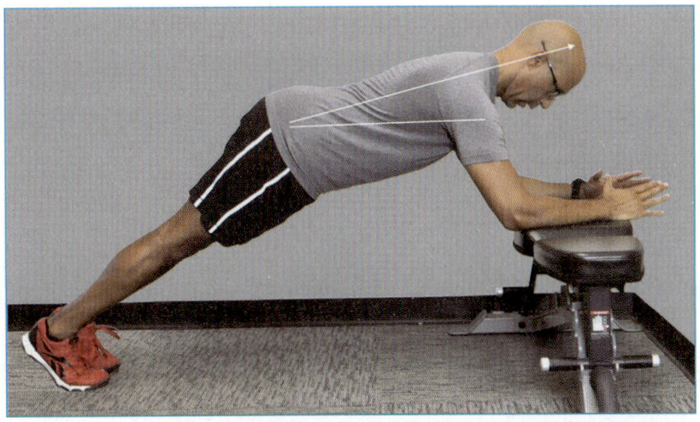

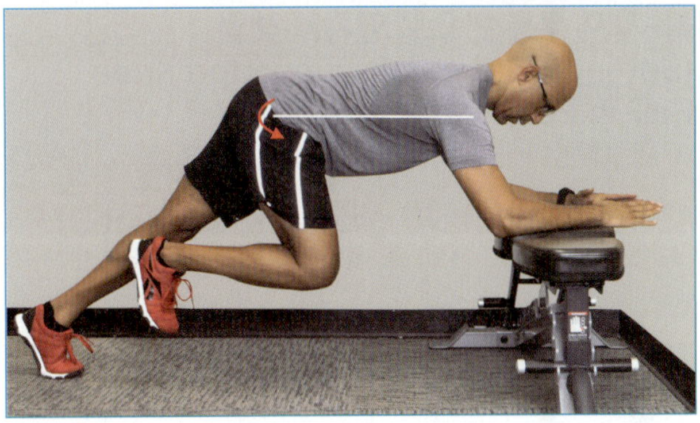

벤치 프랭크/힙 굽힘-개인은 힙 굽힘에서 중립 TPC 정렬을 유지해야만 한다.

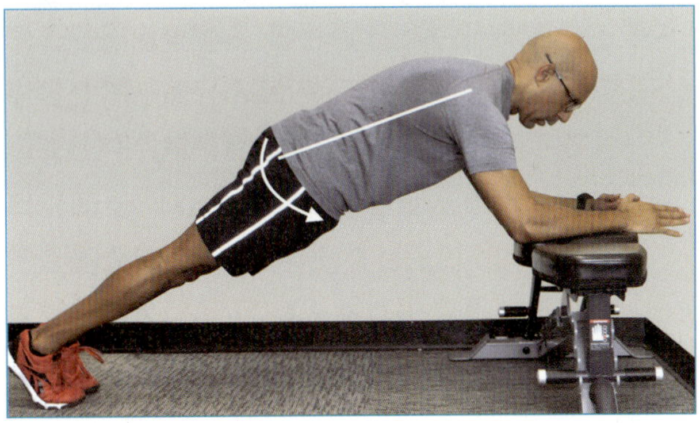

흔히 TPC 정렬을 망가뜨리기가 쉬운데 그 이유는 제한된 힙 굽힘 동작 범위 및/또는 배벽을 과도하게 사용하기 때문인데, 그것은 척추를 굽히고 골반을 뒤쪽 기울임으로 당긴다 (위 사진).

볼-지지 무릎 안으로 당기기 (Ball-supported Knee Pull-in)

〈볼-지지 무릎 안으로 당기기〉 동작은 높은 수준의 코어 안정 운동으로 허리근과 얕은층 힙 굽힘근들을 통합시킨다. 〈볼-지지 무릎 안으로 당기기〉는 근본적으로 프랭크 동작/힙 굽힘이다; 따라서 적절한 프랭크 자세를 유지할 수 있어야 하며, 〈볼-지지 무릎 안으로 당기기〉 동작을 시행하기 전에 〈벤치 프랭크/힙 굽힘〉을 수행할 수 있어야 한다. 일반적으로 개인의 팔 길이만큼 넓은 볼을 사용하는 것이 좋다.

볼-지지 무릎 안으로 당기기 셋업 (Setting Up the Ball-supported Knee Pull-in Pattern)

- 볼 위에서 중립 TPC 정렬로 자세를 잡는데, 정강뼈 또는 발을 볼 위에 놓는다 (아래 사진).

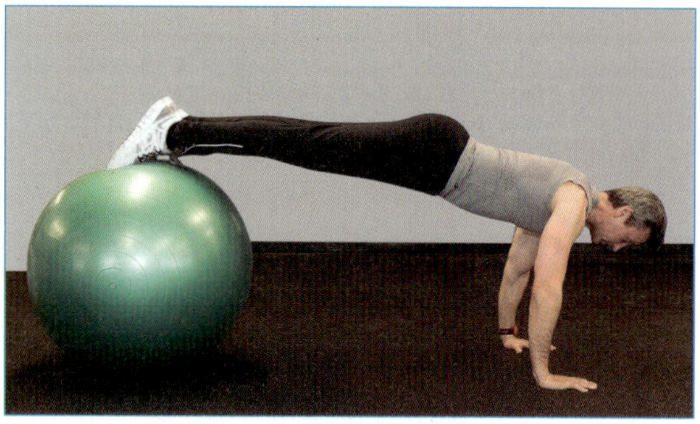

- 중립 정렬을 유지하면서 힙과 무릎을 굽힌다. 꼬리뼈가 위와 뒤를 향하게 유지한다고 상상해야만 하며, 무릎은 가슴을 향하는 것이 아니라 바닥을 향해야만 한다 (위 오른쪽 사진). 할 수 있는 만큼 TPC의 중립 정렬을 잃지 않을 때까지 무릎을 안으로 당긴다.
- 중립 정렬을 유지하면서, 힙을 펴서 출발 자세로 되돌아 간다.
- 힙을 굽히고 펴는 동안 TPC 정렬을 유지한다.

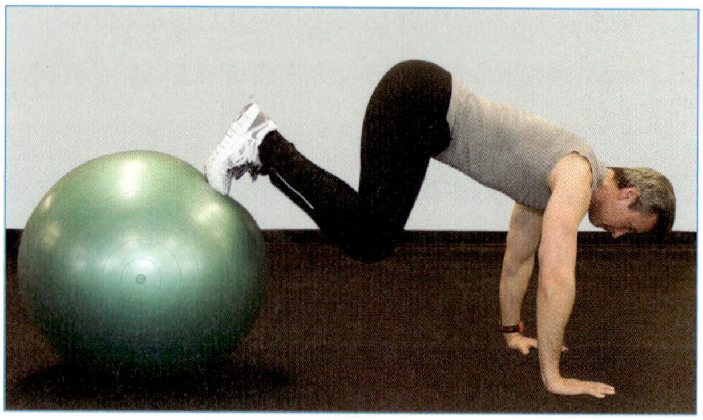

볼-지지 무릎 안으로 당기기 기능장애의 일반적인 징후들 (Common Signs of Dysfunction in the Ball-supported Knee Pull-in)

〈볼-지지 무릎 안으로 당기기〉 동작에서 생길 수 있는 여러 일반적인 보상:

1. *TPC 정렬을 유지하지 못함.* 이 동작을 하면서 중립 TPC 정렬을 잃어 버리는 것이 흔한데, 특히 피로할 때이다. 중단하고 쉬게 한다. 동작 내내 중립 정렬을 유지하지 못할 경우, 정적인 프랭크 동작 및/또는 앞서 서술한 경사진 힙 굽힘 동작으로 되돌아 가라.
2. *골반 뒤쪽 기울임으로 당기기와 허리뼈 굽힘.* 이것은 위의 1번과 연관이 된다. 이 동작의 수준이 너무 높아서, TPC를 안정시키려는 의도에서 뒤쪽으로 기울이고 허리뼈를 굽힌다. 이 경우, 보다 적절한 정렬로 가게 큐를 주고, 그래도 여전히 이 자세를 유지할 수 없을 경우, 중립 정렬을 유지할 수 있는 보다 적절한 동작으로 되돌려 보내라.
3. *어깨뼈 조절 상실.* 어깨뼈 조절을 상실할 경우, 이것은 대상자에게 최상의 동작이 아니다. 보다 적절한 어깨뼈 정렬이 되게 쉽게 큐를 줄 수 없을 경우, 조절을 유지할 수 있는 동작으로 되돌아 가라.

행복한 아기, 풀-오버, 변형 데드 버그, 변형 벽 프랭크/힙 굽힘, 벤치 프랭크/힙 굽힘, 및 볼-지지 무릎 안으로 당기기 동작들에서 허리근 기능의 요약.

몸통, 척추, 및 골반에서 허리근 기능

- 다리나 팔 움직임 동안 TPC 정렬과 삼차원 호흡을 유지하는 것을 돕기 위해서 TLJ, 허리뼈, 및 골반을 안정시킨다.

힙 (엉덩관절)에서 허리근 기능

- 힙 굽힘 동안 넙다리뼈의 뼈머리를 볼기뼈절구 중심에 놓여질 수 있도록 만들어 준다.
- 굽힌 자세에서, 허리근은 다리를 펴는 동안 힙을 조절하기 위해서 원심성으로 기능을 한다.

요약: 코어 안정 동작

1. 코어 안정 동작들 (그리고 수정 동작들) 동안, 허리근은 척추와 골반의 안정장치로서 기능을 해서 TPC는 중립 정렬로 남아 있다. 특히, 허리근은 TPC의 온전함을 유지하는 것을 돕기 위해서 TLJ, 허리뼈, 및 골반을 안정시킨다.
2. 허리근은 축 상에서 허리뼈를 압박 (뻣뻣하게) 하는데, 그것은 힙 굽힘과 폄 동안 척추뼈앞굽음 유지를 돕는다.
3. 허리근은 힙 굽힘과 폄 동안 큰볼기근의 아래쪽 섬유와 협응하여 넙다리뼈의 뼈머리를 볼기뼈절구 중심에 놓여질 수 있도록 만들어 준다. 이것은 힙 (엉덩관절)의 중심화를 유지시켜 주며, 골반을 중립으로 (골반 앞쪽 기울임) 유지하는 능력에 직접적인 기여를 하며 코어 운동 동작들 내내 자세를 유지한다.

코어 운동 동작들 동안 부적절한 허리근 기능의 징후:

- 힙을 굽힐 때 척추뼈앞굽음의 (척추의 굽힘) 상실, 특히 작은 범위에서.
- 넙다리뼈 뼈머리의 뒤쪽 미끄러짐 부족, 힙 굽힘 동안 조기 및/또는 과도한 척추 굽힘과 골반 뒤쪽 돌림을 만든다.
- 코어 운동 동작들 동안 TLJ에서 과도한 폄.
- 힙 폄 동안 (힙-굽힌 자세에서 출발 자세로 되돌아 오는) 넙다리뼈 뼈머리의 과도한 앞쪽 이동.
- 이 동작의 어떤 시점 동안 골반의 불균형 (이마면 동작) 및/또는 돌림 (수평면 동작).

CHAPTER 4

스쿼트와 데드리프트
Squat and Deadlifting

주제

- 생활과 스포츠에서 스쿼트와 데드리프트 동작의 중요성과 이점.
- 척추와 골반 안정뿐만 아니라 스쿼트와 데드리프트 동작 시 엉덩관절의 중심화에서의 허리근의 역할.
- 스쿼트와 데드리프트 동작의 적절한 퍼포먼스와 허리근과 연관된 조절 상실의 일반적인 징후를 찾는 방법.

소개 (Introduction)

(전통적 형태의) 스쿼트와 데드리프트 동작은 생활 속에서 기본적인 동작 두 가지이다. 스쿼트와 데드리프트는 지면 쪽으로 자신의 무게 중심을 낮추게 하며 이 자세로 몸을 유지하게 하거나 지면에서 무거운 물건을 안전하고 효율적으로 들어 올리는 능력을 제공한다. 스쿼트는 척추와 골반에 스트레스를 증가시키지 않고서 지면에서 일하기 위한 가장 안전한 방법 중의 하나이다.

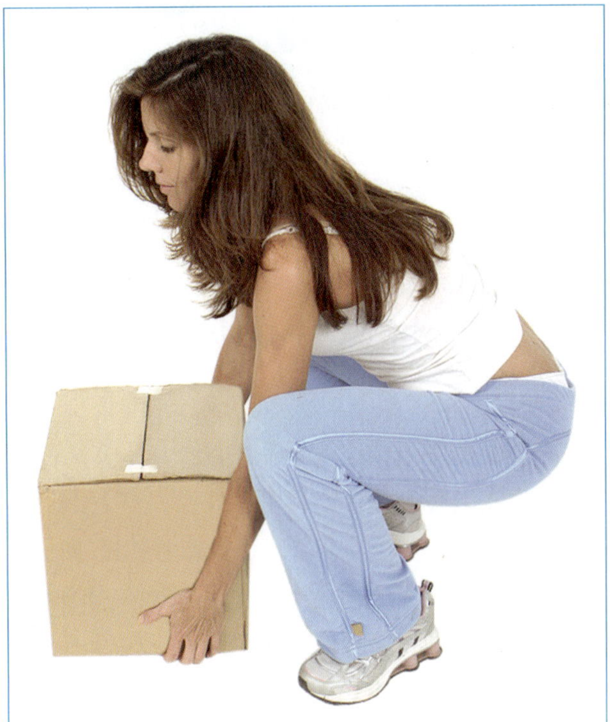

앉은 자세로 오래 있는 것은 근골격과 연부조직 문제를 발생시킬 가능성이 매우 크지만, 앉기와 연관된 많은 문제들은 앉아 있다는 행위 자체 보다는, 적절한 골반과 힙 정렬을 이루지 못하는 것과 더 관련이 있다. 궁둥결절 (좌골: sits bones)의 적절한 지지로 앉아있으며 골반 위에 가슴골반 실린더

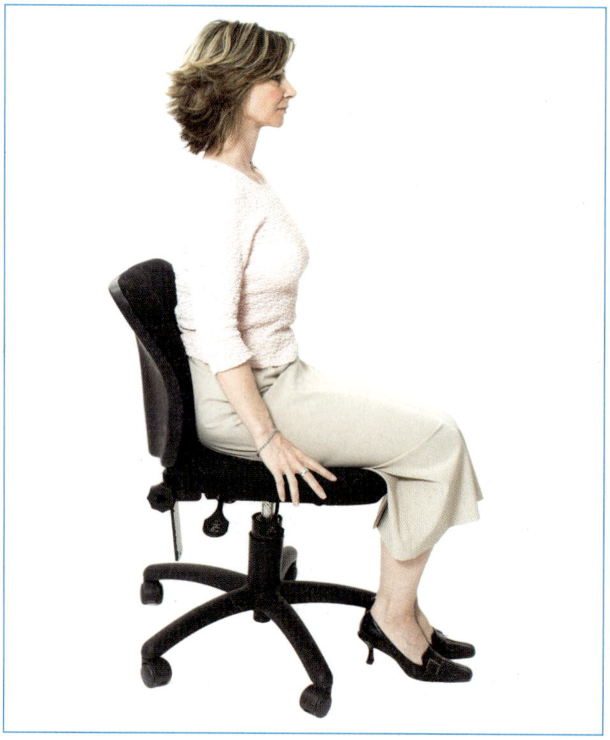

스쿼트하는 능력은 궁둥결절 (좌골) 위에 앉게 하며 골반 위에서 몸통과 척추를 올바르게 정렬하게 해 준다.

(TPC)를 정렬하고 있는 능력은 스쿼트에서 기인한다. 그러므로 앉기는 근본적으로 지지된 스쿼트 자세이다. 이상적인 앉는 자세를 취하는 방법을 더 보려면 부록을 보라.

스쿼트와 데드리프트를 적절하게 할 수 있다는 것은 많은 장점이 있다.

- 스쿼트와 데드리프트는 몸통, 척추, 및 골반뿐만 아니라, 똑바로 선 자세에서 하지의 정렬과 조절을 훈련시킨다.
- 스쿼트와 데드리프트는 바닥에서 무거운 물건을 들어 올리거나 지면에서 일을 하기 위한 위치를 선정하게 하는 가장 효과적인 방법이다.
- 스쿼트 또는 데드리프트 동작 시 엉덩관절에 지속적으로 체중을 부하하는 것은 연부조직을 가동시키며 엉덩관절을 윤활시킨다 (활액의 생산과 분비를 자극한다).
- 스쿼트는 적절한 앉기에 요구되는 힙과 TPC 정렬을 훈련시킨다.
- 스쿼트와 데드리프트를 하는 동안 적절한 정렬은 몸통, 척추 그리고/또는 골반을 제대로 정열하지 못함으로써 허리에 발생하는 과압력을 방지해준다.
- 중량으로 부하를 줄 때–바벨, 덤벨, 케틀벨, 등–스쿼트와 데드리프트 동작들은 코어 (TPC)와 전체 하지 훈련에 매우 좋은 운동이다.
- 빠른 방식으로 시행하거나, 오버헤드 프레스, 춥 (chops) 및 다른 운동 동작들과 병행해서 시행할 때, 스쿼트는 대사 훈련에 매우 좋다.

스쿼트와 데드리프트에서 허리근의 역할 (Psoas' Role in Squatting and Deadlifting)

허리근이 적절한 스쿼트와 데드리프트에 기여하는 3가지 주된 방식이 있다:

1. 허리근은 스쿼트와 데드리프트 동작의 초기부터 중간 단계까지 척추뼈앞굽음 (lumbar lordosis)을 안정시키고 유지하는 것을 돕고, 스쿼트의 중간에서 후기 단계까지 과도한 척추 굽힘 (허리뼈의 평탄화)을 막아준다.
2. 허리근은 스쿼트와 데드리프트 동작의 초기부터 중간 단계까지 중립 골반 위치 (골반 앞쪽 돌림; anterior pelvic rotation)를 유지하는 것을 돕는다; 추가적으로 이것은 척추뼈앞굽음 (lumbar lordosis)과 TPC의 종합적인 정렬 유지를 돕는다.
3. 허리근과 아래쪽 볼기근들은 넙다리뼈의 뼈머리가 볼기뼈 절구 (acetabulum) 중심에 놓여질 수 있도록 만들어 준다. 함께, 이 근육들은 스쿼트 또는 데드리프트 동작들의 초기부터 중간 단계 동안 적절한 힙 굽힘 (힙 힌지; hip hinge)을 보장해주고 중립 골반과 척추 정렬의 유지를 확실하게 해 준다. 스쿼트 동작의 후기 단계에서, 적절한 엉덩관절 중심화는 골반이 과도하게 뒤쪽 돌림하는 것을 막아준다.

스쿼트와 데드리프트 동작 시 호흡 전략 (Breathing Strategy During the Squatting and Deadlifting Patterns)

호흡은 스쿼트와 데드리프트 동작 시 적절한 수행에 매우 중요하다. 이 장에서 논의된 다양한 스쿼트와 데드리프트 동작들에서 사용할 수 있는 3가지 일반적인 호흡 전략이 있다:

1. *스쿼트 또는 데드리프트를 시행할 때*, 목표는 이 동작을 연마하는 것이다. 반복을 시작하기 전에 숨을 들이 마시고, 스쿼트로 내려가면서 숨을 내쉬며, 스쿼트에서 올라가면서 숨을 들이 마신다. 이 호흡 전략은 임상적으로 가로막과 골반저근 사이의 활동이 서로 협력하도록 돕는다. 또한 적절한 힙 동작을 회복하기 위해 엉덩관절 주위의 근막 그립핑 (gripping)이 이완되는 것을 돕는다.
2. *스쿼트와 데드리프트 동작에서 중등도의 외적 부하를 사용할 때*. 일반적으로 호흡에 보조를 맞춰서 반복한다: 스쿼트나 데드리프트 동작으로 내려가면서 숨을 들이 마시고, 올라가면서 숨을 내쉰다. 이것은 저항 훈련 동안 사용되는 전통적인 호흡 동작이다.
3. *스쿼트와 데드리프트 동작에서 최대에 가까운 부하를 사용할 때*. 중량 훈련 동안 호흡의 목적은 몸통, 척추, 및 골반 안정을 유지하기 위해서 복부–내와 가슴–내 압력을 극대화 시키는 것이다. 그러므로, 원심성 (내리는) 단계 동안 호흡을 깊게 들이 마신 다음 그것을 유지하고, 그 다음 구심성 단계 동안 (비교적인 내압을 유지하면서) 천천히 숨을 내쉰다; 일단 그 동작의 끝인 잠금 (lockout) 단계에 도달했을 때만 완전히 숨을 내쉰다.

숨을 들이 마시고 참는 것은 복부–내 압력을 개발하는 것으로 여겨져 왔으며 (Hagins 등. 2004) 중량 들어올리기를 시행하고 있는 잘–훈련된 개인들에게 유익할 것이다. 개인이 호흡하는 방식보다 더 중요한 고려사항은 현재 운동의 강도에 적절한 호흡 전략을 유지하는 것이지 숨을 참고 있는 것이 아니다. 호흡과 운동에 관해서 자세히 알려면 호흡 장 (2장)을 보아라.

스쿼트와 데드리프트 동작들 동안 힙 폄의 개선 (Improving Hip Extension During Squatting and Deadlifting Patterns)

당연히, 모든 하지 동작은 굽힘뿐만 아니라 폄 단계를 갖는다. 이 항목은 이 책에서 논의된 스쿼트와 데드리프트 동작뿐만 아니라, 런지 동작 (5장에서 다룸)의 힙 폄 단계에 관여된 기전을 간략하게 논의할 것인데, 이 동작들의 기전이 매우 비슷하기 때문이다.

하부 교차 증후군 (*lower crossed syndrome*)–과도한 골반 앞쪽 기울임 (anterior pelvic tilt)과 척추뼈 과다 앞굽음 (lumbar hyperlordosis)–의 충격을 완화시키려는 의도에서 많은 재활 및/또는 트레이닝 프로그램이 과도한 힙 폄을 훈련시키고 있다. 스쿼트, 데드리프트, 런지, 및 여러 하지 운동 동작들의 끝에서 큰볼기근을 과활성화시키기 위한 큐들을 주는 것이 재활과 훈련 환경 모두에서 자주 발생한다.

이러한 큐 전략의 유감스러운 결과로 임상적으로 폄증후군 (extension syndrome)으로 불리는 상태가 나타난다. 폄증후군에서 나타나는 과도하게 수축되고 발달된 척추와 힙 폄근은 일반적으로 과도한 등뼈 폄, 골반 뒤쪽 기울임 (posterior pelvic tilt), 및 가만히 서있을 때 힙 폄을 만든다 (Osar 2012, 2015). 그 결과, 허리뼈 굽힘 자세가 만들어지기 쉽고, *대퇴앞쪽활주증후군* (*anterior femoral glide syndrome*)이 발생하는데, 거기서 넙다리뼈 뼈머리는 과도하게 앞쪽으로 이동되며 볼기뼈 절구 (acetabulum) 안에서 지나친 압박을 받는다.

이러한 자세 변화들은 –궁극적으로 움직임의 질에 영향을 주는데, 아래에 있는 기능장애 항목에서 논의될 예정이다 –관절의 중심화에서 허리근과 깊은 큰볼기근 섬유들을 적절하게 사용하기 위한 능력을 방해해서, 일상 생활과 운동 동안 힙 기능에 영향을 준다.

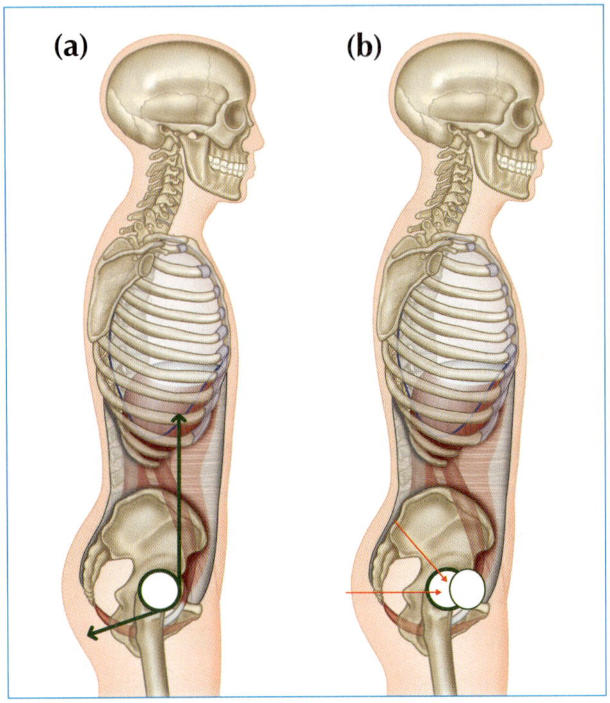

허리근과 큰볼기근 아래쪽 섬유들은 스쿼트와 데드리프트 동작 시 엉덩관절의 중심화, 정렬, 및 넙다리뼈 뼈머리의 조절을 협력적으로 유지하는 작용을 한다. 사진의 화살표는 엉덩관절의 중심화 유지에 있어서 허리근 (위쪽)과 아래 큰볼기근 (뒤쪽) 섬유들을 나타낸다 (a). 큰볼기근의 위쪽 섬유들과 중간볼기근의 뒤쪽 섬유들의 과다 수축으로, 골반은 골반 뒤쪽 돌림 (posterior pelvic rotation)으로 당겨지며 넙다리뼈 뼈머리는 볼기뼈절구 (acetabulum) 안에서 앞쪽으로 몰린다 (b).

큰볼기근과 허리근 기능을 동시에 개선시키기 위한 가장 효과적인 전략 중의 하나는 운동 동작 초기에 적절한 TPC 정렬을 확실히 갖게 하는 것이며, 이 동작의 끝에 그들에게 적절히 큐를 주는 것이다.

스쿼트와 데드리프트 동작 시 허리근과 볼기근 기능 개선

- 처음에 셋업을 올바르게 하고 있는지를 확인한다:
  - 중립 TPC (가슴은 골반 위에 놓여 공중에 떠 있다)와 힙 정렬
  - TPC 위에 정렬된 머리와 목
  - 하지 정렬 (발의 중심, 및 힙, 무릎, 발목–발 복합체가 비교적 직선이다)
- 원심성 (내리는) 단계 동안, 뒤쪽 힙을 이완하고, 앞쪽 힙을 부드럽게 하는데 초점을 두면서, 힙을 뒤로 빼면서 앉는다. 힙을 이완하거나 '힙을 뒤로 빼면서 앉는' 이러한 개념은 부하를 주기 전에 체중으로 익혀져야만 한다.
- 구심성 (올라가는) 단계 동안, 출발 자세로 되돌아가기 위해서 머리 꼭대기를 천장 쪽으로 뻗으라는 큐를 줘라. 엉덩이를 '조여라' 또는 '수축해라', 또는 '골반을 앞쪽으로 밀어라' 라는 큐를 주면 안 된다.

동작 내내 TPC 정렬을 유지했다면, 가장 낮은 자세에서 몸을 들어올리기 위해서 볼기근들을 사용해야만 할 것이며, 이 근육들은 동작 내내 활성인 채로 있을 것이다. 그러므로, 볼기근들을 활성화시키기 위한 큐를 줘서는 안 된다.

스쿼트 (Squat)

뒤 따를 논의는 스쿼트 동작 내내 TPC의 중립 정렬 (골반 위에 놓인 가슴, 척추뼈앞굽음; lumbar lordosis, 및 골반 앞쪽 돌림; anterior pelvic rotation) 유지에 관해서 초점을 둘 것이다. 그러므로 중립 정렬을 유지할 수 있게 해 주는 깊이로만 스쿼트를 할 것이다. 깊거나 끝–범위 스쿼트에 대한 논의는 이 항목의 끝에 포함될 것이다.

임상적 고려 사항: 허리근의 상호 억제

상호 억제라는 개념은 지난 수십 년간 재활과 교정 운동 접근법의 주요한 사안이었다. 끔찍한 골반 앞쪽 기울임(anterior pelvic tilt)과 증가된 척추뼈앞굽음증후군(lumbar lordosis syndrome)에 맞서고, 그것의 주범인, 단축되고, 뭉치고, 과활성된 허리근을 늘이기 위한 의도에서, 많은 헬스와 피트니스 전문가들은 고객이나 환자들에게 힙 폄 동작들의 끝에 볼기근들을 '조이라'는 큐를 줄 것이다.

이 접근법의 근거는 Sherrington의 상호 억제 법칙인데, 한 근육의 수축은 그것의 길항근을 억제시킨 "엉덩이 사이에 백만 불을 끼고 있는 듯 조이세요," 그리고 "골반을 내밀면서 엉덩이를 단단하게 만드세요." 불행하게도, 이러한 접근법은 기능적인 활동이나 운동 동안 볼기 기능을 개선시키는데 종종 실패한다.

허리근은 증가된 척추뼈앞굽음을 만드는 단독범이 될 수 없으며, 해부학적으로 골반 앞쪽 기울임을 만들 수 없기 때문에 (1장의 기능 해부학을 복습해라), 위의 개념인 상호 억제 법칙의 사용에 3가지 문제점이 있다.

1. 볼기근의 수축은 얕은쪽 힙 굽힘근들을 수축하는 것을 억제해서 방해한다고 가정한다. 그러나, 임상적으로 그런 경우는 잘 없으며 오히려 얕은 볼기근과 힙 굽힘근이 둘 다 협력 수축을 과하게 하는 것을 볼 수 있다. 이러한 전략은 궁극적으로 힙에 더 커다란 압박을 만든다.
2. 위의 큐들을 사용하는 운동지도사들은 넙다리뼈 뼈머리가 볼기뼈절구 (acetabulum) 중심에 놓여있다고 확신하지 않는다. 볼기근들은 (또한 깊은 힙 돌림근들을) 과도하게 수축하고 있어서 넙다리뼈 뼈머리를 볼기뼈절구 안에서 앞쪽으로 내몰고 있다. 얕은 큰볼기근의 과도한 활성은 깊은 볼기근 섬유들뿐만 아니라, 허리근의 섬유들의 사용을 억제하는 경향이 있다. 이것은 앞쪽 넙다리뼈 뼈머리 위치와 전체적인 기능장애성 볼기근 활성을 더욱 더 영속시킨다.
3. 볼기근의 과다 수축은 골반 뒤쪽 기울임(posterior pelvic tilt)으로 당기는데, 그것은 허리뼈를 평탄하게 만든다. 이것은 볼기근과 허리근 기능을 더욱 더 억제할 것이며, 나중에 허리뼈와 엉치엉덩관절 둘 다에 스트레스를 증가시킨다.

이러한 결과들은 바람직하지 않으며 허리근 기능에 현저하게 영향을 주어서, 척추, 골반, 및 힙의 적절한 조절에 영향을 준다. 이러한 접근법은 볼기뼈절구충돌(FAI), 엉치엉덩관절 문제, 그리고 허리 디스크 문제들의 원인이 된다.

큰볼기근과 허리근의 적절한 상호-활성을 조장하기 위해서, 대상자에게 힙을 적절하게 사용하는 방법을 교육해야 한다. 볼기근들을 수축하는데 적극적으로 초점을 두게 할 필요가 있다고 느낄 경우, 힙이 중심화되고 골반이 중립 위치에 가 있는지를 확인해야 한다.

볼기근을 과활성시키지 않고서 그것을 적절하게 사용하는 것을 교육하기 위해서, 도움이 되는 큐는 다음이다: "엉덩이를 떨어뜨리지 말고, 이용해라." TPC와 힙을 정렬하고 중립정렬을 조정하는 방법, 그리고 허리근과의 DMS의 사용을 통합하는 방법을 가르쳐라; 자주, 그들의 볼기근 기능은 이것에 맞춰 개선될 것이다.

스쿼트 동작의 셋업 (Setting Up the Squat Pattern)

- 발을 어깨 너비로 벌리고 시작한다. 발의 중심 (foot tripod)에 지지해야만 하는데, 압력의 대부분이 첫째 발허리발가락 관절 (또는 발의 엄지쪽), 다섯째 발허리발가락관절 (또는 발의 새끼쪽), 그리고 발뒤꿈치 밑에 있는 것을 뜻한다. 힙, 무릎, 발목, 및 발은 서로 직선을 이뤄야만 하는데, 한 직선이 엉덩관절에서 시작해서, 무릎 관절의 가운데의 안쪽을 지나 발의 첫째, 둘째 발가락 사이 점으로 간다 (왼쪽 사진).
- 몸통이 골반 위로 놓이게 정렬한다 – 실제적으로 TPC가 놓여있다. 그것은 비교적으로 중립 척추 정렬이며, 가슴우리 하부 입구는 앞이 아니라 발쪽을 향하고 있어야만 한다. 골반은 중립으로 정렬되어 (골반 앞쪽 기울임) 있는데, ASIS가 두덩결합보다 약간 앞에 있다. 이러한 정렬을 이루는 능력은 허리근이 적절히 기능하고 있다는 것을 잘 나타내고 있다.
- 스쿼트 동작의 첫 움직임은 힙 힌지 (hip hinge) 또는 힙의 굽힘이어야만 하는데, 그것은 골반을 뒤쪽으로 이동시키지만, 골반은 앞쪽 돌림 자세로 남아 있다 (아래 오른쪽 사진). 이 움직임은 차례로 무릎 굽힘과 발목 발등굽힘을 이끈다. 몸이 내려가는 동안, TPC가 놓인 채로 자세를 유지하며 이용할 수 있는 힙 굽힘을 다 사용할 때까지 골반을 비교적 중립으로 유지할 수 있어야만 한다. 척추와 골반을 위한 안전한 스쿼트 자세를 확실히 하려면, 중립 척추 정렬을 유지할 수 있는 범위 내에서만 스쿼트를 해야 한다. 전–범위 스쿼트는 골반 뒤쪽 기울임과 약간의 허리뼈 굽힘을 요한다는 것을 주목하는 것이 중요하다; 그러나 초기 목적은 이 자세에서

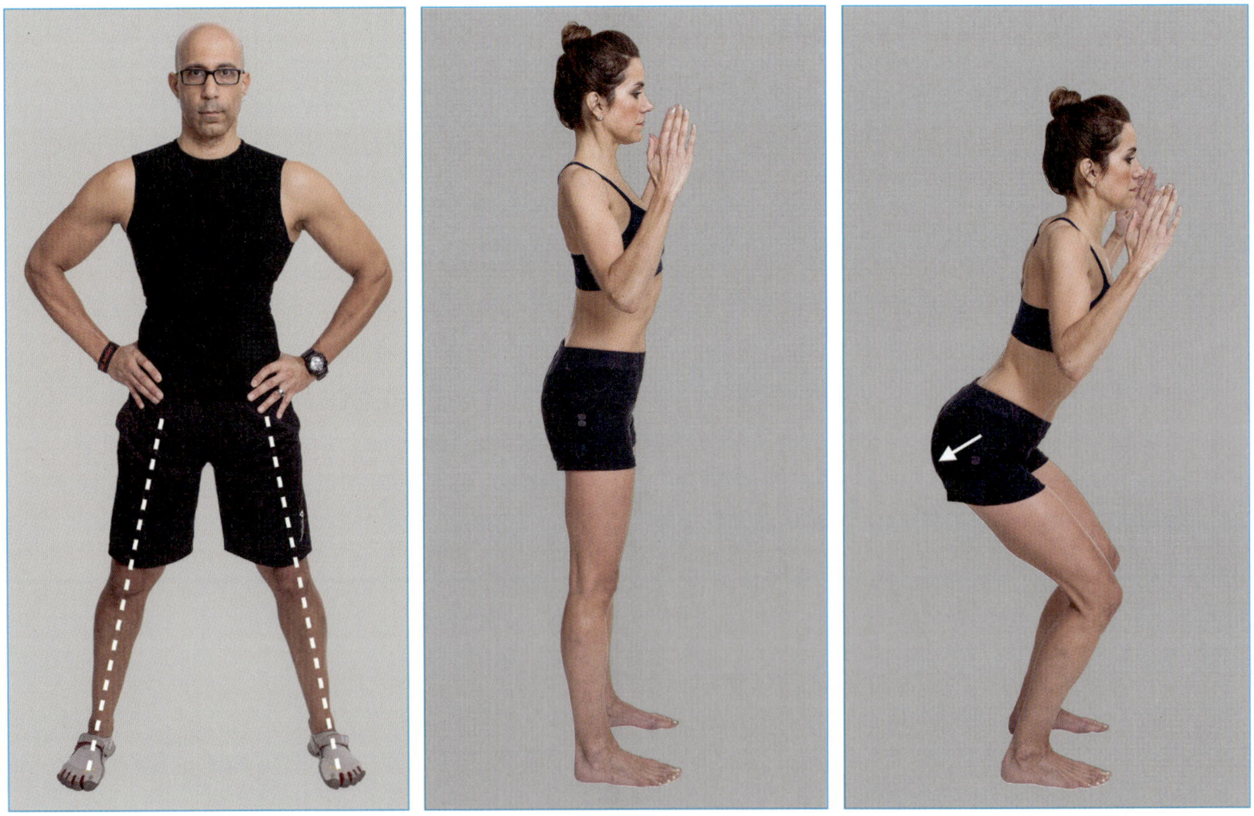

스쿼트 동작–앞 모습 (왼쪽); 옆 모습 (가운데); 스쿼트의 시작 (오른쪽)–개인은 힙을 굽히고 (힌지) 뒤로 앉는다 (화살표).

벗어나서 움직이는 것을 배우기 전에, 먼저 중립 정렬을 조절하며, 중립 정렬로 스쿼트 동작을 마스터하는 것을 가르치는 것이다. 딥 스쿼트나 엔드-레인지 스쿼트에 대한 논의에서 이것을 더 자세히 보아라.

- 정확하게 동일한 TPC 정렬을 하고서 출발 자세로 되돌아 가기 위해서 동작의 낮은 위치에서 벗어나 몸을 들어 올린다. 내려가 있던 자세에서 올라가기 위해서 볼기 복합체 (큰, 중간, 및 작은볼기근)와 햄스트링을 사용해야만 (그러나 과다 수축을 하지 않고서) 한다. 스쿼트 동작의 꼭대기에서 엉덩이를 활성화시키거나 "조여라" 라고 지시하는 것이 일반적인 큐이지만, 이것은 골반을 뒤쪽으로 회전시키거나 넙다리뼈 뼈머리를 볼기뼈절구 안에서 앞쪽으로 밀어내기 쉽다. 허리근과 볼기근을 상호 활성화시키는 동시에, 엉덩관절의 보다 적절한 움직임을 만들기 위해서, 도움이 되는 여러 큐들이 있다:
    - 힙을 "뒤로 빼면서 앉아라" (볼기근의 원심성 신장)라고 지시하며 몸을 낮추는 단계 동안 넙다리뼈 뼈머리를 볼기뼈절구 안에서 올바르게 뒤쪽으로 미끄러지도록 만들기 위해서 "넓혀라," "늘려라" 또는 "가게 해라" 라고 큐를 준다.
    - 몸을 천장 쪽인 위로 들어 올리게 하고 (볼기근의 구심성 단축), 볼기근들이 일을 하게 해주는데, 동작의 끝에서 볼기근을 과활성화시키거나 "조여라" 라는 큐를 주면 안 된다. 골반을 앞쪽으로 이동시키는 것이 아니라 몸을 위로 들어 올리기 위해서, "머리를 천정 쪽으로 들어 올려라" 고 큐를 줘야만 한다. 이러한 볼기근 전략은 허리근의 적절한 길이와 장력을 유지하는 것을 돕는다.

스쿼트 동작에 관한 시연은 www.IIHFE.com/the-psoas-solution을 보라.

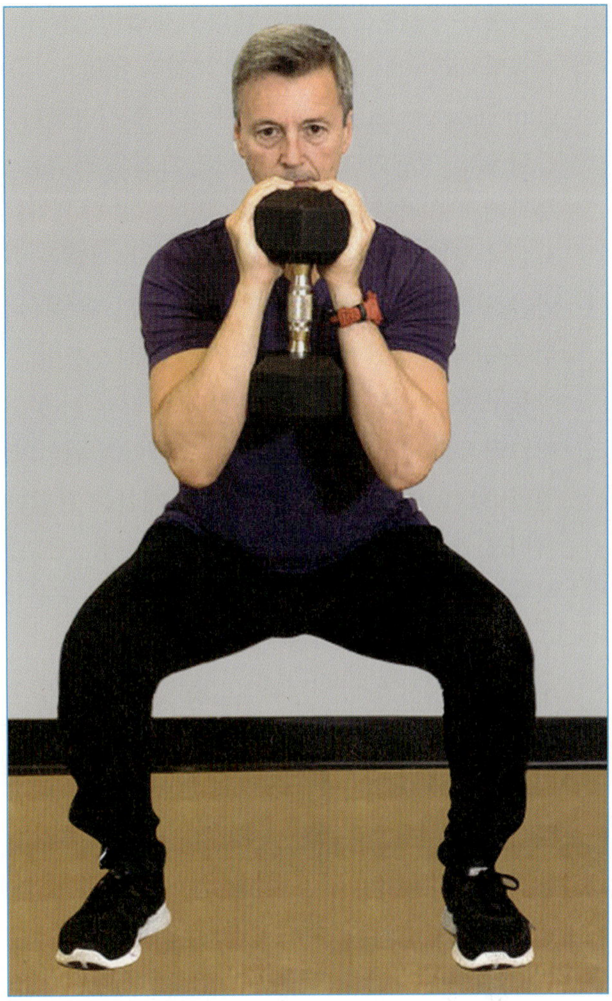

일단 기본적인 스쿼트 동작을 마스터했을 경우, 적당한 부하가 이 동작에 더해질 수 있다. 앞쪽–부하 (또는 고블렛; goblet) 스쿼트가 뒤쪽–부하 (바벨을 사용) 보다 선호되는데, TPC 정렬과 조절을 준수하면서 이 동작으로 체중을 부하하는 것이 가장 쉬운 방법이기 때문이다 (위 사진). 이 동작 시 개인의 정렬, 호흡, 및 조절이 유지되는 부하이어야만 한다.

스쿼트에서 기능장애의 일반적인 징후들 (Common Signs of Dysfunction in the Squat)

스쿼트 동작에서 부적절한 허리근 관여를 나타내는 3가지 일반적인 징후들이 있다:

1. *초기에 부적절한 TPC 정렬.* 대다수가 골반 뒤쪽 기울임 (posterior pelvic tilt)과 허리뼈 굽힘 (lumbar spine hinge) 자세에서 동작을 시작한다. 중립 골반 정렬의 자세를 배우고, 그것을 스쿼트 동작에서 유지하는 법을 배워야만 한다. 대상자는 ASIS와 두덩결합을 촉진한다. ASIS는 두덩결합의 약간 앞에 있어야만 한다. 엉덩관절낭의 뒤쪽이나 뒤쪽 힙 근육들의 (얕은 층 큰볼기근, 햄스트링, 궁둥구멍근) 뻣뻣함은 넙다리뼈 뼈머리의 뒤쪽 미끄러짐을 제한해서 골반의 뒤쪽 돌림의 원인이 될 수 있다. 이 부위들의 어느 곳의 제한은 적절한 허리근 기능을 위태롭게 할 수 있다. 자가 –근막 이완, 도수 이완 치료, 및/또는 구두나 촉각 큐를 주는 것은 개인의 이완을 돕고 적절한 허리근 기능을 유지시켜서, 엉덩관절의 중심화와 보다 이상적인 골반 정렬을 유지할 수 있다.
많은 경우에 대상자에게 가슴이 공중에 매달려 있는 것처럼 뻗으라고 지시해야만 하는데, 그것은 본질적으로 가슴을 골반 위에서 천정쪽으로 뻗어 들어 올리는 것으로, 골반이 보다 중립 정렬로 되돌아가게 해 준다. 부록III에서 가슴우리 (rib cage) 서스펜션 (suspension)에 대한 개념을 복습해라.
2. *골반 뒤쪽 기울임과 허리뼈 굽힘을 너무 일찍 하는 것.* 이상적인 스쿼트 동작 시, 대략 90~120° 의 힙 굽힘을 할 때까지 골반은 뒤쪽으로 돌아가서는 절대 안 된다. 이 범위는 개인의 특정 힙 동작 범위에 의해서 결정될 것이므로 사람마다 다를 것이다. 조기 뒤쪽 기울임과 허리뼈 굽힘은 허리근을 방해하는 경향이 있으며, 뒤쪽 관절낭 제한, 뒤쪽 근막 긴장을 갖고 있거나 적절한 엉덩관절 중심화를 하기에 충분하도록 힙 근육들을 이완시키지 못한다는 것을 나타낸다. 자가–근막 이완, 도수 이완 치료, 및 구두나 촉각 큐를 주는 것은 개인이 잡고 있는 부위를 이완시키는 것을 돕고, 엉덩관절의 중심화를 유지하는 것을 돕는데 효과적일 수 있다.
"힙을 뒤로 빼면서 앉으세요," "뒤쪽 힙을 이완시키세요," "궁둥뼈 사이가 넓어진다고 생각하세요," 및 "볼이 소켓 안에서 뒤로 간다고 생각하세요" 같은 구두 큐들이 보다 이상적인 뒤쪽 넙다리뼈 뼈머리 미끄러짐을 조장할 수 있다. 허리근 그리고 깊은층 근막 시스템 (DMS)의 여러 근육들이 힙 주위의 근육들의 재균형에 그리고 과도한 톤 수준 또는 그립핑 (gripping)을 줄이는데 추가적으로 효과적일 수 있다.
스쿼트 동작이 처음인 사람들이나 뒤쪽 엉덩관절 복합체를 수 년간 과활성화시켜온 사람들 경우에, 뒤쪽 엉덩관절 복합체를 실제로 이완시킬 때 뒤쪽으로 넘어질 것 같다는 느낌이 있을 수 있다. 지지 스쿼트 동작 (102p.)이 그 동작을 연마시키고, 정렬에 집중하는 능력을 주며 뒤쪽으로 넘어진다는 두려움을 없애게 해 준다.
3 *등허리연접부 (TLJ)에서 과다한 폄.* 많은 사람들이 허리뼈를 굽히고 골반 뒤쪽 돌림 자세를 하고 서 있다. 그들은 종종 이것을 보상하기 위해서 TLJ에서 과다 폄을 만든다; TLJ는 아래 등이 위 허리뼈와 만나는 곳이다. 또한 이 문제는 스쿼트 동작에서 몸통을 너무 많이 앞쪽으로 기울일 때, 이것을 보상하기 위해서 TLJ에서 펴기 때문에 자주 발생한다. TLJ에서 과다 폄은 특히 문제가 되는데, 그것이 허리근과 배벽을 과도하게 스트레칭시키고 억제하기 때문이며, 그것은 TPC 조절과 정렬에 해가 되며 그 결과 척추 안정에도 문제가 된다.
TPC 정렬을 개선하기 위해서, 대상자에게 몸통을 낮춰서 그것이 골반 맨 위에 놓이게 하라고 큐를 주어라. 보다 이상적인 TPC 정렬로 가게 만드는 운동학적인 큐를 주는 간단한 방법은 손을 3부위 중 어느 하나에 놓으라고 시키는 것이다:
i. 한 손의 중지를 배꼽에 엄지를 칼돌기에 댄다.

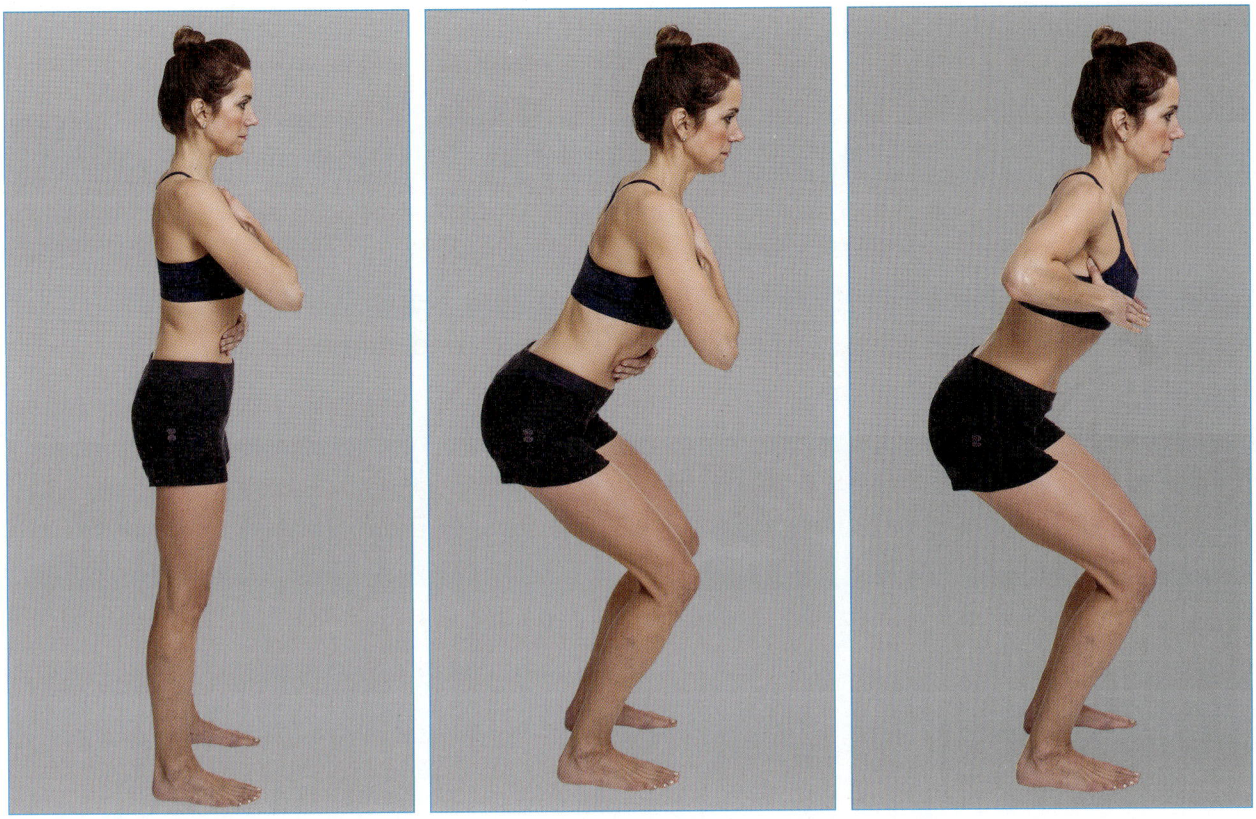

TPC 정렬 모니터—손을 가슴과 복부에 댄다 (왼쪽과 가운데 사진); 서스펜션을 증진하기 위해서 손을 상부 가슴우리에 댄다 (오른쪽 사진).

ii. 한 손은 가슴에 다른 손은 아랫배에 (위 사진).
iii. 중지들을 ASIS에, 그리고 엄지들을 아래 가슴우리에 (손가락이 충분히 길 경우).

목적은 손이나 손가락 사이의 거리를 동작 내내 유지하는 것이다; 만약 손이나 손가락이 동작 시 분리될 경우, 그들은 TLJ에서 과다 폄을 하고 있기 쉽다.

또한 몸통을 서스펜션 시키라는 큐는 스쿼트 동작에서 TPC 정렬과 삼차원 호흡을 유지하기 위해서 상당히 효과적인 전략이다. 개인은 손을 가슴우리의 양 옆에 놓는다 (위 오른쪽 사진); 손은 갈비뼈들을 척추 쪽인 뒤로 부드럽게 싸고서, 스쿼트 동작 내내 가슴우리의 뒤를 천장 쪽으로 매달려 떠있는 (suspended)것처럼 유지한다고 상상해라.

임상적 고려사항

뒤쪽 엉덩관절 복합체의 과도 활성, 그리고 이 결과로의 골반 뒤쪽 기울임과 허리뼈 굽힘은 허리근 억제를 만들고 영속화 시킬 것이다. 대상자가 이 자세에서 벗어나 움직이기 전에 허리근 활성화를 가르치고 환자가 골반의 중립 정렬 (약간의 앞쪽 기울임)을 조절할 수 있게 하는 것이 중요하다. 허리나 힙에 만성적인 자극을 겪고 있으면, 스쿼트 자세에서 척추, 골반, 및/또는 힙 정렬을 적절하게 조절할 수 없는 더 깊은 범위에서 움직이는 것보다, 더 짧은 범위를 계속 움직이게 하는 것이 가장 유용하다.

지지 스쿼트 (Supported Squat)

이것이 테크닉적으로 퇴보라고 여겨질 수도 있겠지만, 〈지지 스쿼트〉는 허리근과 볼기근의 이상적 사용을 조장하기 위해 힙을 통해 힙의 근막 긴장을 풀어주면서 TPC 정렬을 유지하는 방법을 교육하기 위한 이상적인 동작이다. 이것은 개인에게 뒤쪽으로 넘어지는 두려움 없이 힙을 뒤로 빼면서 이완시키는 테크닉에 집중하게 해 준다.

허리, 힙, 및 하지 기능장애를 임상적으로 보이는 거의 모든 대상자들은 교정 운동 전략의 일부로 〈지지 스쿼트〉를 실행할 것이다. 일반적인 훈련을 하는 대상자의 경우, 〈지지 스쿼트〉는 보통 기능적 웜업의 일부로서 프로그램을 한다.

개인은 머신, 열린 문의 손잡이, 또는 매달린 끈을 잡거나, 지지를 위한 벽에 손을 놓을 수 있다 (아래 사진들). 앞에서 말한 스쿼트에서의 역학이나 큐들이 〈지지 스쿼트〉에 포함되지만, 운동 시 호흡하는 방식에 차이가 있을 것이다. 볼기근들과 뒤쪽 엉덩관절 복합체의 원심성 이완을 용이하게 하기 위해서, 올라가면서 숨을 들이 마시고, 내려가면서 숨을 내쉬며 힙을 완전히 이완시킨다.

지지 스쿼트 동작의 시연은 www.IIHFE.com/the-psoas-solution을 보라.

딥, 끝-범위 스쿼트 (Deep, or End-range, Squat)

스쿼트에 관한 토론에서, 예외 없이 생기는 의문은 얼마나 깊게 스쿼트를 하는 가이다. 딥, 또는 끝-범위 스쿼트의 (뒤쪽 힙이 하지의 뒤와 만나는 곳까지 스쿼트 하는 것) 지지자들은, 그들의 의견을 뒷받침 하려고, 아기, 선사시대 사람, 그리고 전생에 걸쳐 〈딥 스쿼트〉를 하고 있는 사람들의 (아시아, 아프리카 및 인도) 예를 들 것이다.

〈딥 스쿼트〉 동안 적절한 생체역학은 골반이 비교적 뒤쪽 돌림으로 가고 (중립 또는 골반 앞쪽 기울임 위치에 비해서), 허리뼈가 굽힘으로 움직이는 (다시 중립 척추뼈앞굽음에 비해서) 것을 요구한다. 개인이 적절한 허리근 기능을 갖고 있을 경우, 얕은층과

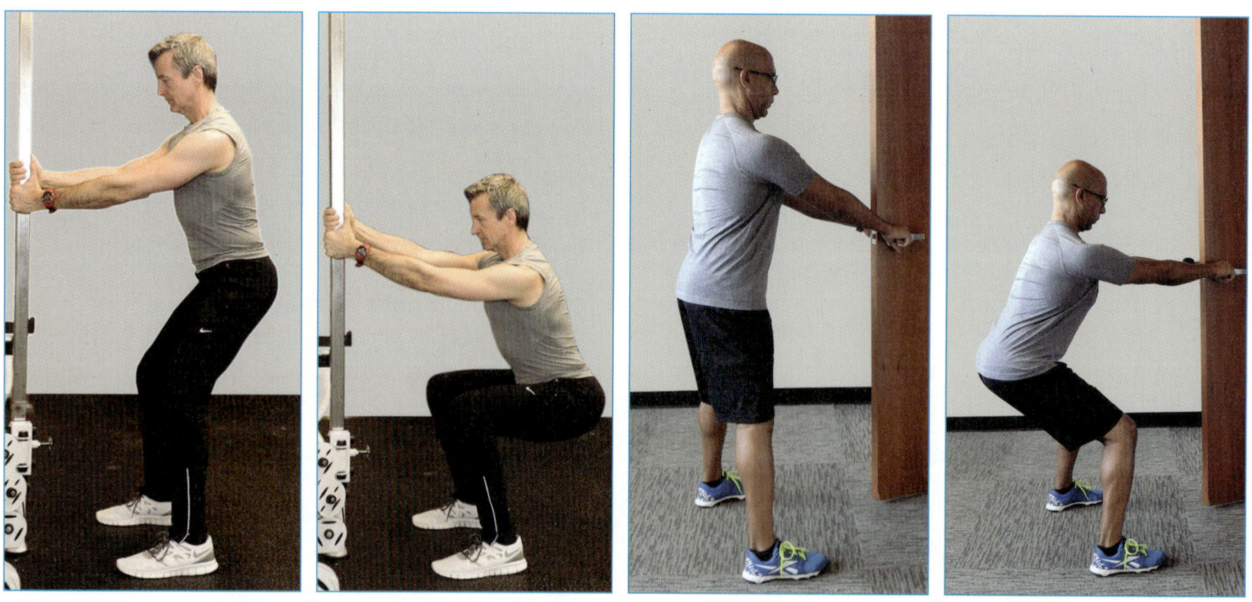

지지 스쿼트—머신 (왼쪽 사진들)과 출입구 (오른쪽 사진들). 개인은 지지를 위해서 가볍게 잡고 동작 시 TPC 정렬을 유지하고 있으면서 긴장을 풀고 힙을 뒤로 빼면서 앉을 수 있다.

임상적 고려사항: 힙 제한에 관한 노트

자격이 있는 건강 관리자는 힙 동작 범위 손실이 근막 제한 때문인지 아니면 관절낭 제한인지를 구분할 수 있다. 근막 제한은 종종 힙 복합체 주위의 그립핑 (gripping; 과도한 수축)의 결과로 생긴다. 어떤 근육이라도 과도하게 수축될 수 있지만, 임상적으로 가장 흔히 치료되는 근육들은 다음과 같다; 얕은 층 큰볼기근, 중간볼기근의 뒤쪽 섬유들, 넙다리곧은근, 및 넙다리근막긴장근.

외상이나 수술에 뒤이어 제한이 생길 수도 있지만, 관절낭 제한은 위에서 주목한 대로 수 년간의 근막 제한 및/또는 그립핑 (gripping)에서 생길 수 있다.

여러 이완 전략들이 -도수치료, 자가-근막 이완, 큐, 및 정서적 이완™-근막 톤의 회복을 돕고 그래서 낭 가동성을 돕는다.

일단 제한이 풀어졌을 경우, 새로운 동작 범위를 사용하면서, 허리근 그리고 연관된 힙 근육들의 활성화를 돕는 움직임 동작에서 개인을 재훈련 시키는 것이 중요하며, 그래서 새로운 신경운동 동작이 만들어질 수 있다. 지지 스쿼트는 힙을 새로운 동작 범위에서 연마시키면서 허리근을 (그리고 DMS의 나머지) 활성화시키는 매우 훌륭한 동작이다.

깊은층 근막 시스템 사이에 균형을 잡고 있어서, 관절 자세를 조절하고 있을 때, 일반적으로 〈딥 스쿼트〉를 시행하는데 문제가 없다. 사실상, 〈딥 스쿼트〉는 척추와 힙을 스트레칭 시키고 가동시키기 위한 훌륭한 방법이 된다.

지금까지 〈딥 스쿼트〉를 하는 동안 허리근의 역할에 관한 증거가 불충분하다. 이 책에서 제시된 잠정적으로 설정한 이론에 근거를 두고서, 〈딥 스쿼트〉를 하는 동안 허리근의 가능성 있는 기능은 다음과 같다:

- 이 동작에서 내려가는 범위 동안 척추 굽힘의 양을 조절;
- 이 동작 시 엉덩관절의 중심화의 유지;
- 척추, 골반, 및 엉치엉덩관절, 및 힙의 분절적 동작을 조절하기 위해서 DMS에 있는 여러 근육들과 함께 작용을 한다.

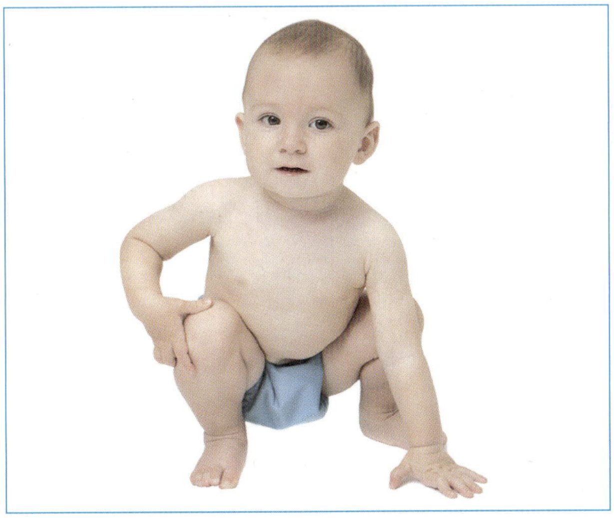

딥 스쿼트—적절한 연부조직을 갖고 있는 적절한 정렬과 조절은 아기가 안전하게 딥 스쿼트를 할 수 있게 해 준다.

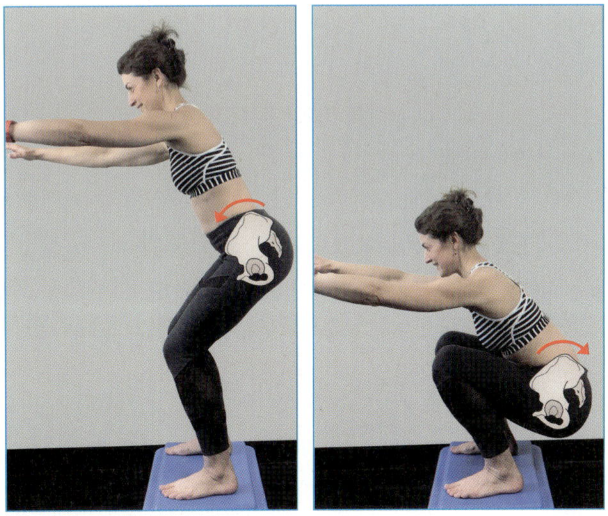

딥 스쿼트—초기와 중기 동안, 허리뼈는 중립으로 (척추뼈앞굽음) 있으면서 (왼쪽 사진) 골반은 앞쪽으로 움직여야만 한다. 말기 범위 동안, 골반은 점차적으로 뒤로 회전하며 허리뼈는 굽혀질 것이다 (오른쪽 사진).

이론적으로 모든 사람들이 〈딥 스쿼트〉를 할 수 있어야만 하지만, 현대 사회에서 이들의 안전을 방해하는 많은 요인들이 있다. 이것의 이유들은 다음과 같다 (그러나 이것에 국한되지는 않는다):

- 과도한 근막 톤 또는 뒤쪽 힙 근육들의 그립핑 (gripping) 및/또는 퇴행성 관절 변화에 이은 엉덩관절 제한
- 골반, 무릎, 및/또는 발목과 발의 관절 퇴행.
- 발목 및/또는 발 가동성의 상실
- 부적절한 호흡 전략과 가슴을 골반 위에서 조절하고 자리잡게 하는 능력 감소.
- 힙, 등, 및/또는 복부 부위의 과도한 근막톤 또는 그립핑
- 골반저의 부적절한 조절과 과도한 그립핑 (gripping) (증가된 톤)
- 어릴 때부터 시작된 오랜 시간 의자에 앉기
- 앉아있는 생활습관

〈딥 스쿼트〉를 하라고 많이 권유받지만 정작 필요한 동작 범위 (ROM) 또는 이 자세에서 관절을 안전하게 체중을 부하하는 조절을 갖고 있지 않다. 각자 필요한 ROM 그리고 TPC와 하지를 조절하는 능력을 갖고 있지 않을 경우, 〈딥 스쿼트〉는 이 동작 시 보상을 만드는 길로 가야만 한다.

일반적인 보상:

- 과도한 골반 뒤쪽 돌림과 허리뼈 굽힘
- 중간부터 아래 등뼈에서 과도한 굽힘
- 뒤쪽 엉치엉덩관절 인대들의 과다 스트레칭
- 과도한 무릎 벌림과 발 엎침 (또는 뒤침), 및 안쪽 무릎과 발에 있는 연부조직의 과다 스트레칭
- 과다한 힙의 바깥쪽 돌림

일반 대중에게 하나의 운동으로서의 반복적인 〈딥 스쿼트〉는 – 특히 외적 부하를 주고서– 금기사항이다. TPC와 하지가 중립으로 정렬되고 조절되어 있는 위치까지 하는 스쿼트는 이득을 얻기 위한 훨씬 안전하고 보다 효과적인 방법으로, 더 깊은 스쿼트 동작과 연관된 위험을 야기하지 않는다. 그러나, 개인이 적절한 역학적 기전 (TPC와 힙 복합체의 정렬, 호흡, 및 조절)을 갖고 있고 이 동작 내내 이것들을 유지할 수 있다면, 〈딥 스쿼트〉를 프로그램에 안전하게 추가할 수 있다.

스플릿 스쿼트 (Split Squat)

〈스플릿 스쿼트〉는 런지를 위한 전제 조건인데, 런지의 끝에서 정렬과 역학적 기전이 본질적으로 〈스플릿 스쿼트〉의 그것과 동일하기 때문이다. 개인은 포워드 런지로 진행하기 전에 〈스플릿 스쿼트〉를 하면서 정렬과 조절을 유지해야만 한다.

일반적으로 스쿼트 동작을 힘들어할 경우 〈스플릿 스쿼트〉가 하나의 진행으로 간주되는 한편, 그것은 실제로 TPC를 정렬하고 조절하며 힙을 사용하는 방법을 가르치기 위해서 선호되는데, 그들이 한 번에 한 쪽 (앞쪽 다리)에 집중하기 때문이다.

스플릿 스쿼트 동작의 셋업 (Setting Up the Split Squat Pattern)

- 개인은 다리를 처음에 힙–너비로 옆으로 벌리고 난 다음, 앞 뒤로 약 3~4피트를 벌린다. 앞에 있는 발의 중심 (foot tripod) 양상으로 지지돼야만 하는데, 압력의 대부분이 첫 번째 관절 (엄지쪽), 다섯 번째 관절 (새끼쪽), 그리고 뒤꿈치 밑에 있다는 뜻이다. 힙, 무릎, 및 발은 서로 정렬되어 엉덩관절에서 시작해서, 무릎 관절의 가운데 안쪽을 지나, 발의 첫째와 둘째 발가락 사이를 지나가야만 한다. 뒤쪽에 있는 발은 발허리발가락관절로 지지돼야만 하는데, 뒤꿈치를 약간 든다.
  이 다리의 힙, 무릎, 발목, 및 발 역시 정렬되어

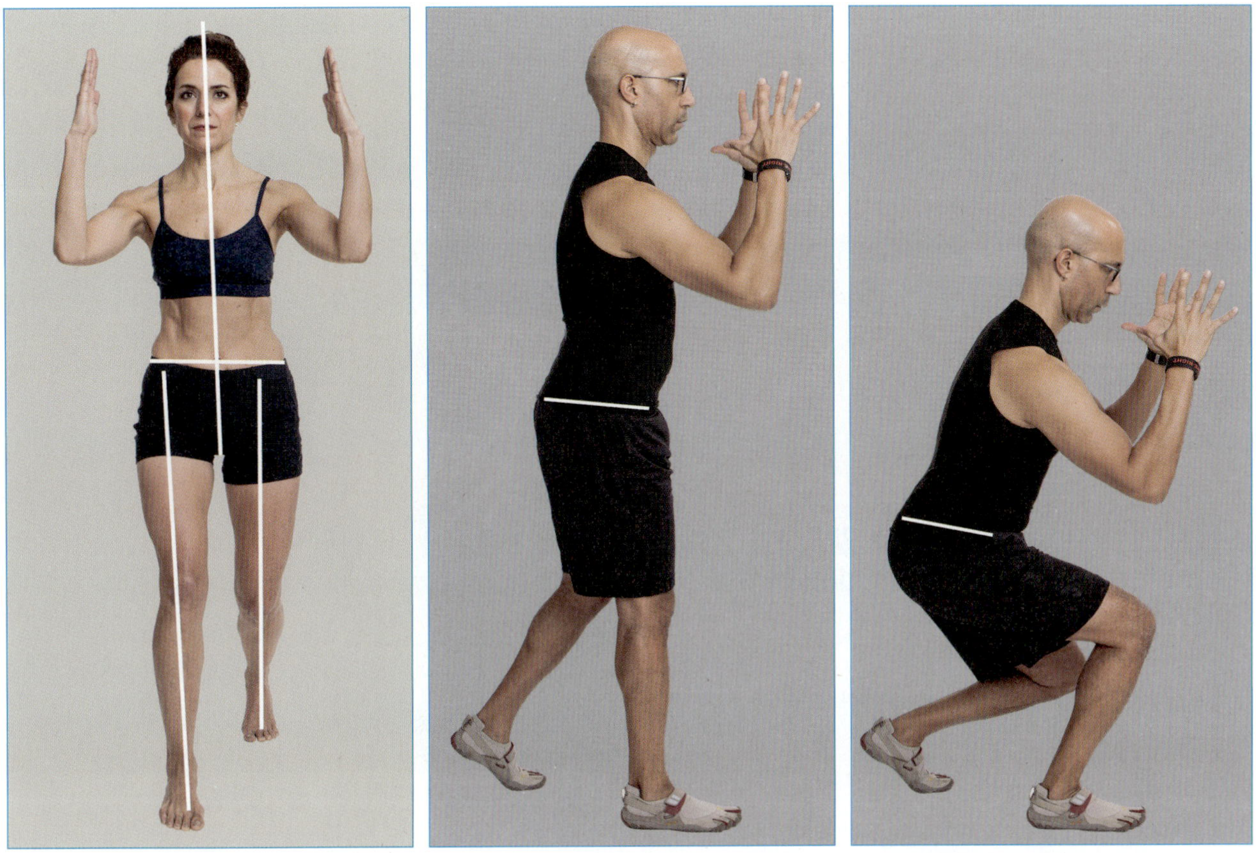

스플릿 스쿼트–하지와 TPC의 정렬 (왼쪽); 골반은 동작의 시작 (가운데)과 끝 (오른쪽) 자세에서 중립으로 있어야만 한다.

있어야만 한다. 앞쪽 발에 초점을 두는 것이 일차적인 목적이기 때문에, 체중의 대략 60~80%가 앞 다리에 있을 것이며, 나머지 20~40%를 뒤쪽 다리에 둔다. 뒤쪽 다리가 지지다리보다 더 고려되어야 한다.

- 몸통이 골반 위로 가게 정렬한다 – 본질적으로 몸통은 TPC를 쌓고 있다. 몸통은 비교적 중립인 척추 정렬로 있어야만 하며, 가슴우리의 아래 입구는 앞쪽이 아니라 발쪽을 보아야만 한다. 동작 내내, 골반은 골반 앞쪽 기울임으로 남아 있어야만 하는데, ASIS들이 두덩결합 보다 약간 앞에 있다.
- 〈스플릿 스쿼트〉 동작의 첫 움직임은 힙 힌지 (hip hinge) 또는 힙의 굽힘이어야만 하는데, 그것은 골반을 뒤쪽으로 움직이는 것이다. 이 움직임은 차례로 무릎 굽힘과 발목 발등굽힘을 만들 것이다. 개인이 몸을 낮춤에 따라, 그들은 TPC가 놓여있고, 이용 가능한 힙 굽힘을 사용할 때까지 골반이 비교적 중립으로 유지할 수 있어야만 한다. 척추에 과부하 되는 것을 줄이기 위해서, 중립 골반과 척추 정렬을 유지할 수 있는 범위 내에서만 스쿼트를 하라고 지시한다. 위의 스쿼트 동작에서, 초기 목적은 중립 정렬을 조절하고 이 자세를 마스터 하기 위해서 더 큰 범위로 옮겨 가기 전에 작은 동작 범위에서 대상자를 가르치는 것이다.
- 정확하게 동일한 TPC 정렬로 동작의 시작 자세로 되돌아 간다.

〈스쿼트〉 동작에서와 마찬가지로, 힙을 뒤로 빼면서 앉으며 (볼기근의 원심성 신장), 머리를 천장 쪽으로 들어올리고 (볼기근의 구심성 단축), 동작의 끝에서 그들을 과활성화시키라고 권장하지 말고,

오직 볼기근들만이 작용 하게 허용해라. 〈스플릿 스쿼트〉의 끝에서 볼기근 수축에 대한 과도한 초점은 골반을 뒤쪽으로 회전시키며 볼기뼈절구 안에서 넙다리뼈 뼈머리를 앞쪽으로 내몬다. 필요에 따라, 평행 스쿼트 동작에서 이전에 시연한 대로 지지를 위해서 머신, 문 손잡이, 및/또는 매단 끈을 사용할 수 있다.

스플릿 스쿼트 동작의 시연은 www.IIHFE.com/the-psoas-solution을 보아라.

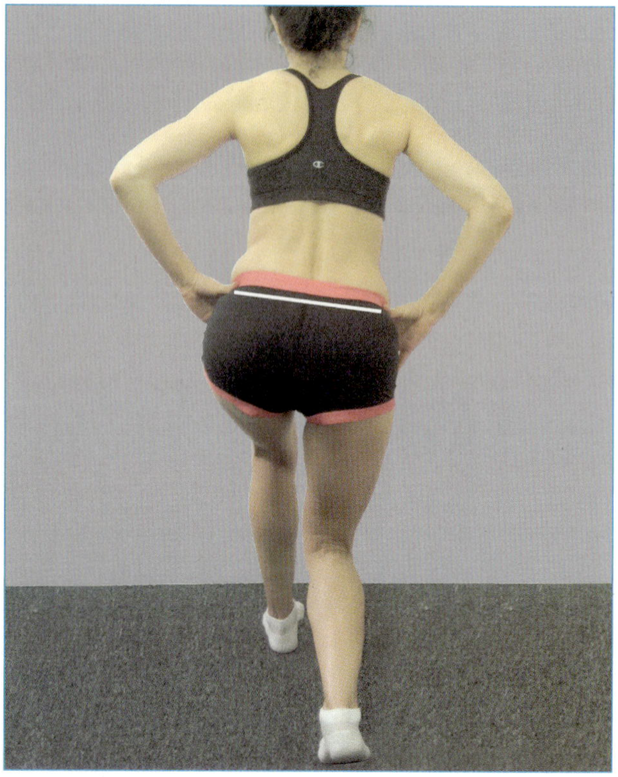

스플릿 스쿼트 동안 개인이 힙을 뒤로 빼서 앉지 못할 때 골반 가쪽 기울임이 흔히 생긴다.

스플릿 스쿼트에서 기능장애의 일반적인 징후들 (Common Signs of Dysfunction in the Split Squat)

〈스쿼트〉 동작에서와 같이, 부적절한 조절의 일반적인 징후들:

- 골반 뒤쪽 기울임 및/또는 허리뼈 굽힘으로 시작하거나 빨리 움직임;
- TPC 정렬 또는 수평 골반을 유지하지 못함;
- 하지 정렬 상실.

〈스플릿 스쿼트〉 동작을 개선하기 위한 전략과 큐들은 〈스쿼트〉 동작에서의 그것과 정확히 동일하다.

〈스플릿 스쿼트〉 동안 또 하나의 자주 발생하는 문제는 동작 중 몸을 낮추는 단계 동안 골반의 이마면 및/또는 수평면의 움직임이다. 〈스플릿 스쿼트〉에서 내려가는 동안, 골반은 다음을 만들 수 있다:

- 이마면에서 가쪽으로 기울어진다 –골반이 한쪽이 더 높게 다른 쪽이 더 낮게 된다;
- 수평면에서 회전한다 –볼기뼈는 (골반의 한 쪽 반) 한 쪽에서 앞쪽으로 기울어지며 다른 쪽에서 뒤쪽으로 기울어진다;
- 가쪽 기울임과 돌림 모두–가쪽 기울임과 돌림의 조합이 있을 것이다.

이러한 골반 변위들은 근막 긴장 또는 힙의 관절낭 제한에서 자주 발생한다. 앞에서 말한 대로, 도수나 장치를 사용한 근막 이완은 근막 제한을 푸는 것을 도울 수 있으며, 관절 가동술은 관절낭 제한 개선을 도울 수 있다. 그 다음 힙 굽힘과 골반 수평을 동시에 개선하기 위해서 개인에게 앞에서 추천한 큐를 주어라; "뒤쪽 힙의 긴장을 푸세요," "힙 주위의 힘을 빼세요," "힙을 뒤로 빼면서 앉으세요," "공이 (넙다리뼈 뼈머리) 소켓 (절구) 속으로 뒤로 가라앉는다고 상상하세요."

지지 스플릿 스쿼트 (Supported Split Squat)

〈지지 스쿼트〉와 비슷하게, 〈지지 스플릿 스쿼트〉는 전통적인 동작에 요구되는 역학적 기전을 연마하는 것을 도울 수 있다. 머신, 문 손잡이, 또는 매단 끈을 잡을 수 있고, 그냥 지지를 위해서 손을 벽에 댈 수 있다. 위에서의 모든 역학적 기전과 큐들이 그 동작에 포함될 수 있다.

뒤쪽 다리 올린 스플릿 스쿼트 (Split Squat with Elevated Rear Leg)

대상자가 〈스플릿 스쿼트〉 동작을 마스터하고 그것을 실행할 수 있을 경우, 다음 단계는 뒤쪽 다리를 올리는 것이다. 대부분 뒤쪽 다리를 올릴 때 부하가 더 커지므로, 이 동작은 하지뿐만 아니라, 몸통과 척추에 부하를 주기 위해서 바벨로 부하를 준 백스쿼트를 시행하는 것 보다 일반적으로 안전하고 아주 좋은 대안이다. 〈지지 스플릿 스쿼트〉에서의 모든 역학적 기전이 동작에 포함될 것이다.

뒤쪽 다린 올린 스플릿 스쿼트 셋업 (Setting Up the Split Squat with Elevated Rear Leg Pattern)

- 개인은 발을 모으고 몸통을 골반 위에 정렬시키고 시작한다 – 근본적으로 TPC는 골반 위에 놓여 있다. 그들은 비교적으로 중립 척추 정렬로 있어야만 하며, 가슴우리의 아래 입구는 앞이 아니라 발을 보아야만 한다. 골반은 골반 앞쪽 기울임으로 있고, ASIS들이 두덩결합의 약간 앞에 있어야만 한다.
- 다음, 먼저 운동하려는 쪽에서, 그 발의 중심 (foot tripod) 방식의 지지돼야만 한다 –압력의 대부분은 첫 번째 관절 (엄지발가락쪽), 다섯 번째 관절 (새끼발가락쪽) 및 뒤꿈치 밑에 있을 것이다. 힙, 무릎, 발목, 및 발은 서로가 정렬되어 엉덩관절에서, 무릎관절의 가운데 안쪽을 지나서, 발의 첫째와 둘째 발가락 사이의 한 점을 지나가는 직선이 된다 (오른쪽 사진).
  그 다음 뒤쪽 발을 들어 올려 계단, 또는 벤치 또는 바 위에 걸친다. 이 다리의 힙, 무릎, 발목, 및 발 또한 서로 정렬되어 있어야만 한다.

〈스플릿 스쿼트〉와 비슷하게, 앞쪽 다리를 운동시키는 것이 일차적인 목표이다: 처음에, 대략 체중의 60~80%가 그 다리에 있으며, 나머지 20~40% 가 뒤쪽 다리에 있을 것이다. 결국, 오직 최소한의 체중만이 뒤쪽 다리로 지지를 받아야만 해서, 궁극적인 목표는 앞쪽 다리에 체중의 90~95%를 유지하게 하는 것이다.

- 이 동작에서 첫 움직임은 〈스플릿 스쿼트〉에서와 정확히 동일하다 – 힙 힌지 (hip hinge), 또는 힙 굽힘. 이 움직임은 차례로 무릎 굽힘과 발목 발등굽힘을 만드는데 그것이 골반을 뒤오 움직이게 한다. 몸이 내려가는 동안, 이용 가능한 힙 굽힘을 끝까지할 때까지, 놓인 TPC를 유지하며 골반을 비교적 중립으로 유지할 수 있어야만 한다. 하지는 동작 내내 정렬되어 남아있어야만 한다; 힙, 무릎, 발목 및 발. 앞에서 처럼, 그들은

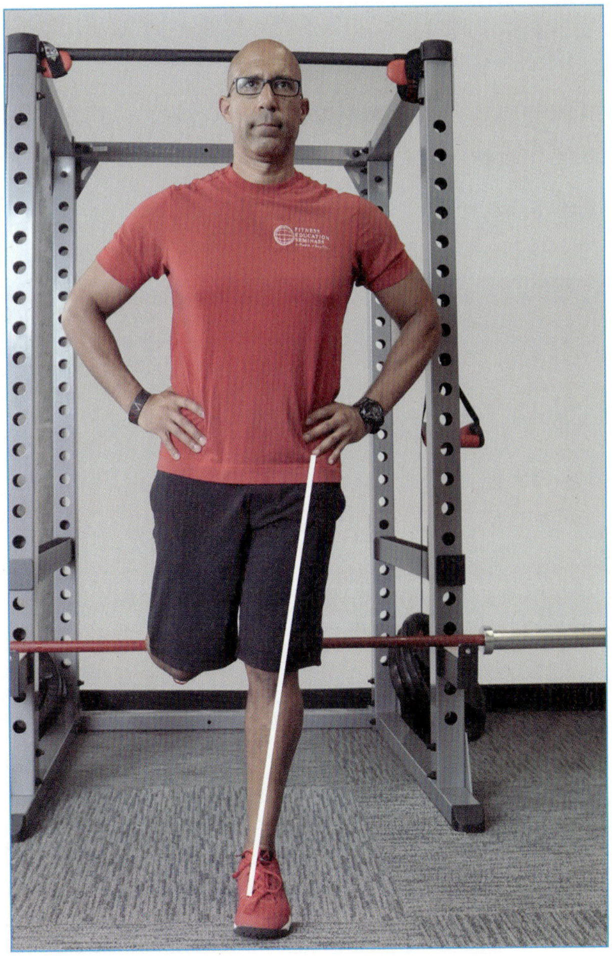

중립 골반 정열을 유지하고 그에 따라 중립 척추 정열을 유지할 수 있을 때까지만 몸을 내려야 한다. 이것은 힙 굽힘의 동작 범위와 조절의 결손을 집어내 주는 매우 좋은 동작이다; 골반, 및/또는 하지는 범위 및/또는 조절이 제한된 쪽이 중립에서 벗어날 것이다.

- 정확히 동일한 TPC 정렬로 동작의 처음으로 되돌아 간다. 스쿼트와 스플릿 스쿼트 동작들에서처럼, 힙을 뒤로 빼면서 앉고 (볼기근을 원심성으로 늘리고), 머리를 천장을 향해서 위로 들어올리고 (볼기근을 구심성으로 단축시키고), 동작의 끝에서 볼기근의 과활성화가 아닌, 단지 볼기근이 일을 하게 해 주라고 권장돼야만 한다. 앞에서의 동작들에서 언급한 것처럼, 〈뒤쪽 다리를 올린 스플릿 스쿼트〉에서 과도한 볼기근 수축은 골반을 뒤로 회전시키고 넙다리뼈 뼈머리를 볼기뼈절구 안에서 앞쪽으로 밀어내기 쉬울 것이다.

다른 스쿼트 동작들에서처럼, 〈뒤쪽 다리를 올린 스플릿 스쿼트〉는 메디신볼, 덤벨, 또는 케틀벨로 부하를 주는 것으로 진행될 수 있다.

뒤쪽 다리 올린 스플릿 스쿼트 동작의 시연은 www.IIHFE.com/the-psoas-solution을 보아라.

싱글 레그 스쿼트 (Single Leg Squat)

싱글 레그 스쿼트 동작의 셋업 (Setting Up the Single Leg Squat Pattern)

〈싱글 레그 스쿼트〉 동작은 마지막 스쿼트 과정이다. 그것은 바벨로 부하를 준 스쿼트 동작에서 종종 생기는 척추에 과부하를 주지 않고서 하지에 부하를 주는 매우 좋은 방법이다. 그것은 스쿼트 동작에서 매우 스포츠 전문 기능적 과정인데, 거의 모든 스포츠가 싱글 레그 힘과 안정성을 요구하기 때문이다.

그러나 올바른 퍼포먼스는 동작 내내 적절한 역학을 유지하기 위해서 막대한 힘과 협응를 요구한다. 개인은 〈싱글 레그 스쿼트〉를 시행하기 전에 아주 큰 그립핑 없이 최소 30초 동안 한 다리 스탠스를 하면서 정렬과 조절을 쉽게 유지할 수 있어야만 한다.

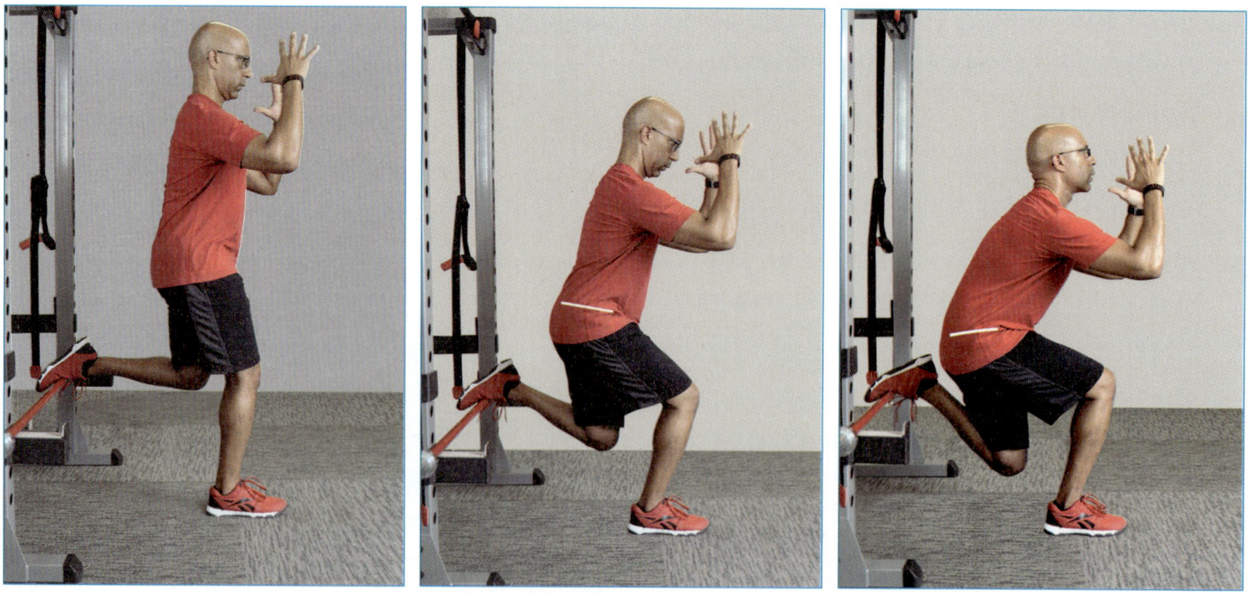

뒤쪽 다리 올린 스플릿 스쿼트–중립 정렬 (왼쪽과 가운데 사진); 적절한 골반 앞쪽 기울임을 더 이상 유지하지 못하고 그의 동작 범위나 조절 수준을 넘어서 움직일 때 골반 뒤쪽 기울임과 허리뼈 굽힘이 종종 생긴다.

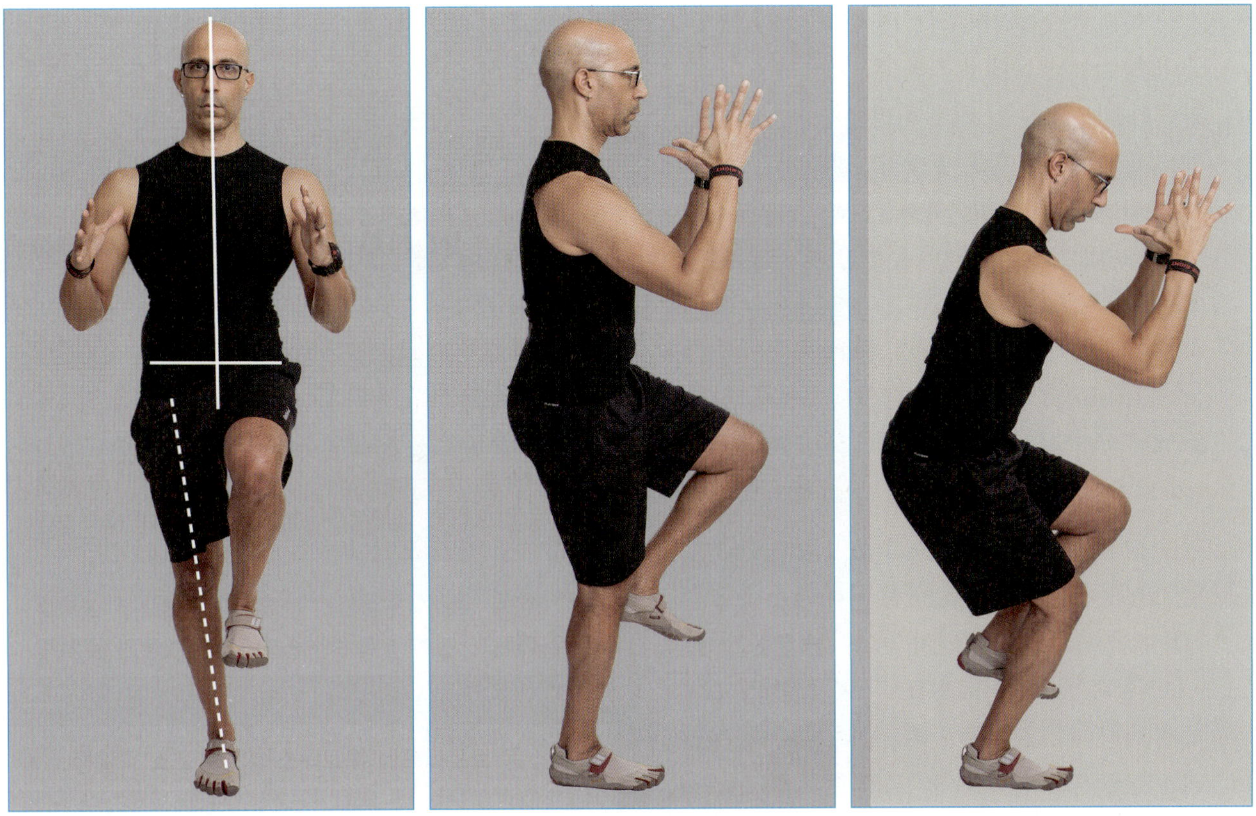

싱글 레그 스쿼트–싱글 레그 스탠스에서 적절한 정렬 (위 왼쪽); 싱글 레그 스쿼트 동안 TPC와 하지 정렬을 유지한다 (가운데와 오른쪽 사진)

이전에 논의된 모든 역학적 기전이 〈싱글 레그 스쿼트〉에 적용된다:

- TPC는 정렬되고 골반위에 놓여 유지될 것이다
- 힙, 무릎, 및 발목–발은 정렬되어 있을 것이다
- 발의 중심 (foot tripod)은 안정되고 조절되어 있을 것이다.

이전의 동작들에서처럼, 약간의 힙 힌지 (hip hinge)로 시작해서 힙을 뒤로 빼면서 앉으면서, TPC와 하지 정렬을 유지한다. 중립 정렬과 조절을 유지할 수 있는 점까지만 신체를 내려야 한다. 동작이 끝나 일어선 자세에서 볼기근들을 세게 조여서는 절대 안 된다.

일단 20번 이상 반복을 결점 없이 할 수 있을 경우, 덤벨, 메디신볼, 또는 케틀벨로 부하를 줄 수 있다.

데드리프트 (Deadlift)

데드리프트 동작에는 많은 형태들이 있다. 아래에서 서술될 전통적인 데드리프트 동작은 스쿼트 동작에서와 동일한 움직임 동작과 근육들을 일차적으로 운동시킨다. 부하를 주는 자세 이외에, 데드리프트와 스쿼트 사이의 커다란 차이는 TPC를 앞쪽으로 기울이는 양이다; TPC는 스쿼트 동작 때 보다 똑바로 세워져 있으며 데드리프트 동안에는 더 앞쪽으로 향하는 경향이 있다.

데드리프트 동작의 셋업 (Setting Up the Deadlift Pattern)

바벨, 헥스바, 케틀벨, 또는 덤벨을 사용해서 데드리프트 동작에 부하를 줄 수 있다.

- 발을 어깨 너비로 벌리고 시작한다. 발의 중심 (foot tripod)에 지지돼야만 하는데, 압력의 대부분은 첫 째 발허리발가락관절 (엄지발가락쪽), 다섯 째 발허리발가락관절 (새끼발가락쪽) 및 발꿈치뼈 (뒤꿈치) 밑에 있는 것을 뜻한다. 힙, 무릎, 발목, 및 발은 서로가 정렬되어 엉덩관절에서, 무릎관절의 가운데 안쪽을 지나서, 발의 첫째와 둘째 발가락 사이의 한 점을 지나가는 직선이 된다.
- 몸통을 골반 위에 정렬시킨다 –근본적으로 TPC는 골반 위에 놓여있다. 그들은 비교적 중립 척추 정렬에 있어야만 하며 가슴우리의 아래 입구는 앞쪽이 아니라 발쪽을 향해야만 한다. 골반은 중립으로 정렬되어 있어야만 하는데 (골반 앞쪽 기울임), ASIS들이 두덩결합의 약간 앞에 있다. 이 정렬을 이루는 능력은 허리근이 적절하게 기능하고 있다는 좋은 암시다. 그들의 코어 (TPC)는 동작 시 안정성을 유지하기 위해서 활성화되거나 '활성이 준비' 되어야만 한다.
- 바를 쥐기 위해서 몸을 낮춘다 –이 움직임은 힙 힌지, 또는 힙의 굽힘과 비슷한데, 그것은 골반을 돌려서, 골반을 골반 앞쪽 기울임으로 더 가게 한다. 척추와 골반을 위한 안전한 데드리프트 자세를 용이하게 하려면, 중립 골반과 척추 정렬을 유지할 수 있는 범위를 사용하는 것이 목표이다.
  골반을 뒤쪽으로 회전하거나 허리뼈를 과도 굽힘하지 않고서 몸을 바닥으로 낮추는데 요구되는 필요한 동작 범위가 부족한 경우, 중량 밑에 받침을 놓던지 개인이 중립 정렬을 여전히 유지할 수 있도록 레벨을 올릴 수 있는 선반을 사용한다.
- 일어서며 중량을 들어 올려 똑바로 서며 중립 TPC 정렬을 유지한다. 준비자세에서 올라가기 위해서 볼기근 복합체 (큰볼기근, 중간 및 작은)와 햄스트링을 사용해야만 한다 (그러나 과다 수축하면 안 된다). 척추 (돌기관 관절; facet joints)에 과부하를 주지 않기 위해서,

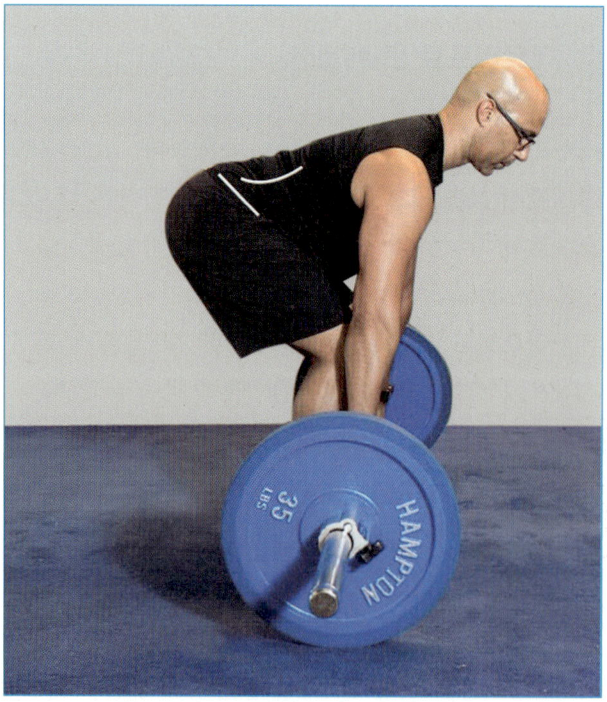

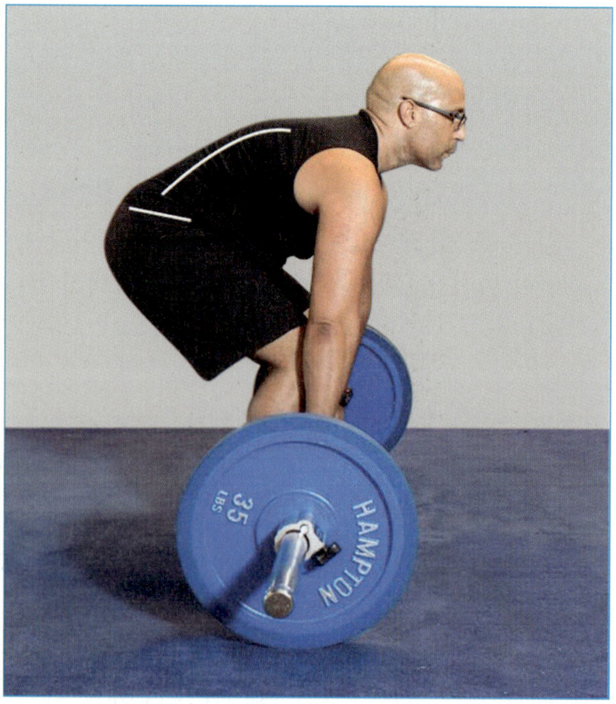

데드리프트 동작을 위한 적절함 (왼쪽)과 부적절한 셋업 동작. 허리뼈로 가는 과부하를 줄이기 위해서, 골반은 앞쪽으로 기울어져 있어야만 하며 허리뼈는 비교적 중립 또는 펴져 있어야만 한다. 뒤쪽으로 기울어져 있는 골반과 과도한 척추 굽힘은 안 된다 (오른쪽 사진).

척추세움근은 동작 시 등척성으로 수축하며 능동적으로 펴서는 안 된다.

스쿼트 동작에서처럼, 일어섰을 때 주는 일반적인 큐는 엉덩이를 "조여라" 또는 활성화 시켜라인데, 앞에서 논의한 대로, 이 큐는 골반을 뒤쪽으로 돌아가고, 허리뼈를 굽히고, 넙다리뼈 뼈머리를 볼기뼈절구 안에서 과도하게 앞쪽으로 밀어내기 쉽다.

데드리프트 동작의 시연은 www.IIHFE.com/the-psoas-solution을 참조.

주목을 바란다: 이 항목 전체에서 기록한 제안은 일상생활을 위한 움직임을 훈련시키고, 몸통, 척추, 및 힙으로 가는 스트레스를 줄이기 위해서 데드리프트를 사용하는 것을 다루고 있으므로, 파워리프팅이라는 스포츠에 반드시 적용되지는 않는다. 중량 또는 최대 데드리프트 동안 활용되는 무거운 부하로 인하여, 들어올림을 "고정 (lock out)" 시키기 위해서 몸통을 뒤쪽으로 이동시킬 필요도 있을 것이다.

엉덩관절의 적절한 움직임을 더욱 용이하게 하기 위해서, 허리근과 볼기근들의 상호 활성화를 확실히 하면서, 앞에서 논의한 여러 큐들이 데드리프트 동작 시에서도 도움이 된다:

- 개인들에게 낮추는 단계 동안 볼기뼈절구 안에서 넙다리뼈 뼈머리의 적절한 뒤쪽 미끄러짐을 확실히 하기 위해서 힙을 뒤로 빼면서 앉으라고 하며 (볼기근과 뒤쪽 엉덩관절 복합체를 원심성으로 늘린다) "펼쳐라," "늘려라," 또는 "놔둬라" 라는 큐를 주어라.
- 개인들에게 머리를 천장 쪽으로 위로 들어올리라고 시켜서 (볼기근과 뒤쪽 엉덩관절 복합체를 구심성으로 수축시킨다), 볼기근들이 작용을 하게 허용하지만, 동작의 마지막에 과활성화나 "조여라" 라고 권장하지 말아라. 효과적인 큐는 골반을 앞쪽으로 보내라는

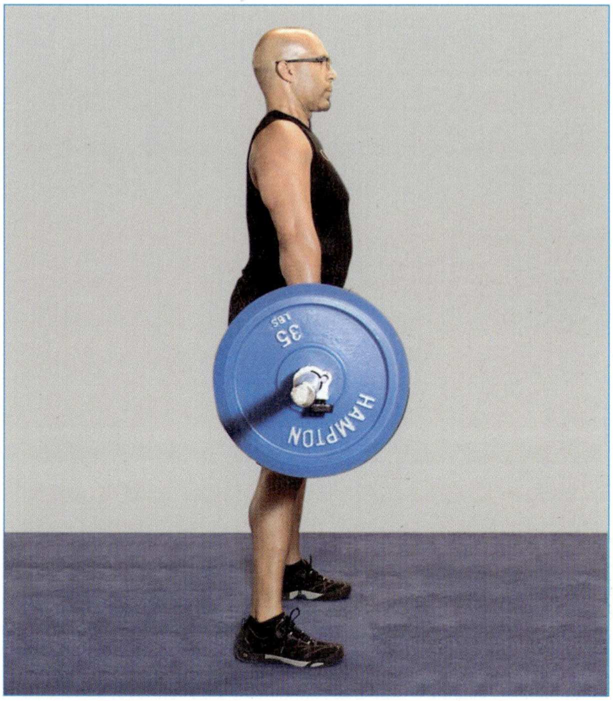
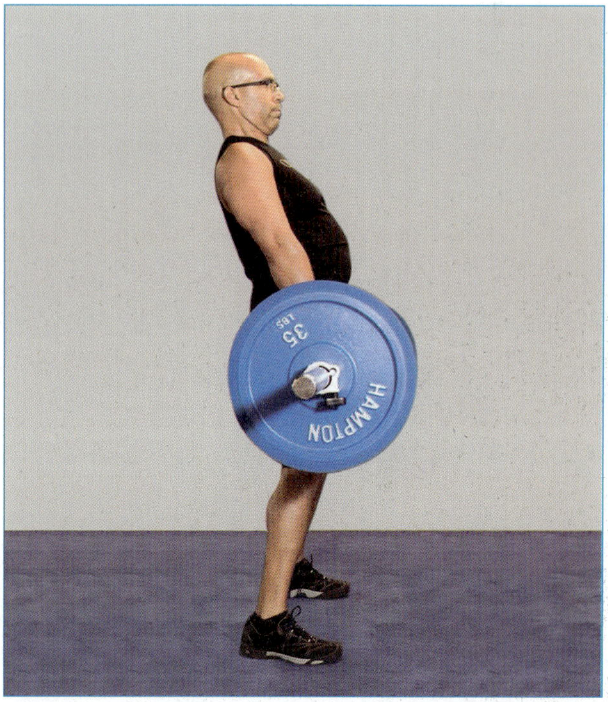

데드리프트 동작의 적절한 끝 자세 (왼쪽 사진)–몸을 똑바로 세우거나 머리 꼭대기를 천장 쪽으로 밀라는 큐를 준다. 부적절한 끝 자세 (오른쪽 사진)–개인은 등을 과다 폄시켜서 척추에 과부하를 주며 볼기근을 세게 조여서 골반을 골반 뒤쪽 기울임으로 가게 한다.

임상적 고려 사항: 무릎 우세 대 힙 우세 동작들

체력과 컨디셔닝 계통은 데드리프트와 스쿼트 동작들을 '무릎-우세' 움직임으로 주로 언급하며, 힙과 무릎이 모두 굽혀지는데, 볼기근, 햄스트링, 및 넙다리네갈래근이 비교적 동등하게 기여한다는 뜻이다. 스티프-레그드 데드리프트 동작의 뻣뻣한 다리 변형은, 벤딩 장에서 논의될 예정으로, '힙-우세' 동작에 더 가깝다고 간주되는데, 그 이유는 움직임이 일차적으로 엉덩관절 주위에서 일어나며 그래서 볼기근과 뒤쪽 사슬 근육을 타겟으로 하고 있기 때문이다.

운동선수를 포함한 많은 사람들은 볼기근들과 뒤쪽 엉덩관절 복합체에 적절한 부하를 주기 위해서 골반을 앞쪽으로 돌리는 능력이 부족하다; 그렇기 때문에 더 많은 사람들이 '약한' 또는 '기억상실의' 볼기근들을 가졌다고 분류되고 있다. 그러므로, 하나의 동작이 무릎-우세 (스쿼트, 런지, 스텝-업, 전통적인 데드리프트, 등) 이거나 힙-우세로 간주되는 것에 상관이 없이 (스티프-레그드 데드리프트, 브리지, 리치, 등) 언제나 볼기근들과 뒤쪽 근육을 최대로 부하를 허용시키려고 노력하고 있으며, DMS의 일부로서 허리근이 동작 내내 몸통, 척추 골반, 및 힙 복합체를 확실히 안정시키려고 노력을 한다. 그러므로, 이 동작 시 무릎이 굽혀지거나 아니거나 상관이 없이, 모든 하지 동작들은 힙-우세 움직임으로 간주된다.

것보다는 중립 정렬을 확실히 유지 시키기 위해서 "머리를 천장 쪽으로 들어올려라" 이다. 또한 이 전략은 허리근 그리고 여러 척추 안정근들의 적절한 길이와 장력을 유지하는 것을 돕는다.

데드리프트 동작 내내, 스쿼트 동작에서 언급된 것과 비슷한 보상이 있는지를 확인해라. 스쿼트 동작에서 사용된 교정이 데드리프트 동작에서도 비슷하다.

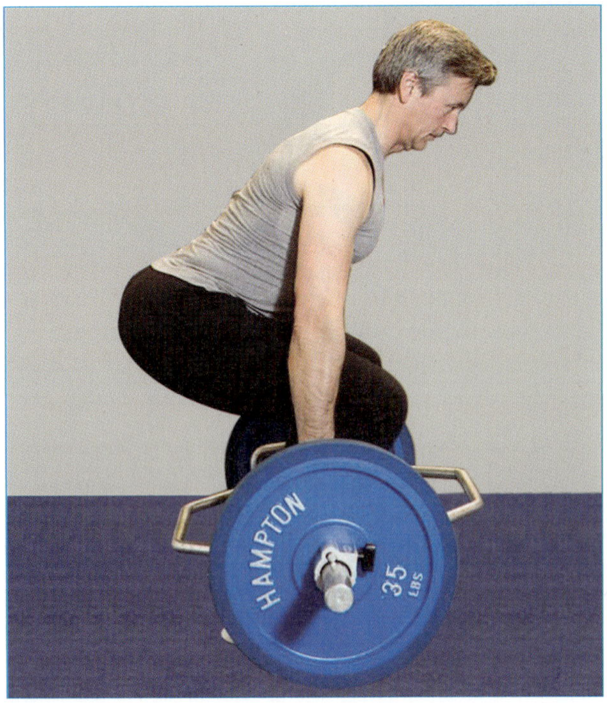

헥스바를 이용한 데드리프트 동작: 헥스바 사용의 이점은 어깨가 보다 자연스러운 부하 허용 자세를 하게 해 주며 그 부하를 개인의 체중 중심 (코어)과 지지 기반 (발)에 가깝게 옮겨준다. 헥스바 사용의 단점은 많은 개인들이 더 좁은 스탠스를 취하게 할 것인데 그것은 골반을 앞쪽으로 돌리는 능력을 제한하며 바가 다리 바깥을 치지 않도록 무릎을 많이 모으는 것이다. 만약 개인이 헥스바로 적절한 정렬과 조절을 할 수 있다면, 일반적으로 이 동작에 부하를 주는데 선호되는 방법일 것이다.

스쿼트와 데드리프트 동작들에서 허리근 기능의 요약

몸통, 척추, 및 골반에서

- TLJ, 허리뼈, 및 골반을 안정시킨다
- 스쿼트와 데드리프트 동작들의 대부분의 변형 동안 TPC의 중립 정렬을 유지한다
- 척추 굽힘을 원심성으로 조절하며 딥스쿼트 동안 골반 안정 유지를 돕는다.

힙 (엉덩관절)에서

- 스쿼트와 데드리프트 동작들 내내 넙다리뼈 뼈머리를 볼기뼈절구 중심에 놓여질 수 있도록 만들어 준다.
- 이 동작의 원심성 수축 또는 신체를 낮추는 단계 동안 볼기뼈절구 안에서 넙다리뼈 뼈머리를 안정시켜서 힙 굽힘을 돕는다.
- 이 동작들의 동심 단계 끝에서 과도한 힙 폄 조절을 돕는다.

요약: 스쿼트와 데드리프트

1. 스쿼트와 데드리프트 동작들의 모든 변형에서, 허리근은 척추와 골반의 안정 장치로서 기능을 하며, 그래서 TPC는 중립 정렬 안에서 유지된다. 특히, 허리근은 완전한 TPC 유지를 돕기 위해서 등허리연접부, 허리뼈, 및 골반을 안정시키고 고정시킨다.
2. 허리근은 허리뼈를 축상으로 압박해서 (뻣뻣하게), 스쿼트와 데드리프트 동작 시 척추뼈앞굽음 유지를 돕는다.
3. 허리근은 큰볼기근의 아래 섬유들과 함께 일을 해서 스쿼트와 데드리프트 동작 시 (힙이 굽혀지는 동안) 넙다리뼈 뼈머리를 볼기뼈절구 중심에 놓이는 것을 유지시켜주어 엉덩관절이 중심화되게 한다. 이것은 이 동작들의 초기부터 중간 단계 동안 (그리고 진행 동안) 중립 (골반 앞쪽 기울임)과 수평 자세로 골반을 유지하는 능력에 직접적으로 기여를 한다.

스쿼트와 데드리프트 동작 시 부적절한 허리근 기능의 징후:

- 동작을 시작하거나 낮출 때 척추뼈앞굽음의 상실.
- 넙다리뼈 뼈머리의 뒤쪽 미끄러짐의 부족, 신체를 낮추는 단계 동안 조기 및/또는 과도한 척추 굽힘과 골반 뒤쪽 돌림을 만든다.
- 신체를 낮추는 단계 동안 일찍 등허리연접부에서 과도한 폄.
- 동작의 어느 시점에서라도 골반의 좌우 틀어짐 (이마면 동작) 및/또는 회전 (수평면 동작).
- 동작의 구심성 수축 단계 끝에서 넙다리뼈 뼈머리의 과도한 앞쪽 이동, 골반 뒤쪽 기울임, 및/또는 허리뼈 굽힘

CHAPTER

5

런지
Lunging

주제

- 일상 생활과 스포츠에서 런지 동작의 이점.
- 런지 동작 시 척추와 골반 안정뿐만 아니라 엉덩관절의 중심화에서 허리근의 역할.
- 런지 동작의 적절한 퍼포먼스와 조절 상실의 일반적인 징후 찾는 방법.

소개 (Introduction)

런지 동작은 지면에서 물건을 들어 올리기 위한 가장 다양한 기본적인 동작들 중의 하나다. 항상 스쿼트 동작을 사용해서 지면에서 중간 정도나 무거운 물건을 들어 올릴 필요는 없다. 이런 경우에, 런지는 지면에서 물건을 들어 올려 똑바로 선 자세로 되돌아 가기 위해서 스쿼트의 대안이 될 수 있다. 게다가, 여러 면에 걸친 동작 (multiple planes of motion)을 실행할 때, 힙과 하지를 가동시키기 위한 훌륭한 동작이 된다. 또한 런지는 스포츠나 여가 활동을 위한 하체의 협응능력을 발달시키기 위한 매우 좋은 동작이다.

런지 동작의 추가적 이점:

- 몸통, 척추, 및 골반의 정렬과 조절을 훈련시키며, 게다가 똑바로 선 자세에서 하지를 정렬 시키고 조절한다.
- 뒤쪽 다리의 허리근과 힙 굽힘근들을 늘리기 위한 효과적인 방식이다.
- 런지의 뻗기 버전은 지면에서 중간 정도의 중량을 재빨리 집어 올린 다음, 똑바로 선 자세로 되돌아 오기 위한 가장 효율적인 방법들 중의 하나이다.
- 삼차원의 활동시에 (전에), 하지의 가동화를 위한 훌륭한 기능적 사전 웜업 동작이다.
- 중량으로 부하를 줄 때–바벨, 덤벨, 케틀벨, 등–런지는 코어 (가슴골반 실린더, TPC) 컨디셔닝을 위한 매우 좋은 운동 동작이 된다.
- 그것은 테니스, 농구, 및 야구 같은 스포츠에 요구되는 특정 움직임들을 훈련하는데 사용될 수 있다.
- 빠른 형태의 운동이나 오버헤드 프레스, 춤, 및 다른 운동 동작들과 결합된 운동에서, 런지는 대사 컨디셔닝에 매우 좋은 도구가 된다.

런지 동작에서 허리근의 역할 (Psoas' Role in the Lunging Pattern)

여러 방식에서, 런지 동작에서의 허리근 기능은 스플릿 스쿼트 동작에서와 정확하게 동일하다. 허리근이 적절한 런지 동작에 기여하는 3가지 방법들이 있다:

1. 허리근은 허리뼈를 안정시키는데, 척추뼈앞굽음을 유지하는 것을 돕고 과도한 척추 굽힘 (허리뼈의 편평함)을 막아준다. 게다가, 허리근은 런지 동작 시 중립 골반 위치 (골반 앞쪽 기울임)를 유지하는 것을 돕는다.
2. 앞쪽 다리에서, 허리근과 하부 볼기근들은 넙다리뼈의 뼈머리를 볼기뼈절구 중심에 놓여질 수 있도록 만들어 주고, 런지 동작 시 적절한 힙 힌지 (hip hinge) 그리고 중립 골반과 척추 정렬 유지를 확실하게 해 준다. 적절한 엉덩관절의 중심화는 이 동작 내내 골반의 중립 자세 유지를 돕는다.
3. 허리근은 뒤쪽 다리에서 척추 폄, 앞쪽 무명골 회전, 및 엉덩관절 폄을 막기 위해서 원심성으로 늘어난다.

런지 동작 시 호흡 전략 (Breathing Strategy During the Lunging Pattern)

스쿼트 동작들과 비슷하게, 이 장에서 논의된 런지 동작들 동안 사용될 두 가지 일반적인 호흡 전략이 있다:

1. 발을 내 디디면서 런지로 내려가는 동안 숨을 들이 마시며, 출발 자세로 되돌아가기 위해서 뒤로 미는 동안 숨을 내쉰다.
2. 반복 시작 전에 숨을 들이 마시며, 내려가는 동안 숨을 내쉬며, 출발 자세로 되돌아 오는 동안 숨을 들이 마신다.

이 동작 시 적절한 정렬과 조절을 가장 성공적으로 유지하게 해 주는 호흡 전략을 선택해라.

포워드 런지 (Forward Lunge)

근본적으로, 〈포워드 런지〉는 〈스플릿 스쿼트〉 동작의 동적인 버전이다; 그러므로, 모든 버젼의 런지 동작을 실행하기 전에, 〈스플릿 스쿼트〉 동작을 능숙하게 해야만 한다. 두 동작들 사이에 역학이 매우 비슷하기 때문에, 대상자는 이 동작의 포워드 런지 또는 리버스 런지로 진행하기 전에 스플릿 스쿼트를 실행하는 동안 정렬과 조절을 유지할 수 있어야만 한다. 이어지는 논의는 런지 동작 내내 TPC의 중립 정 (골반 위에 놓여진 가슴, 척추뼈앞굽음 및 골반 앞쪽 돌림) 유지에 집중될 것이다. 그러므로 개인은 TPC와 하지의 중립 정렬을 유지할 수 있게 해 주는 길이와 깊이로만 런지를 해야 할 것이다.

포워드 런지 동작의 셋업 (Setting Up the Forward Lunge Pattern)

- 다리를 힙-너비로 벌리고, TPC를 중립 정렬로, 그리고 발의 중심에 체중을 두고서 서서 시작한다 (맞은 편 페이지 꼭대기 왼쪽 사진).
- 한 다리를 앞으로 내디뎌서 그 발의 중심 (foot tripod)에 체중을 두는 동시에, 힙, 무릎, 및 발목을 굽히고 정렬과 조절을 유지함으로써 그 동작을 감속시킨다 – 이것이 이 동작의 체중을 부하하는 자세이다. 이 자세에서 개인은 동일한 TPC 정렬 (가슴을 골반 위에 쌓고, 골반의 중립, 수평 자세)을 유지하고 있어야만 한다. 앞쪽으로 내딘 다리의 하체는 힙과 무릎안쪽면, 첫 번째와 두 번째 발가락 사이를 통과하는 선이 일직선을 유지하도록 정렬되어야 한다 (맞은 편 페이지 꼭대기 오른쪽 사진). 이 자세에서 과도한 요동이나 몸 조절 상실이 있어서는 안 된다. 실제로 모든 체중은 이 점에서 앞쪽 다리 위에

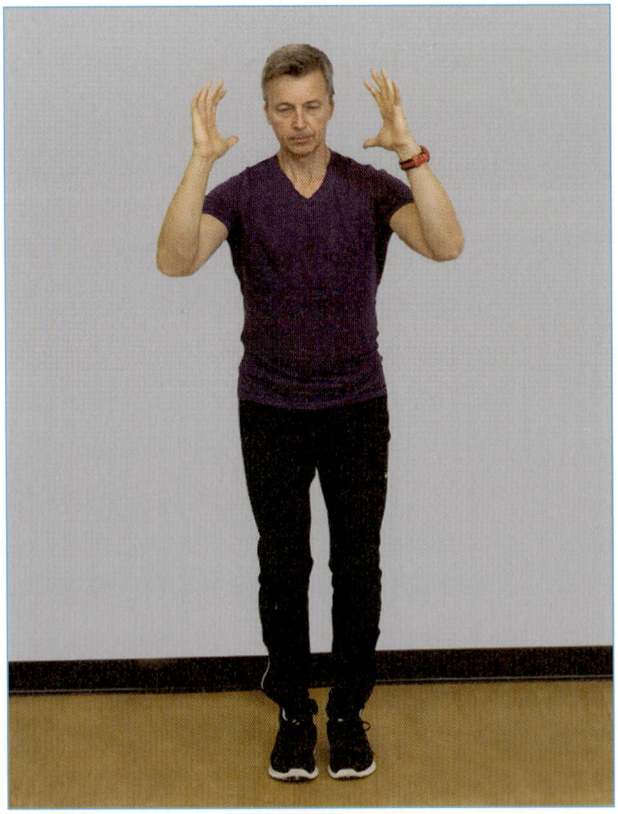

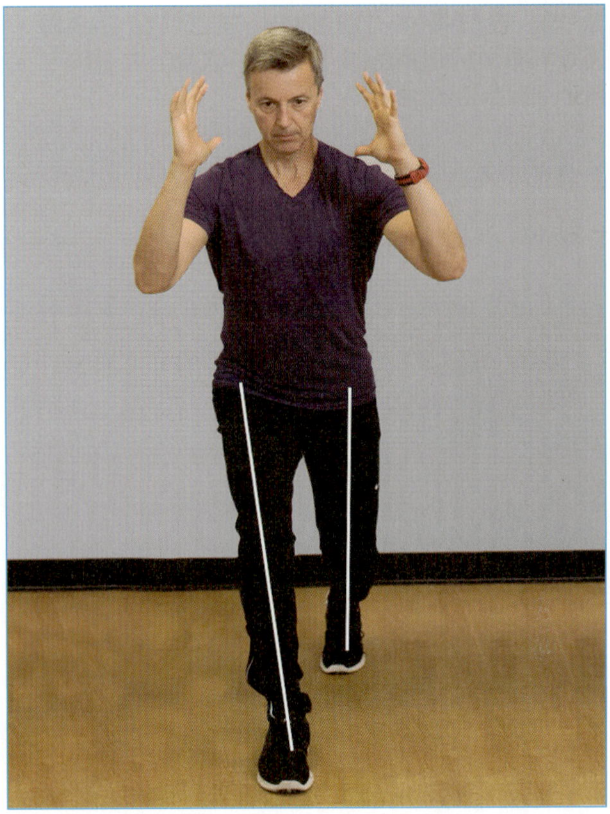

런지 동작–시작 (왼쪽)과 끝 (오른쪽)

있어야만 한다.

- 뒤쪽 다리 역시 정렬되어 있어야만 하며–힙, 무릎, 및 발이 일직선 상에 이었어야 하며–발목은 뒤꿈치가 바닥에서 떨어져 발바닥굽힘으로 있어야만 한다.
- 출발 자세로 되돌아 가기 위해서, 힙과 무릎 폄이 조화돼야만 하는데, 일차적으로 무릎을 편다기 보다는 힙의 사용에 중점을 둬라. 앞쪽 다리의 볼기근 복합체와 햄스트링을 사용해서, 출발 자세로 자신을 뒤로 미는데, 정렬의 변화는 없어야 한다.

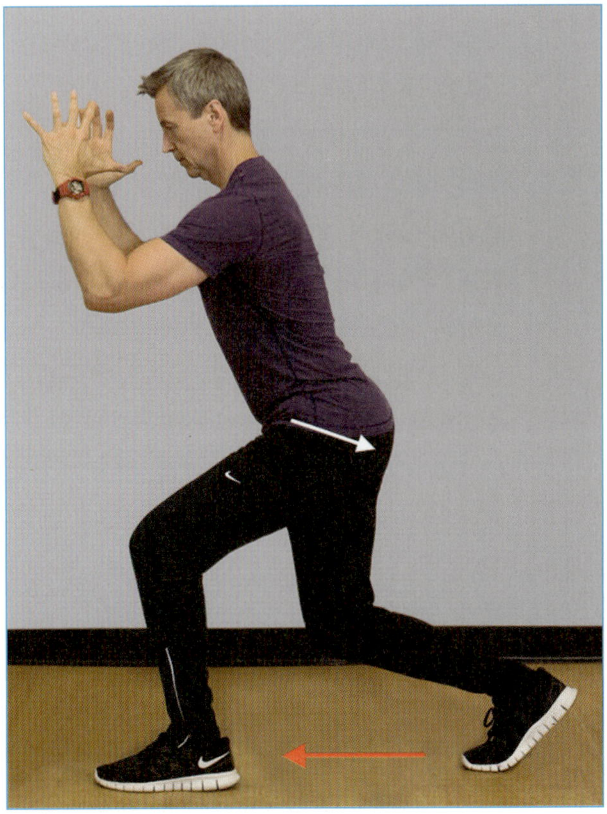

포워드 런지: 동작 내내 TPC가 정렬되어 있으며 개인은 골반의 중립 정렬 (골반 앞쪽 기울임)과 허리뼈앞굽음을 유지할 수 있는 곳까지만 낮춘다 (오른쪽 사진). 개인은 앞쪽으로 런지하는 동안 앞쪽 힙으로 앉는 것에 (화살표) 집중한다.

포워드 런지에서 기능장애의 일반적인 징후들 (Common Signs of Dysfunction in the Forward Lunge)

포워드 런지 동작 시 부적절한 허리근 사용 (기능) 나타내는 3가지 일반적인 징후들이 있다:

1. *시작할 때 부적절한 TPC 정렬.* 많은 개인들은 골반 뒤쪽 기울임과 허리뼈 굽힘 자세에서 런지 동작을 시작한다. 허리근과 깊은층 근막 시스템 (DMS)의 활성을 확실히 하기 위해서, 개인은 런지 동작 시 중립 골반 정렬을 이루는 방법과 그것을 유지하는 방법을 이해해야만 한다. 개인에게 앞위엉덩뼈가시 (ASIS)와 두덩결합을 촉진하라고 시켜라: ASIS는 두덩결합의 약간 앞쪽에 있어야만 한다. 가슴우리 끌어올림은 —근본적으로 가슴을 골반 위에 있게 들어 올린다 – 중립 골반 정렬을 이루기 위한 효과적인 전략이다. 부록 III에서 가슴우리 끌어올림을 복습해라.
2. *런지 동작의 다양한 시점 (지점)에서 부적절한 TPC 정렬.*
   a. *체중부하 자세에서 골반 뒤쪽 기울임 및/또는 허리뼈 굽힘 자세.* 이상적인 런지 동작 시, 골반은 중립으로 (앞쪽 기울임) 있어야만 한다. 이 범위는 개인의 특수한 힙 동작 범위에 의해서 정해질 것이므로 사람마다 다를 것이다. 조기 뒤쪽 기울임과 허리뼈 굽힘은 뒤쪽 엉덩관절낭의 뻣뻣함이나 뒤쪽 근막긴장으로 인해, 적절한 엉덩관절 중심화를 위한 힙근육들이 능동적으로 이완되지 못하는 것을 나타낸다. 이들 부위의 제한은 적절한 허리근 기능을 위태롭게 할 수 있다.
   자가-근막 이완술, 도수 치료 이완술, 및/또는 구두 또는 촉각 큐 제공이 그 제한을 풀어 주고 엉덩관절의 중심화를 유지시키는 것을 돕는데 효과적일 수 있다. "힙을 뒤로 빼면서 앉으세요," "뒤쪽 힙의 긴장을 푸세요," "궁둥뼈 사이를 넓게 벌리세요," 그리고 "소켓에서 볼을 뒤로 가라앉힌다고 생각하세요" 같은 구두 큐들이 보다 이상적인 넙다리뼈 뼈머리 뒤쪽 활주를 조장할 수 있다. 허리근과 DMS의 여러 근육들에 대한 활성화가 힙 주위 근육들의 밸런스를 회복하고, 과도한 긴장과 찝힘을 줄이는데 효과적일 수 있다.
   포워드 런지 동작을 처음 하는 사람들이나 발을 앞으로 내딛는데 불안정한 사람들에게, 동작 범위를 줄여서 멀리 디디지 않고 깊숙이 앉지 않도록 해라. 정렬이나 조절에 너무 많이 힘들어 할 경우, 〈스플릿 스쿼트〉 동작으로 되돌아 가게 해라.
   b. *골반의 가쪽 기울임.* 스플릿 스쿼트 항목에서 논의했듯이, 개인이 충분한 골반 앞쪽 돌림 (힙 굽힘)을 할 수 없을 때, 골반이 순수한 시상면 동작을 유지하지 못하면서 골반의 가쪽 기울임이 발생하게 된다 (아래 사진).

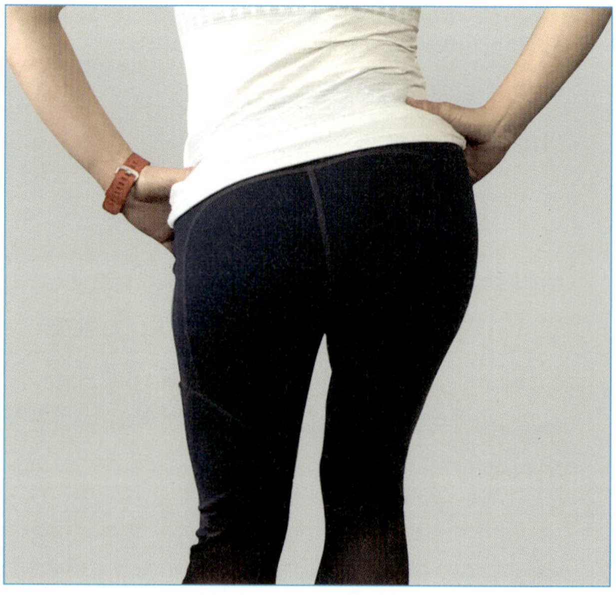

c. 〈스플릿 스쿼트〉에서처럼, 뒤쪽 힙을 이완시켜야 하며, 그들이 중립 골반 정렬을 잃어버릴 경우, 자기-모니터를 하고 찾는 방법에 관한 큐를 주어라. 대부분의 개인들에게서, 그들이 동작 범위와 조절을 잘 할 때까지, 움직임 범위 (깊이)를 제한할 필요가 있을 것이다.

d. *출발 자세로 뒤로 미는 동안 등허리연접부 (TLJ)에서 과도한 폄*. 많은 개인들은 너무 멀리 발을 디디거나 뒤쪽 엉덩관절 복합체 (볼기근과 햄스트링)를 적절하게 활용하지 못한다. 그 결과, 출발 자세로 되돌아 가기 위해서 TLJ에서 과도하게 펼 것이다 (오른쪽 사진). 본질적으로, 몸을 뒤로 밀기 위해서 볼기근을 사용하지 않으면, 몸통을 움직이기 위해서 척추세움근들을 과도하게 사용하는데, 그것은 허리근과 배벽을 과도-스트레칭 시키게 되어 기능장애를 영속화 시킬 것이다.

TPC 정렬을 개선시키기 위해서, 몸통을 낮춰서 흉곽이 골반의 위에 놓일 수 있도록 큐를 줘라. 보다 이상적인 TPC 정렬을 하게 만들기 위해서 운동감각적으로 큐를 주는 간단한 방법은 한 손을 아랫배에 다른 손을 복장뼈에 대라고 하며, 이 동작 내내 손 사이의 간격을 유지하라고 한다 (오른쪽 사진).

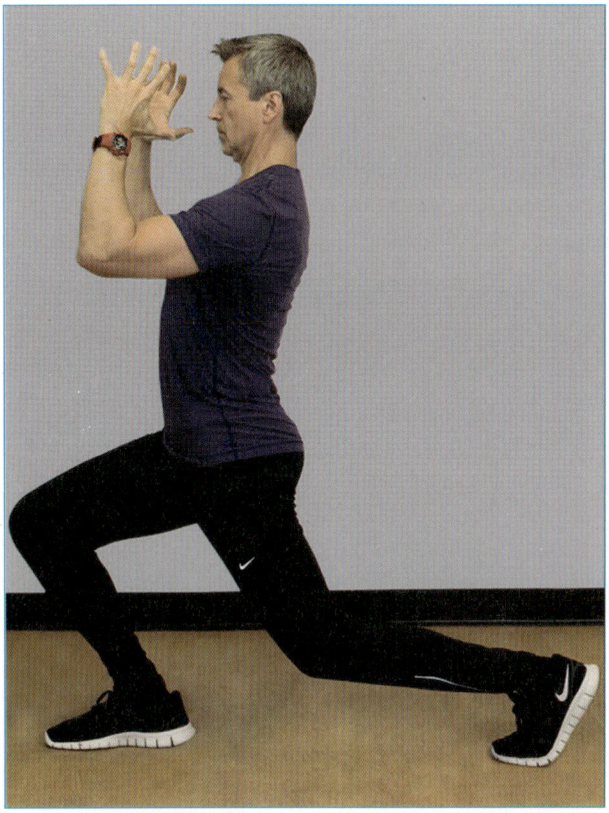

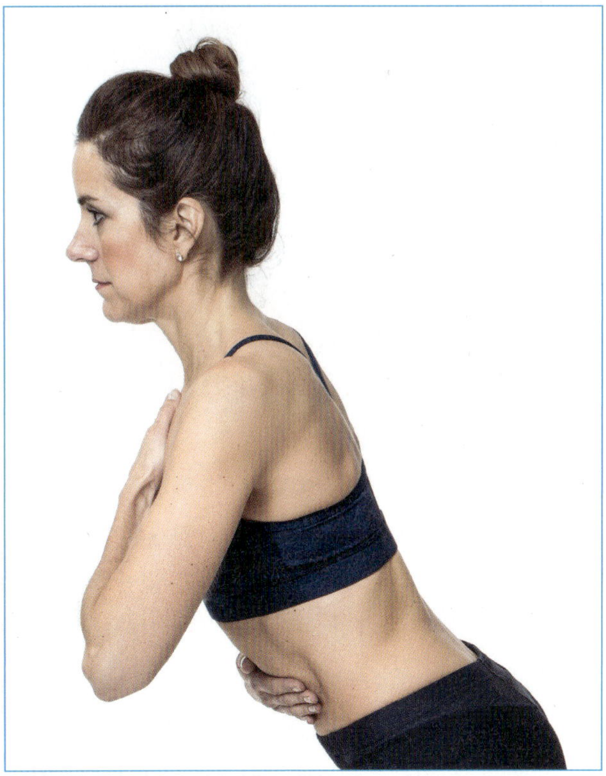

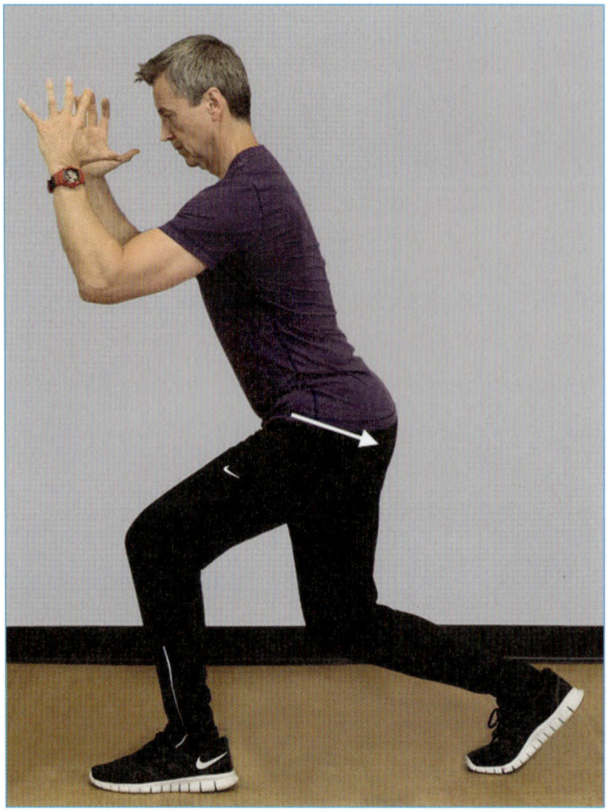
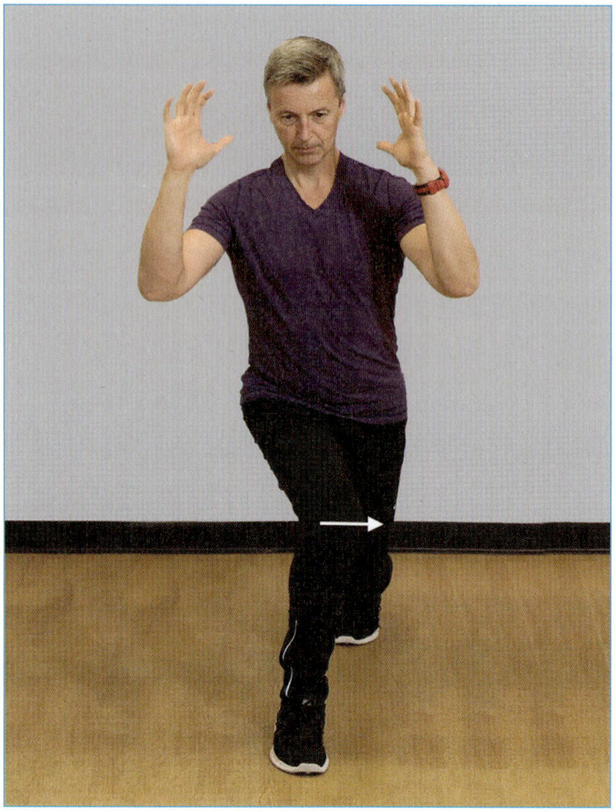

런지 동작–적절한 정렬 (왼쪽); 안쪽으로 많이 굽은 무릎 동작

앞쪽 힙을 뒤로 빼면서 앉거나 '가라 앉듯이 앉으라' (위 사진의 화살표)고 한 다음 출발 자세로 되돌아 가기 위해서 뒤쪽 힙 근육들을 사용해서 밀어라는 큐를 주는 것 역시 도움이 된다. 동작의 범위와 깊이를 줄이는 것 또한 출발 자세로 되돌아 가기 위해서 몸통 폄에 의존하지 않고, 앞쪽 다리를 사용하는 능력을 개발하는 것을 돕는다.

3. *체중부하 자세에서 하지의 부적절한 정렬.* 허리근 문제와 항상 직접적으로 연관되지는 않더라도, 허리근의 기능에 영향을 줄 수 있는 하지에 관한 두 가지 흔한 문제가 있다 –무릎이 과도하게 안쪽으로 굽는 (valgus) 자세 (위 오른쪽 사진)으로 가던지, 아니면 무릎이 앞쪽 발을 넘어 너무 멀리 앞쪽으로 움직인다. 이 문제들의 각각은 이 동작에 대한 개인의 경험 또는 그들의 TPC 조절과 연관될 수 있다. 이 동작에 대한 올바른 지시와 적절한 큐가 일반적으로 이 두 문제를 교정할 것이다:
   a. 개인이 그들의 TPC를 확실히 조절하는 것이 종종 전체적인 인체 조절을 개선하고 이로 인해 하지의 정렬을 개선할 것이다. 앞에서 언급한 큐들을 사용해라.
   b. 개인에게 앞쪽 힙을 뒤로 빼면서 앉으라고 큐를 주는 것이 그들이 체중을 앞쪽으로 이동하지 못하게 하며 그래서 그 무릎은 너무 앞쪽으로 움직이지 않는다.
   c. 앞쪽 힙을 뒤로 가라앉히면서 발의 중심 (foot tripod)의 적절한 체중을 부하하는 것은– 아치 조절을 유지하면서 발을 벌리게 해라 –하지 정렬을 더 좋게 해 줄 것이다.

리버스 런지 (Reverse Lunge)

이름이 의미하듯이, 〈리버스 런지〉 동작에서의 움직임은 근본적으로 〈포워드 런지〉 동작의 역이다. 앞쪽으로 발을 내딛지 않고, 개인은 포워드 런지 동작의 모든 역학을 유지하면서 뒤로 내딛는다. 우리의 많은 고객들은 정말로, 중립 골반 정렬을 유지하면서, 〈포워드 런지〉 보다 〈리버스 런지〉를 사용할 때, 앞쪽 힙의 굽힘을 더 쉽게 마스터하는 것을 본다.

리버스 런지 동작 셋업 (Setting Up the Reverse Lunge Pattern)

- 다리를 힙–너비로 벌리고 서서 시작하는데, TPC를 중립 정렬로 그리고 체중은 발의 중심 (foot tripod) 위에 있다.
- 고정된 앞쪽 다리의 힙, 무릎, 및 발목을 굽히면서 한 다리를 뒤로 내딛는다. 몸을 낮추는 동안, 출발 자세에서와 같은 동일한 TPC 정렬을 유지해야만 한다 (흉곽을 골반 위에 두고 골반의 중립, 수평 자세).
체중부하 또는 끝 자세에서, 앞쪽에 있는 하지는 힙과 무릎 안쪽면, 첫 번째와 두 번째 발가락 사이를 지나는 선이 일직선 상에 있도록 정렬을 유지한다. 이 자세에서 과도한 흔들림이나 몸 조절 상실이 있어서는 안 된다. 실제로 이 시점에서 모든 체중이 앞쪽 다리에 있어만 하며, 체중의 10% 미만이 뒤 다리로 이동된다.
뒷다리 또한 정렬되어 있어야만 한다 –직선이 힙, 무릎, 및 발을 지나가며– 뒤꿈치가 바닥에서 떨어져서 발목은 발바닥굽힘으로 있어야만 한다.
- 출발 자세로 되돌아 가기 위해서, 앞쪽 다리의 볼기근 복합체, 햄스트링, 및 넙다리네갈래근을 사용해서, 몸을 위로 들어올려 서 있는 발의 위로

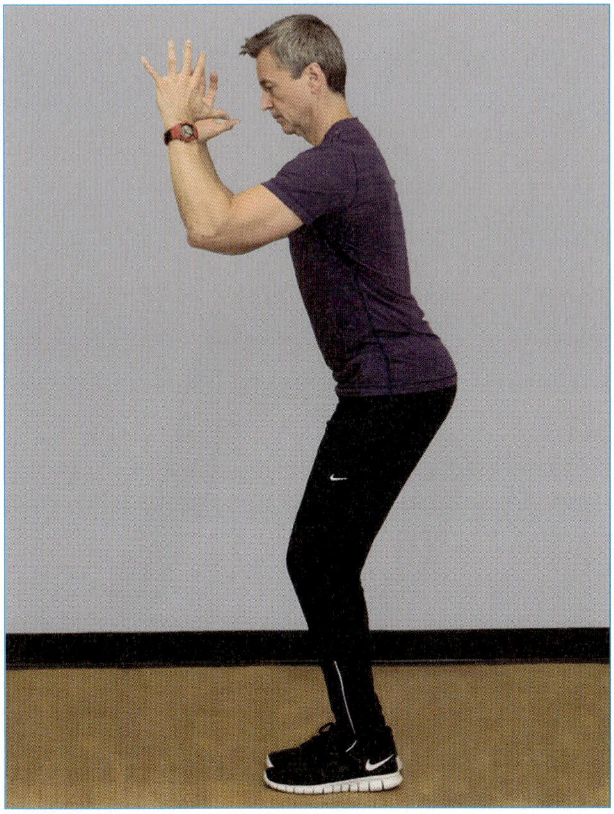
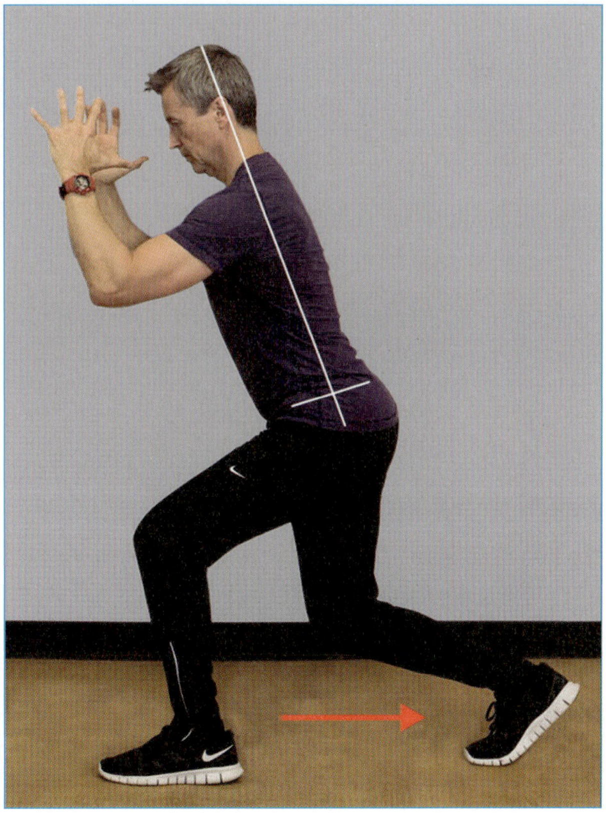

리버스 런지 동작–시작과 끝

보낸다. 동작 내내 TPC나 하지 정렬의 변화가 있어서는 안 된다.

포워드 런지와 비슷하게, 메디신볼, 덤벨, 바벨, 또는 케틀벨을 잡게 해서 도전을 증가시켜라. 그 동작 시 개인의 정렬, 호흡, 및 조절을 위태롭지 않게 하는 부하를 사용하도록 해라. 또한 리버스 런지는 더 긴 스텝, 앞쪽 힙을 더 깊숙이 가라앉히기, 및/또는 더 빠른 페이스로 반복하기들로 진행될 수 있다.

리버스 런지에서 기능장애의 일반적인 징후들 (Common Signs of Dysfunction in the Reverse Lunge)

이전 동작들에서처럼, 부적절한 허리근의 일반적인 징후들은 TPC 정렬의 상실, 골반의 중립 정렬 상실, 앞쪽 엉덩관절의 부적절한 중심화 및 (간접적으로) 하지 정렬의 상실을 포함한다. 개인의 정렬을 교정하고 적절한 동작을 회복하기 위해서 포워드 런지 동작에서 다룬 큐들과 이전 전략들의 어떤 것을 사용해라.

〈리버스 런지〉에서 생기기 쉬운 하나의 추가적인 문제는 개인이 너무 많은 체중을 뒷다리로 이동시키는 것이다. 이것이 생기는 이유는 보통 앞쪽 다리에 충분한 체중을 유지하지 못하거나 그 쪽에서 충분한 힙 굽힘을 만들지 않기 때문이다. 앞쪽 다리에 더 많은 체중을 두고 있으라고 지시한다. 그들이 뒤로 디딜 때, 더 짧은 스텝을 하라고 하거나 정말로 뒤로 내딛는 대신에, 오직 발가락만 지면에 대라고 시켜라. 또한 그들은 앞쪽 다리의 굽힘에 집중을 하는 동안 더 좋은 균형을 유지하기 위해서 어느 한 면을 가볍게 잡을 수 있다.

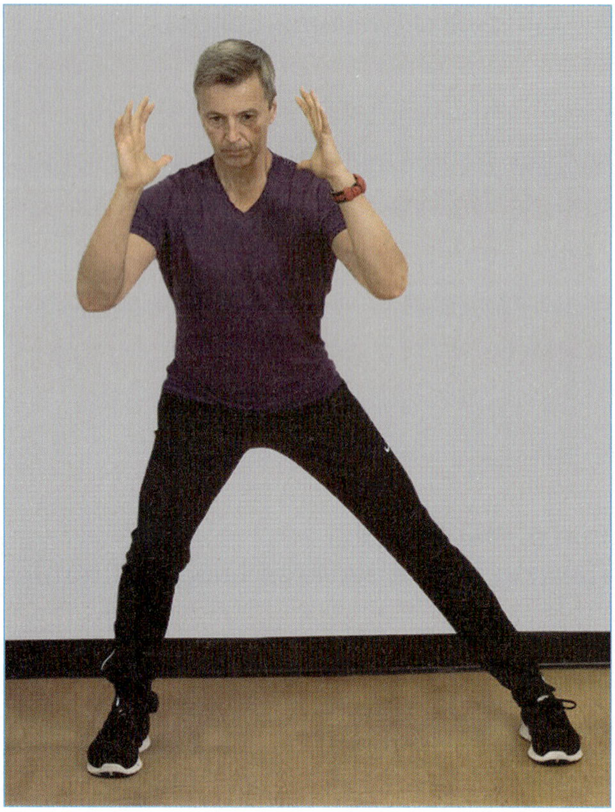

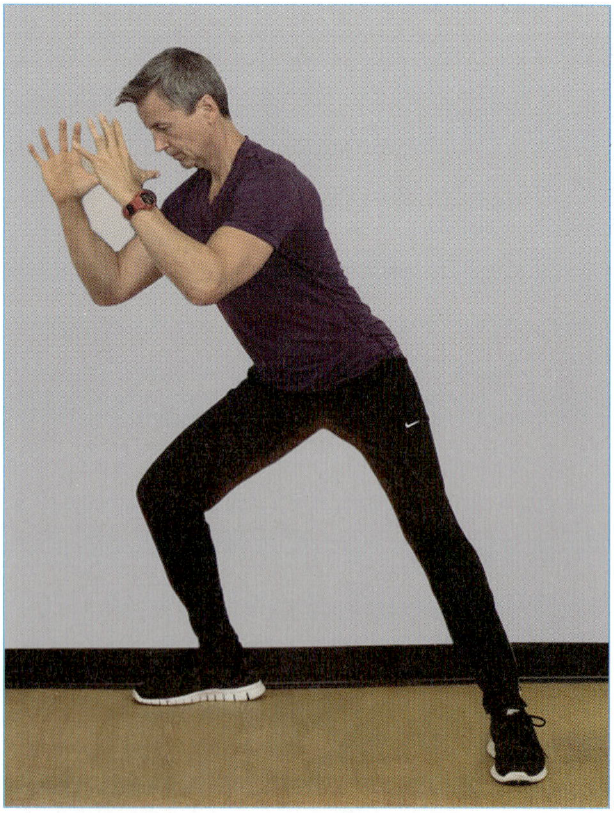

이마면 (위)과 수평면 (아래) 런지 진행

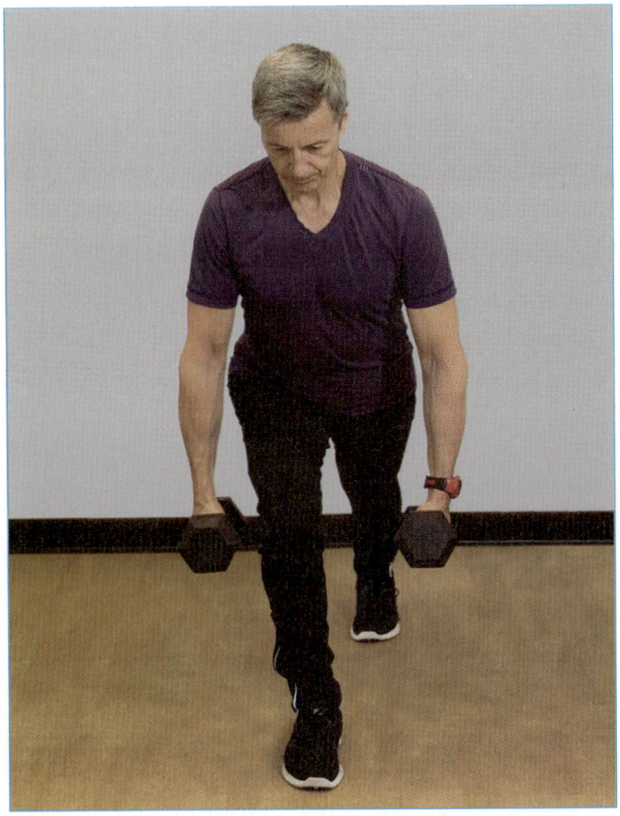

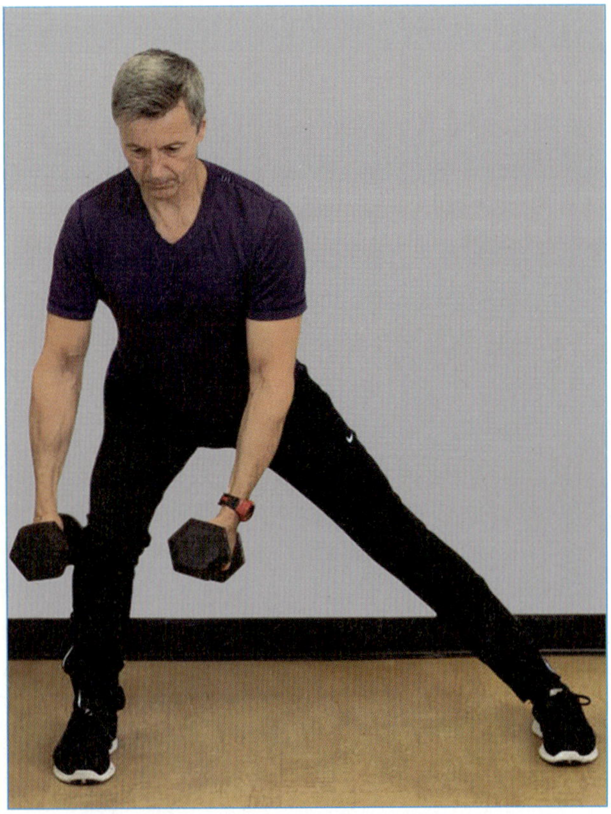

추가적인 도전을 위해서, 뻗기 동작이나 부하를 더해라. 동작 시 TPC뿐만 아니라, 다리 정렬과 조절을 확실히 해라.

추가적인 런지 진행들 (Additional Lunge Progressions)

일단 개인이 기본적인 런지를 마스터 했을 경우, 그들은 추가적인 면에서의 동작이나 (리칭동작의 변화) 부하를 사용해서 도전을 늘릴 수 있다 (오른쪽 사진의 이마면과 수평면 런지). 추가적인 면에서의 동작이나 부가적인 부하가 이 동작 시 개인의 정렬, 호흡, 및 조절을 위태롭게 해서는 안되며, TPC 및 하지의 바른정렬과 조절을 유지되어야 한다.

런지 동작들에서 허리근 기능의 요약

몸통, 척추, 및 골반에서

- 등허리연접부, 허리뼈, 및 골반을 안정시킨다
- 포워드 런지와 리버스 런지 동작들 동안 TPC의 중립 정렬을 유지한다.

힙 (엉덩관절)에서

- 런지 동작 내내 넙다리뼈 뼈머리를 볼기뼈절구 중심에 놓여질 수 있도록 만들어 준다.
- 동작을 낮추는 편심 단계 동안 넙다리뼈 뼈머리를 볼기뼈절구 중심에 놓여질 수 있도록 안정화시켜서 엉덩관절 굽힘을 보조한다.
- 과도한 힙과 척추 폄 뿐만아니라 뒷다리에서의 무명골의 앞쪽 기울임이 일어나지 않도록 조절한다.

요약: 런지

1. 런지 동작 시, 허리근은 척추와 골반의 안정 장치로서 기능을 해서, TPC가 중립 정렬로 있게 한다. 특히, 허리근은 TPC의 온전성 유지를 돕기 위해서 등허리연접부, 허리뼈, 및 골반을 안정시키고 고정시킨다.
2. 허리근은 축상으로 허리뼈를 안정화 (단단하게) 시켜, 런지 동작 시 척추뼈앞굽음 유지를 돕는다.
3. 허리근은 런지 동작의 낮추는 단계 동안 (힙이 굽혀지는 동안) 큰볼기근의 아래쪽 섬유와 협응하여 넙다리뼈의 뼈머리를 볼기뼈절구 중심에 놓여질 수 있도록 만들어 준다. 이것은 엉덩관절의 중심화를 유지시켜 주며, 이것은 중립 또는 골반 앞쪽 기울임에서 골반을 유지하는 능력에 직접적으로 기여를 한다.

런지 동작 시 부적절한 허리근 기능의 징후들:

- 동작의 시작이나 낮추는 초기 단계 동안 척추뼈앞굽음의 상실.
- 넙다리뼈 뼈머리의 뒤쪽 미끄러짐의 부족, 이것은 낮추는 단계 동안 척추 굽힘과 골반 뒤쪽 돌림 (및/또는 가쪽 기울임)의 원인이 된다.
- 포워드 런지 동작으로 되돌아 갈 때 등허리연접부의 폄.
- 동작의 모든 시점 (지점)에서의, 골반의 틀어짐 (이마면 동작에서 골반 기울임) 및/또는 회전 (수평면 동작).
- 간접적이지만, 부하 단계 동안 앞쪽 다리에서 하지 정렬의 상실은 허리근의 기능에 영향을 미친다.

CHAPTER 6

벤딩
Bending

주제

- 벤딩 동작의 역학적 기전.
- 벤딩 동작에서 허리근의 역할.
- 벤딩 동작들 동안 부적절한 조절의 일반적인 징후들을 찾고 교정하는 방법.

소개 (Introduction)

몸통과 척추를 굽히는 능력은 일상 생활에서 거의 모든 활동을 위한 기능적인 요구사항들이다. 예를 들어, 바닥에서 어떤 것을 집어 들기 위해서, 어떤 것을 머리 위로 들어 올리기 위해서, 또는 걷기 위해서 앞으로 굽히는 것은 몸통, 척추, 골반, 및/또는 힙의 기여와 어느 정도의 굽힘을 포함한다.

바닥이나 캐비닛 아래 칸에서 상당히 가벼운 것을 들어 올리기 위해서 몸을 굽히는 것은 스쿼트나 런지를 항상 필요로 하지 않는다. 이러한 경우, 벤딩이나 힙 힌지는 (포워드 벤딩의 다른 형태) 안전하고 효과적인 대안이 된다. 캐비닛의 높은 선반에 닿기 위해서 팔을 머리 위로 올리고, 볼을 던지고, 어린아이를 머리 위로 들어 올리는 것 모두는 척추를 펴거나 뒤쪽으로 굽히는 능력을 요구한다. 효율적인 걷기와 달리기를 위해서, 보행 주기의 다른 시점에서, 척추와 골반은 앞쪽, 뒤쪽, 옆쪽으로 굽힐 수 있어야만 한다. 걷거나 달릴 때 보행이 매우 뻣뻣하고 조화롭지 못할 때, 척추, 골반, 및/또는 힙을 적절하게 굽히는데 있어 어려움이 있음을 쉽게 관찰할 수 있다.

이 장은 여러 종류의 벤딩 움직임을 살펴 볼 것이다. "벤딩 (bending)" 이라는 용어는 척추, 및/또는 골반–힙 복합체의 여러 다른 움직임을 포함한다. 척추와 골반–힙 복합체는 다음 방향으로 굽힐 수 있다:

- *앞쪽 (Forward)*–포워드 벤딩에서, 척추의 분절적 움직임이 있으며, 척추는 굽혀지고 골반은 넙다리뼈 뼈머리 위에서 앞쪽으로 회전한다. 가슴골반 실린더 (TPC)가 안정되게 유지될 때, 포워드 벤딩은 바로 엉덩관절에서 골반을 넙다리뼈 뼈머리 위로 앞쪽으로 회전시켜 일어날 수도 있다.
- *옆 (Side–to–side)*–똑바로 선 자세에서부터

사이드 벤딩으로, 척추는 가쪽으로 굽혀지며 골반은 비교적으로 중립으로 남아 있거나 가쪽으로 기울어질 수 있다 (이마면 동작).

- *뒤쪽 (Backward)*—백워드 벤딩에서, 척추는 펴지며 골반은 넙다리뼈 뼈머리 위에서 뒤쪽으로 돌린다 (백워드 벤딩에서 허리근의 사용과 역학적 기전은 7장에서 논의될 것이다.)

독자는 1장에 있는 비교적인 힙 움직임에 대한 논의를 참조해라.

벤딩 동작들에서 허리근의 역할 (Psoas' Role in Bending Patterns)

허리근이 벤딩에 기여하는 두 가지 일차적인 방법이 있다:

1. *포워드 벤딩 동안*—척추는 굽히거나 중립을 유지할 수 있다:
   - 척추 굽힘에서. 허리근은 안정되어 허리뼈의 분절적 굽힘에 기여를 할 것이다. 척추가 앞쪽으로 굽혀지는 동안 허리근은 각 척추 분절이 전체적인 움직임에 확실히 기여하도록 한다. 끝 범위—근육들이 더 이상 관절을 안정 시킬 수 없는 동작 범위에서의 지점과 반복적인 움직임을 피하려는 주의를 하면서, 척추 굽힘은 건강한 척추를 갖고 있는 사람들에서는 척추의 뒤쪽 구조들을 스트레칭 시키고 가동시키기 위해서 필요한 동작이다.
   - 중립 척추 정렬에서. 포워드 벤딩은 중립 정렬에서 TPC를 유지하고 엉덩관절 (hip joint)에서만 오직 굽힘으로써 만들어질 수 있다. 힙 힌지 또는 그냥 힌지라고 불리며, 골반은 가만히 있는 넙다리뼈 뼈머리 위에서 앞쪽으로 돌아간다. 근본적으로, 힙 힌지는 닫힌-사슬 힙 굽힘이며, 허리근은 척추와 골반을 안정시키고 그 다음 넙다리뼈 뼈머리를 볼기뼈절구 (acetabulum) 중심에 놓여질 수 있도록 만들어 주기 때문에, 굽힘이나 힌지는 척추의 굽힘을 통해서가 아니라 순전히 엉덩관절에 의해서 생긴다. 요통을 가진 사람에게 힙 힌지 (hip hinge)는 앞으로 구부릴 때 척추 위 사용을 절약하고 (척추동작 제한) 힙을 사용하기 위해서 안전한 동작이다.

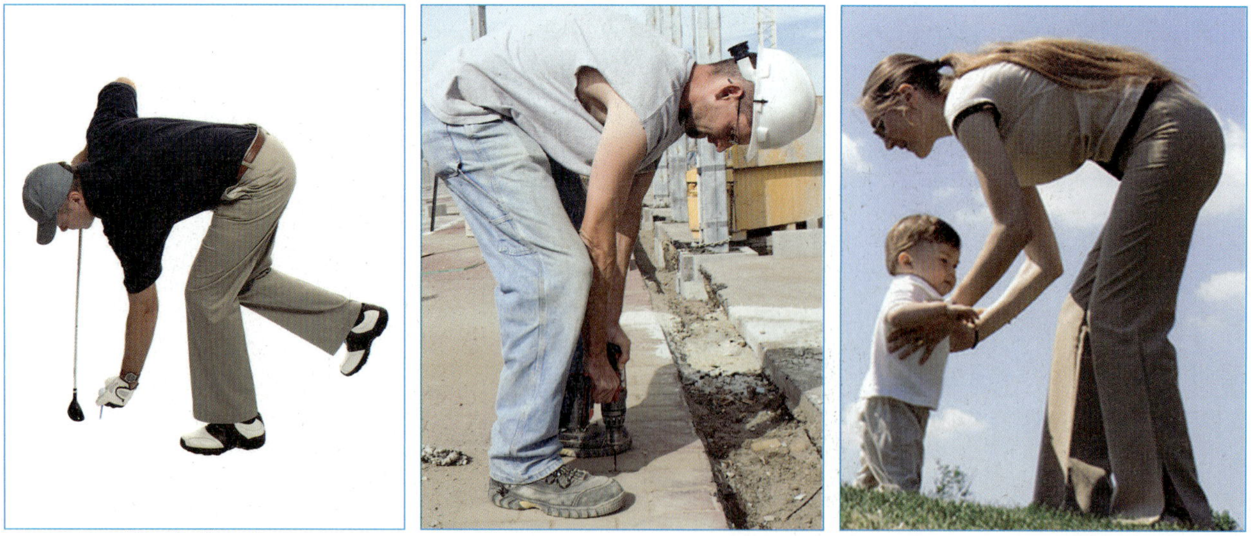

포워드 벤딩의 여러 방식들: 골퍼는 (왼쪽 사진) 일차적으로 힙 힌지 벤딩 동작을 사용하는 반면, 건설인부는 일차적으로 척추 굽힘을 활용하며 힙을 거의 쓰지 않는다 (가운데 사진). 엄마는 아이를 들어 올리기 위해서 힙 힌지와 척추 굽힘의 조합을 사용한다 (오른쪽 사진).

임상적 고려 사항: 포워드 벤딩 동안 척추 굽힘에 관한 노트

포워드 벤딩에서 힙에서의 기여의 양은 들어 올려지는 부하 (부하가 크면 클수록 사용되는 척추 굽힘은 적다), 개인의 습관 또는 어떻게 굽히라고 배운 것에 달려있다. 이상적으로 포워드 벤딩 동안, 과도한 척추 굽힘의 양을 줄이기 위해서 상당한 양의 골반 앞쪽 기울임 (anterior pelvic tilt)가 있어야만 한다.

포워드 벤딩에서 척추가 굽혀지는 동안, 척추 굽힘을 힘들어하고 지속적인 척추 굽힘을 할 때 불편함을 겪을 수도 있다; 예를 들어, 구부정한 자세나, 부드러운 의자에 앉아 있거나, 칫솔질을 하기 위해서 굽힐 때.

굽히기 힘들어하는 경우-끝 범위 척추 굽힘으로 앞쪽으로 굽힐 때나 지속적인 굽힘 자세에서 척추를 유지하는 데서 기능장애/통증을 보이거나 힘들어 하는 경우-척추를 보다 중립 정렬로 유지하는 것이 반복적인 포워드 벤딩 활동을 위해서 더 안전한 방법이다.

임상적으로, 대부분이 앞으로 굽힐 때 적절한 골반 앞쪽 돌림 (기울임)을 만드는데 있어서 상당한 제한을 갖고 있다는 것을 알았다. 그러므로, 대부분 트레이닝 프로그램의 상당 부분을 척추 굽힘의 양을 제한시키면서 골반을 앞쪽으로 기울이는 능력을 개선하는데 할애해야 할 것이다. 일반적으로 적절한 힙 힌지 전략을 보일 때까지 척추 굽힘을 훈련시키지 않는다.

2. *사이드 벤딩 동안*—똑바로 선 자세에서, 허리근은 척추의 분절적 가쪽 굽힘에 기여할 수 있다; 그러나 허리근은 굽혀지는 쪽의 과도한 관절 압박을 피하기 위해서 척추 감속에 더욱 관여를 한다. 예를 들어, 오른쪽으로 사이드 벤딩을 할 때, 왼쪽 허리근은 원심성 수축으로 늘어나는 반면, 오른쪽 허리근은 비교적 수동적으로 짧아진다. 그러나, 한쪽으로 물건을 옮기는 경우처럼, 이 동작에 대한 저항이 있을 때, 반대쪽 허리근은 척추의 수직 자세를 유지하는데 능동적으로 보조를 하고 있기 쉽다.

벤딩을 개선시키는 훈련 (Training to Improve Bending)

다음 항목들은 벤딩을 할 때 척추와 골반—힙 복합체의 사용을 개선하기 위해서 디자인된 동작을 서술할 것이다:

- *포워드 벤딩*—포워드 벤딩, 힙 힌지, 및 롤—업 동작들
- *사이드 벤딩*—사이드 벤딩과 캐리 (carrying) 동작들

포워드 벤딩 (Forward Bend)

일상 생활의 많은 활동들이 포워드 벤딩을 요구하기 때문에, 현재 힙 굽힘과 연관되어 척추 문제를 겪고 있거나 이런 경험이 없는 사람들에게 적절한 포워드 벤딩 동작을 실행하는 방법을 훈련시키는 것이 도움이 된다. 일반적으로 우리는 과도한 부하를 갖는 척추 굽힘이 이득 보다는 척추를 위험하게 할 가능성 때문에 이 동작은 체중만으로 실행한다.

포워드 벤딩 동작의 셋업 (Setting Up the Forward Bend Pattern)

- 발을 힙 너비로 벌리고 무릎은 똑바로 펴서 시작한다. 체중은 발의 중심 (foot tripod) 위에 있어야만 한다 —압력의 대부분은 첫 번째 관절 (엄지발가락쪽), 다섯 번째 관절 (새끼발가락쪽), 및 뒤꿈치 밑에 있을 것이다. 힙, 무릎, 발목, 및

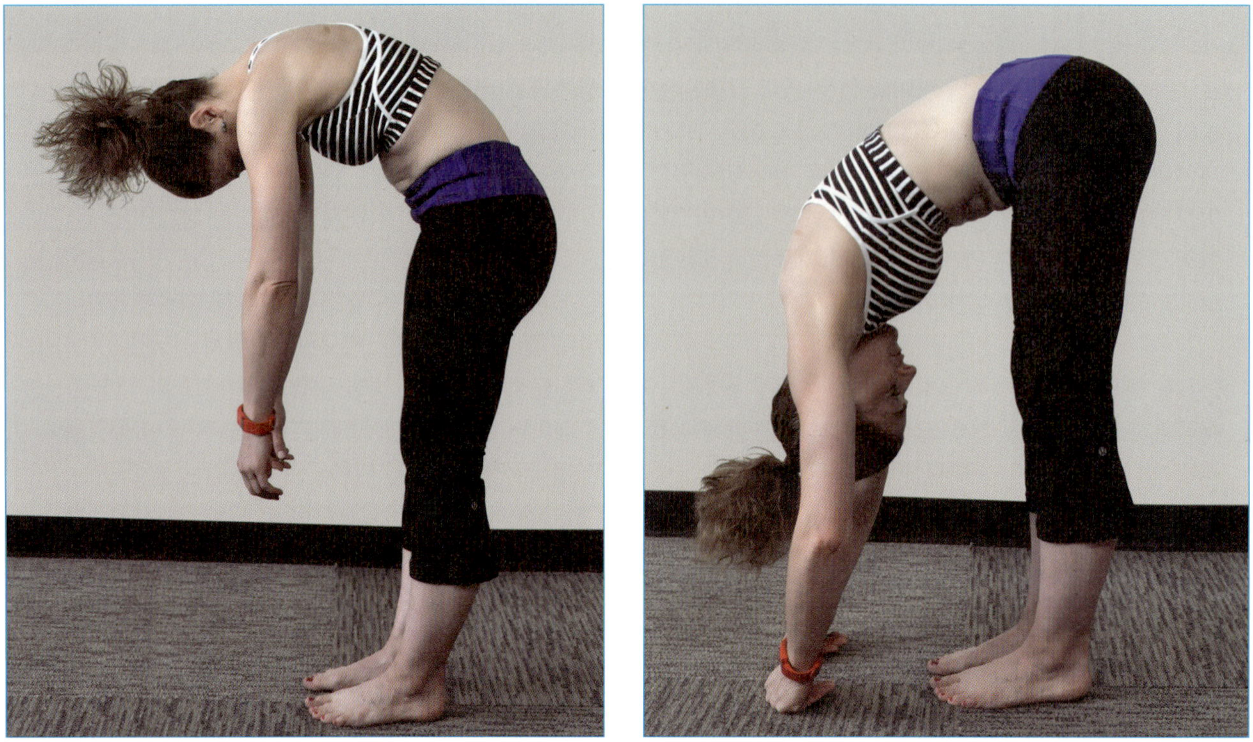

〈포워드 벤드〉 동작–척추를 굽혀서 시작한 다음 (왼쪽), 골반을 앞쪽으로 기울여서 굽히는 것을 계속한다 (오른쪽). 이상적으로, 포워드 벤드 동작 시 대부분의 굽힘은 척추보다는 힙 (엉덩관절)에서 일어나야만 한다.

발은 서로가 정렬되어 엉덩관절에서부터, 무릎 관절의 가운데를 지나 발의 첫째와 둘째 발가락 사이의 점을 지나가야만 한다.

- 몸통을 골반 위에 정렬시키고 시작한다 – 근본적으로 골반 위에 TPC가 놓여 있다. 비교적 중립 척추 정렬로 있어야만 하며, 가슴우리의 아래 입구는 앞이 아니라 발을 보아야만 한다. 골반은 골반 앞쪽 기울임으로 있고, ASIS들이 두덩결합의 약간 앞에 있어야만 한다.
- 턱을 가슴 쪽으로 당겨서 느리고, 분절단위로 척추의 굽힘이 일어나게 하면서 머리와 목을 부드럽게 굽힌다 (위 왼쪽 사진). 처음 움직임을 느리게 하는 것이 중요한데 그래야 굽히는 동안 여러 부위를 통해서 척추의 움직임을 느끼며 조절할 수 있다.
- 일단 허리뼈 굽힘을 했을 경우, 포워드 벤딩 움직임으로 계속 가기 위해서 골반을 앞쪽으로 회전한다 (위 오른쪽 사진).
- 동작의 끝 범위까지 힘을 주지 않고서 할 수 있는 만큼 최대한의 동작을 만들었을 때, 먼저 골반을 뒤쪽으로 회전시키면서 움직임을 반대로 한 다음 허리뼈, 등뼈, 및 목뼈를 분절적으로 편다. TPC를 중립 정렬로 유지하면서 출발 자세로 되돌아 갈 때까지 이것을 계속한다.

포워드 벤딩에서 기능장애의 일반적인 징후들 (Common Signs of Dysfunction in the Forward Bend)

〈포워드 벤딩〉 동작 시 부적절한 허리근을 나타내는 두 가지 일반적인 징후들이 있다:

1. *분절적 동작 부족.* 등허리연접부 (TLJ)나 허리뼈가 신장된 자세로 있는 일이 흔한데 그 이유는 척추세움근들이 과긴장성이어서 척추뼈앞굽음을 유지하고 있거나, 허리근이 방해를 받아 척추를 굽히는데 기여를 하지 못하기 때문이다.

2. *골반을 앞쪽으로 돌리지 못함*. 얕은층 큰볼기근, 햄스트링, 및/또는 얕은층 배근육들이 과긴장성일 때 이런 제한이 생긴다. 이 경우 등뼈 또는 허리뼈를 과도하게 굽혀서 보상할 것이다. 이 자세와 움직임 전략은 허리근을 방해하고, 척추 디스크와 관절에 과부하를 주며 끊임없이 잘못된 벤딩 동작들을 지속시킨다.

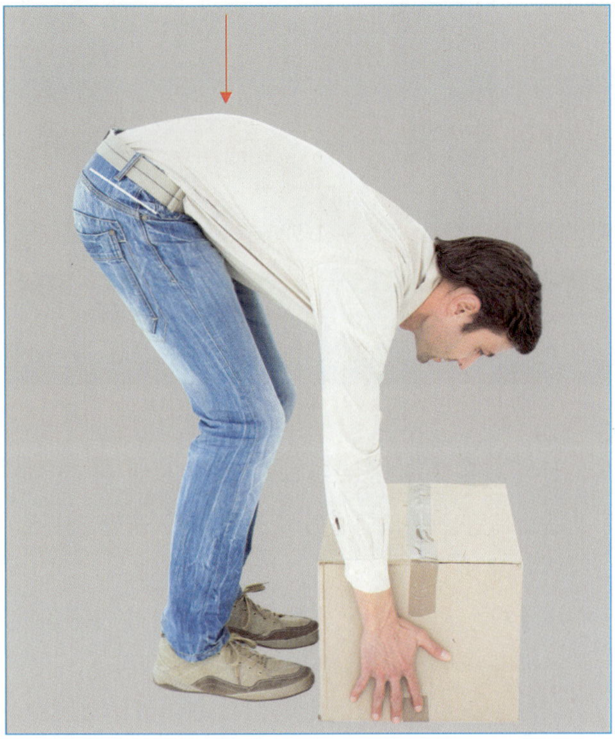

부적절한 포워드 벤드–골반을 앞쪽으로 기울이는 능력이 부족한 대상자는 박스로 뻗기 위한 보상으로 그의 등허리 부위를 과도하게 굽힌다.

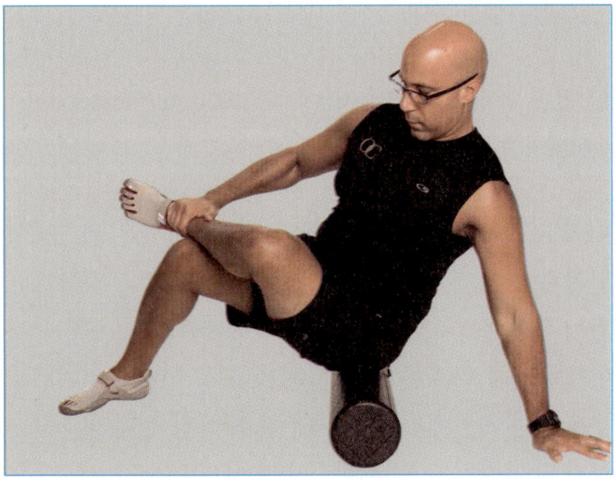

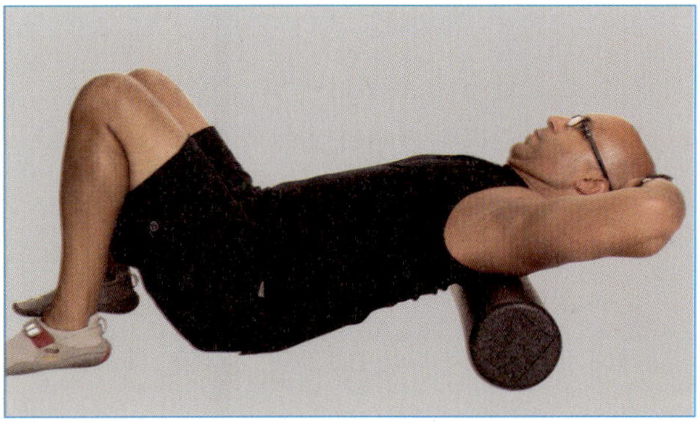

뒤쪽 힙 (왼쪽)과 척추세움근 (오른쪽)의 근막 이완.

포워드 벤딩 동작을 개선하기 위한 교정 운동 전략 (Corrective Exercise Strategies for Improving the Forward Bend Pattern)

- *근막 제한 이완 및/또는 늘리기*. 자가–근막 이완술, 도수 치료 이완술 및 비슷한 전략들이 척추세움근 (분절단위의 척추 굽힘을 제한하는 것) 또는 큰볼기근, 햄스트링, 뒤쪽 힙 근육군 또는 배근육들의 (골반 앞쪽 돌림을 제한하는 것들) 제한을 푸는데 효과적일 수 있다. 허리근 활성화와 분절단위의 척추와 골반 조절을 개선하기 위한 동작으로–예를 들어, 〈골반 기울임〉 (2장), 〈서포트 스쿼트〉 (4장), 또는 〈힙 힌지 브리지〉 (7장)– 이완이 되었는 지를 추적해 보아라.
- *셀프–모니터 (self monitor)와 골반 동작 제한*. 자신의 동작 범위를 *셀프–모니터*하게 돕는 것은 적절한 골반 움직임 훈련을 위한 가장 쉬운 방법이다:
  - 손을 골반에 대는데 엄지가 위뒤엉덩뼈가시 (PSIS)를 향하고 손가락은 ASIS를 향한다.
  - 척추를 굽히고 나서 골반을 앞쪽으로 돌리는 동안 손은 골반의 움직임을 모니터 할 것이다. 더 이상 골반이 움직이는 것을 느끼기 못할 때, 멈추고 출발 위치에 다시 도달할 때까지 그 동작을 역으로 한다. 뒷면에 있는 〈힙 힌지〉 동작을 보아라.
- *근막 제한의 늘리기나 이완의 큐*. 다음 부위들을 이완시키기 위해서 도움을 받을 수 있다:

- 척추세움근—"힘을 빼라" 또는 "늘려라"는 큐를 준다.
- 힙의 뒤쪽—볼기근이나 햄스트링을 통해서 이완시키기 위해서, "힘을 빼라" 또는 "늘려라," 또는 "꼬리뼈를 길게 또는 몸 뒤로 보내라" 라고 큐를 준다.
- 힙 돌림근—궁둥뼈결절 또는 궁둥뼈를 가로질러 이완하거나 "넓게 해라"는 큐를 준다.
- 배근육—골반을 앞쪽으로 돌리면서, 배근육을 이완시키기 위해서 배 속으로 숨을 집어 넣으라고 큐를 줘라.

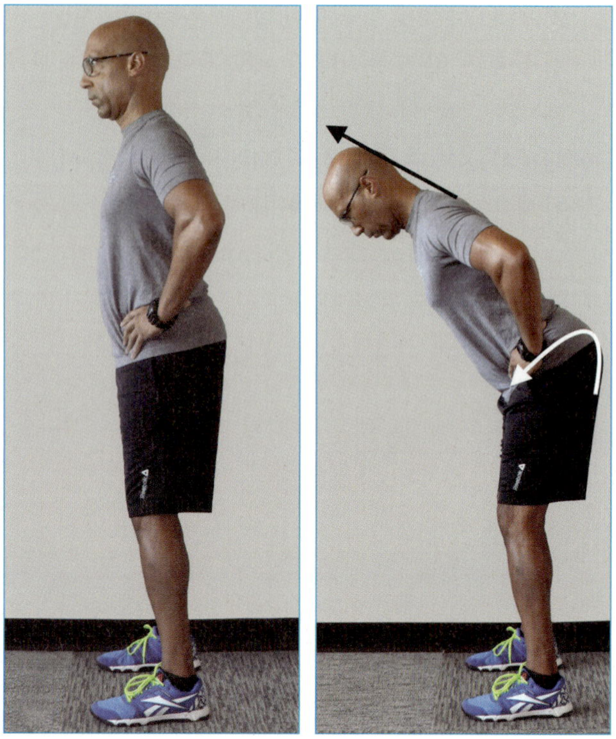

힙 힌지 (Hip Hinge)

힙 힌지 동작은 많은 대상자들이 배우는 기본적인 동작들 중의 하나인데, 그 이유는 위에서 말한 대로 벤딩 동안 힙을 충분히 사용하지 않는 사람들이 많기 때문이다. 충분한 골반 앞쪽 돌림 (anterior pelvic rotation)을 만들지 못하는 것은 (근본적으로 이것은 똑바로 선 자세에서 힙을 굽히지 못하는 것이다) 허리뼈에 과부하를 주는 가장 큰 원인 중의 하나이다. 척추가 중립으로 남아 있기 때문에, 힙 힌지 동작은 낮은 곳에서 무거운 부하를 들어 올리기 위한 가장 안전한 방법 중의 하나이다.

힙 힌지 동작의 셋업 (Setting Up the Hip Hinge Pattern)

- 포워드 벤딩 동작에서와 정확하게 동일한 TPC와 하지 정렬로 시작한다. 손을 골반에 올려 놓고 자신의 골반 동작을 모니터 할 수 있다.
- 골반을 넙다리뼈 뼈머리 위에서 앞쪽으로 돌려서 동작을 시작한다. 대상자는 TPC나 하지 정렬을 잃지 않는 범위에서 가급적 많이 골반을 앞쪽으로 돌린다 (위 오른쪽 사진). 동작 내내 머리 꼭대기가 길어진다는 (화살표) 생각을 하라고 큐를 주어야만 한다.
- 힙이 이용할 수 있는 동작을 다 했을 때, 볼기근과 햄스트링을 부드럽게 수축시켜 몸을 출발 자세로 되돌려 당긴다.
- 대상자는 힙 힌지 동작의 꼭대기에서 볼기근을 조이라는 큐를 흔히 받는데, 이것은 골반을 뒤쪽으로 회전시키고 넙다리뼈 뼈머리를 볼기뼈 절구 (acetabulum) 안에서 앞쪽으로 밀어내기 쉽다. 능동적인 수축을 유지해야 하지만; 출발 자세로 되돌아 가는 동안 볼기근의 과다 수축을 피해야만 한다.

힙 힌지 동작의 시연은 www.IIHFE.com/the-psoas-solution을 보아라.

힙 힌지 움직임을 마스터 했다면, 바벨 (맞은 편 왼쪽과 가운데 사진), 덤벨, 또는 케틀벨로 부하를 줘서 도전을 더 할 수 있다. 골반이 뒤쪽으로 이동하거나 위치를 바꾸는 동안, 체중만으로 운동하는 버전에서 처럼 체중이 낮아짐에 따라 골반은 여전히 앞으로 회전해야 한다 (앞쪽으로 기울임).

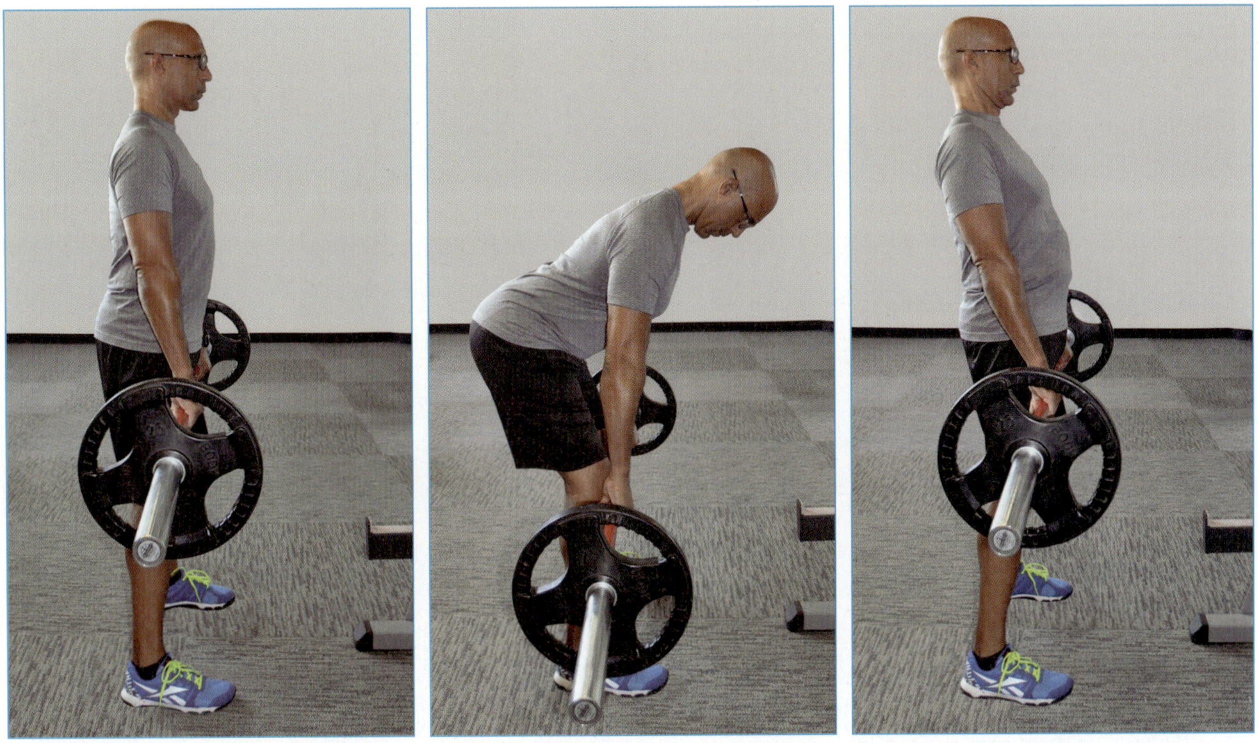

힙 힌지 동작: 시작 (왼쪽); 끝 (가운데); 고객에게 이 동작이 완성되어 무릎을 다 편체로 서 있을 때 '볼기를 조여라' 또는 '골반을 앞으로 밀어라'라는 큐는 몸통의 과다 폄과 골반 뒤쪽 기울임 (오른쪽)을 만든다.

힙 힌지에서 기능장애의 일반적인 징후들 (Common Signs of Dysfunction in the Hip Hinge)

허리뼈와 골반–힙 복합체에서 안정성이 부족하거나, 볼기근, 햄스트링, 및 뒤쪽 엉덩관절 복합체에서 적절한 길이가 부족해서, 골반을 완전히 앞쪽으로 돌리지 못하는 대상자들이 많다. 힙 힌지 동작 시 부적절한 허리근 관여를 나타내는 가장 일반적인 징후 중의 하나는 골반의 완전한 앞쪽 회전을 만들지 못해서 허리척추를 과도하게 굽히는 것이다.

힙 힌지 동작 개선을 위한 교정 운동 전략 (Corrective Exercise Strategies for Improving the Hip Hinge Pattern)

- *TPC와 힙을 안정과 허리근 기능의 개선.* 3장에서 서술한 〈행복한 아기〉 및 〈변형 데드 버그〉 진행은 힙 힌지 동작에서 허리근 기능의 회복과 개선에 도움이 될 수 있다.
- *셀프–모니터 (self monitor)와 골반 동작 제한.* 개인이 골반의 움직임을 셀프–모니터하게 돕는 것은 적절한 골반 움직임을 훈련하기 위한 가장 쉬운 방법이다. 위에서 골반 동작에 대한 셀프–모니터 방법에 대한 서술을 보아라. 또한 〈지지 힙 힌지〉를 실행할 수도 있는데, 거기서 손을 벽에 대고 힙을 뒤로 빼면서 앉는데 집중한다. 골반을 앞쪽이나 넙다리뼈 뼈머리 위로 돌리는데 집중한다.
  〈지지 힙 힌지〉: 지지 힙 힌지 동작에서 적절한 정렬 (다음 페이지 왼쪽과 가운데 사진)–골반을 앞쪽으로 돌리고 중립 척추 정렬을 유지할 수 있다; 다수가 골반을 앞쪽으로 돌리는 능력이 부족하며 이를 위해 척추를 과도하게 굽혀서 보상할 것이다 (오른쪽 사진). 좋지 않은 힙 가동성이나 골반을 넙다리뼈 뼈머리 위에서 앞쪽으로 돌리지 못하는 것은 요통과 척추의 퇴행성 변화의 흔한 원인이다.

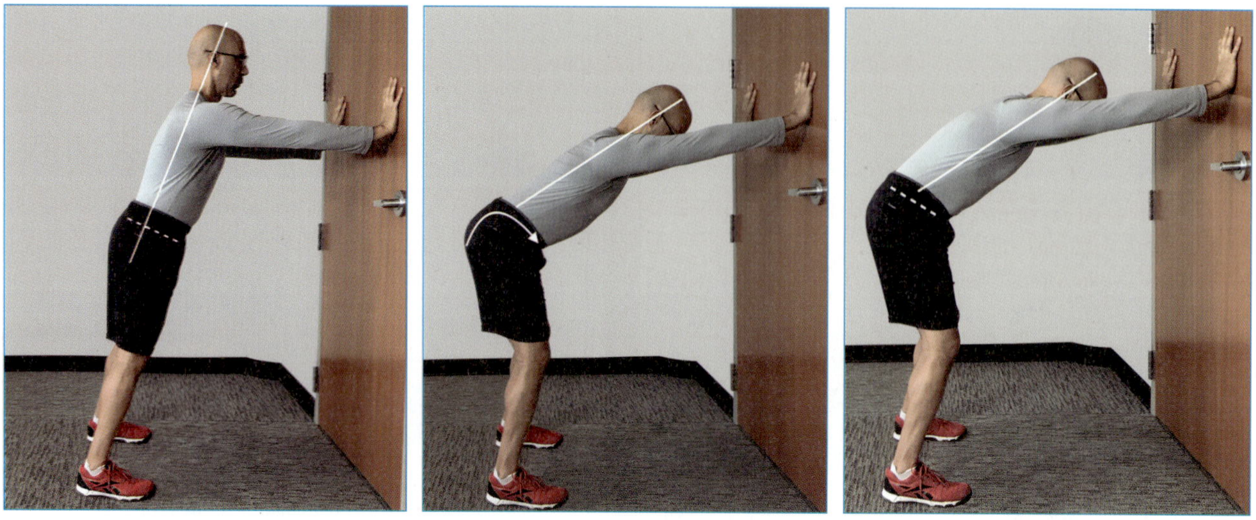

지지 힙 힌지 – 시작 (왼쪽); 끝 (가운데); 부적절한 골반 앞쪽 돌림과 이 결과로의 허리뼈 굽힘 (오른쪽)

- *근막 제한 이완 및/또는 늘리기.* 자가–근막 이완술, 도수 치료 이완술, 및 비슷한 이완 전략들이 골반을 앞쪽으로 돌리는 능력을 제한하고 있는 근막 제한 (얕은층 볼기근, 햄스트링, 뒤쪽 힙 돌림근, 배근육에 있는)을 푸는데 효과적일 수 있다. 허리근 활성화와 TPC의 안정을 개선하기 위해서 이완이 되었는지를 어떤 동작으로 –예를 들어, 〈행복한 아기〉 및/또는 〈변형 데드 버그〉– 추적해 보아라.
- *근막 제한 이완 및/또는 늘리기 큐*–골반을 앞쪽으로 돌릴때 엉덩이 뒤쪽 (볼기근과 햄스트링을 통한 연장 또는 궁둥결절 부분의 확장) 또는 배를 (그리핑이 이완되는 동안 배로 호흡하라는 큐 주기) 통해 이완시키도록 큐를 준다.

진행 (Progressions)

〈스플릿 스탠스 힙 힌지; Split Stance Hip Hinge〉는 매우 좋지만, 좀처럼 사용되지 않는 양측성 동작의 진행이다. 이 동작은 포워드 벤딩에서 두 양쪽 사이의 비대칭을 보여주기 위한 쉬운 방법이다. 양측성 버전과 비슷하게, 처음에 손을 골반에 대고서 골반 회전을 모니터하며 골반이 돌아가는 것을 느낄 때까지만 움직인다 (아래 사진들). 양측성 동작에서처럼, 이 동작들은 DB, KB, 바벨 또는 케이블 머신으로 부하를 주면서 할 수 있다.

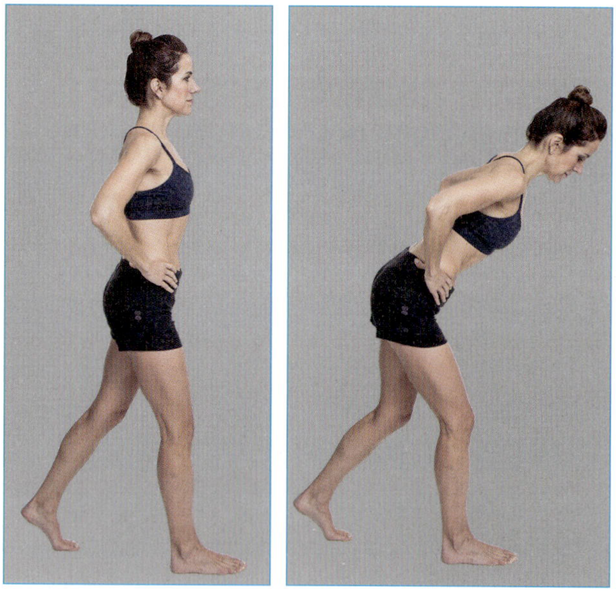

〈스플릿 스탠스 힙 힌지〉 –손을 골반에 대고 골반 돌림을 모니터 한다.

스플릿 스탠스 버전을 능숙하게 할 경우, 〈힙 힌지〉 동작의 싱글 레그 버전으로 진행할 수 있다. 적절한 스플릿 스탠스 힙 힌지를 해야만 하며 싱글 레그 버전으로 진행하기 전에 다리 당 최소 30초 동안 보상

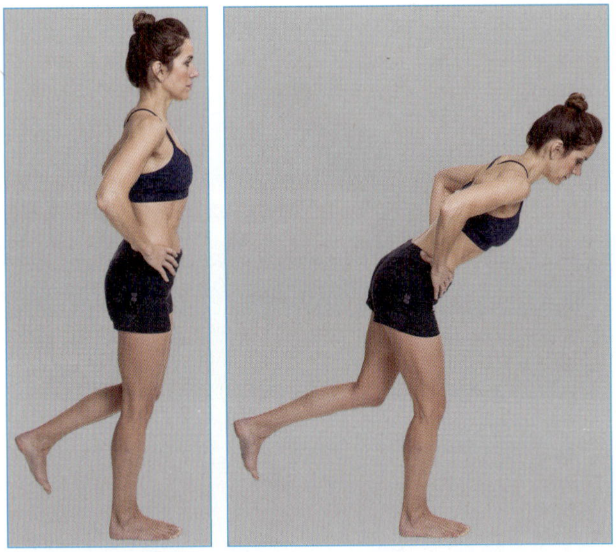

싱글 레그 힙 힌지

없이 싱글 레그 스탠스를 유지할 수 있어야만 한다. 싱글 레그 버전에서 적절한 정렬과 조절을 확실히 하는 것은 부하를 더하거나 뻗기 변형을 더하는데 필수적인 동작이다. 힌지 동작을 하기 전에 싱글 레그 스탠스에서 적절한 정렬과 조절을 유지할 수 있어야만 한다. 게다가, 앞쪽으로 힌지를 하면서 골반을 앞쪽으로 돌리는 동안 중립 정렬을 유지해야만 한다 (위 왼쪽 사진).

스플릿 스탠스와 힙 힌지 동작의 싱글 레그 변형의 시연은 www. IIHFE.com/the-psoas-solution을 보아라.

〈싱글 레그 힙 힌지 뻗기〉는 이전 힌지 동작들의 진행이다. 앞쪽으로 뻗는 동안 정렬을 유지할 수 있는지를 보아라 (아래 왼쪽과 가운데 사진). 힙 분리가 잘 안 되는 대상자에게서, 조절할 수 있는 동작 범위를 넘어 설 때 골반을 돌리거나 가쪽으로 기울이는 일이 매우 자주 생긴다 (아래 오른쪽 사진). 이러한 방식으로 동작을 실행하는 것은 부적절한 움직임 동작들을 지속시키고, 허리, 골반, 힙, 및 무릎 문제를 자주 일으킨다.

〈싱글 레그 힙 힌지/저항 뻗기〉–이 동작의 부하 버전으로 옮겨가기 전에 싱글 레그 힙 힌지를 적절한 정렬과 조절로 실행할 수 있어야만 한다. 이 동작은

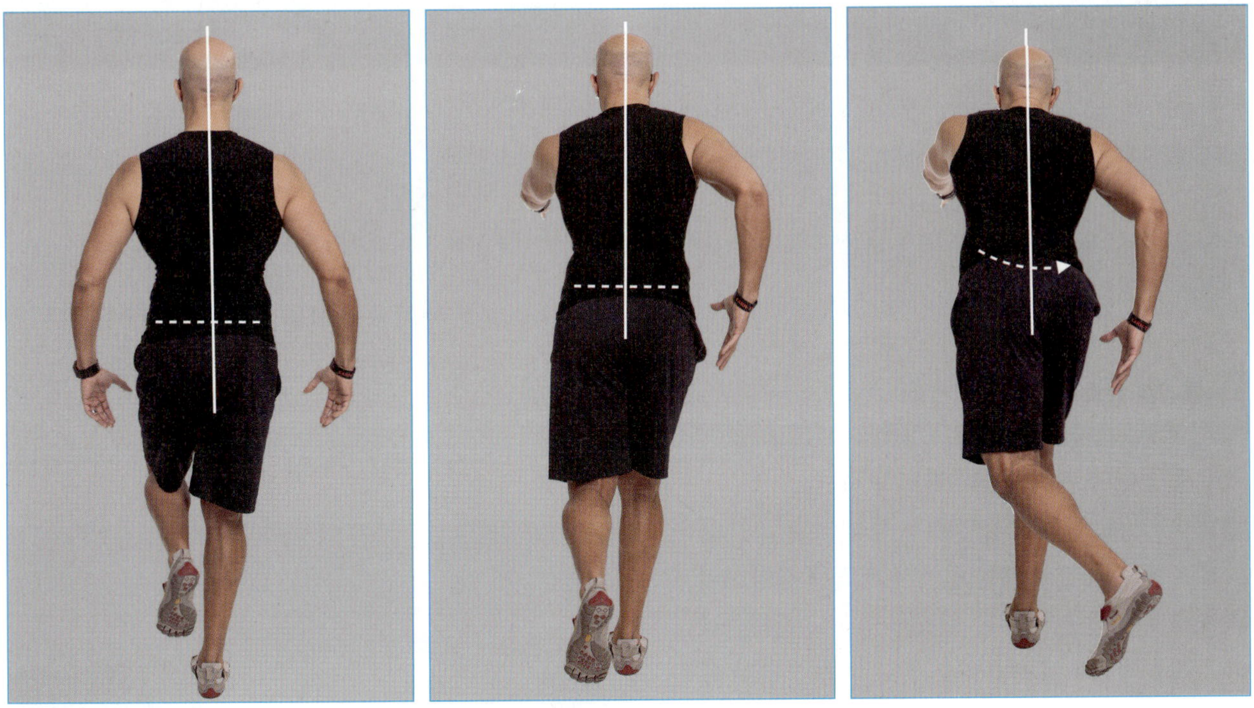

〈싱글 레그 힙 힌지 뻗기〉–힌지를 하고 앞으로 뻗는 동안 TPC가 정렬되어 있다 (왼쪽 및 가운데 사진); 잘못된 힌지 동작으로 인해 TPC를 잃어버리는 사람들이 많으며 척추를 돌려서 보상할 것이다 (오른쪽).

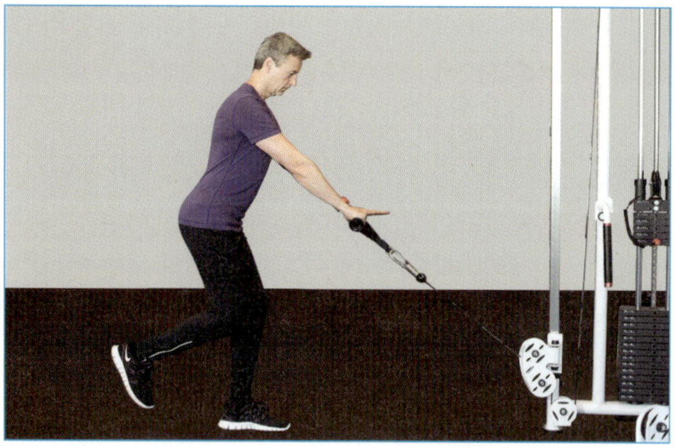

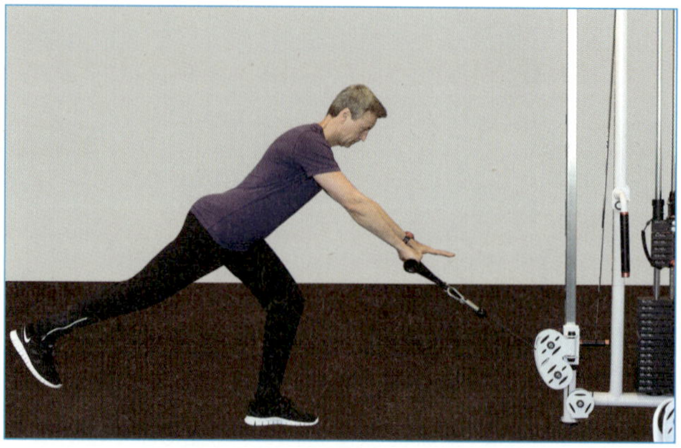

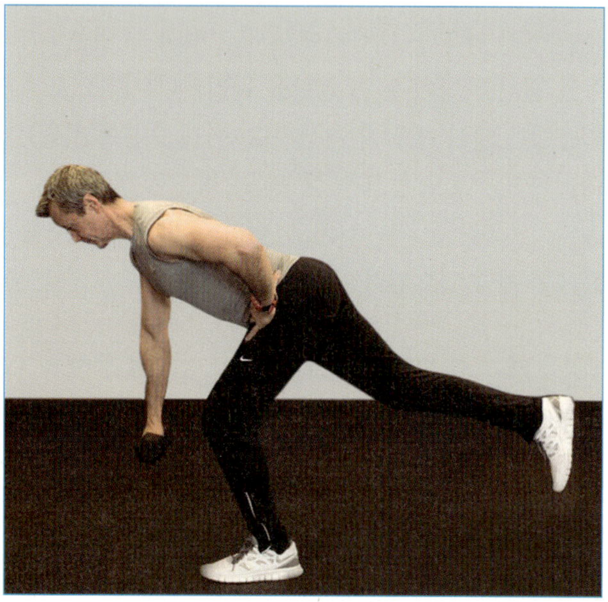

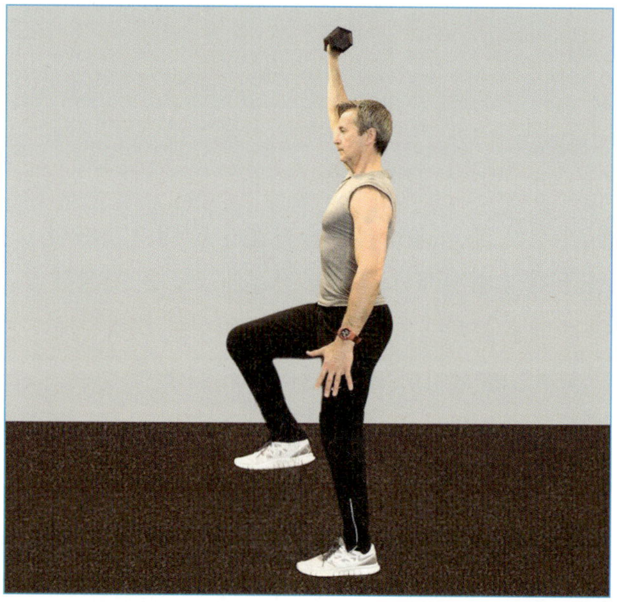

싱글 레그 힙 힌지 (저항 뻗기) – 케이블과 (위 사진) 덤벨 (아래 사진)로 부하를 준다.

위에서 시연한 대로, 케이블, DB 또는 메디신 볼로 부하를 줄 수 있다. 부하 동작에 상관이 없이 역학적 기전은 동일하다.

롤-업 (Roll-Up)

척추 통증이나 기능장애의 병력이 없는 대상자들에게, 롤-업 동작은 분절적 척추 굽힘 훈련 그리고 척추 굽힘의 역할 안에서 배벽을 강화시키기 위한 효과적인 운동이다. 이것은 척추를 굽히는데 허리근과 배근육들의 조화를 돕고 뒤쪽 사슬에 있는 근육과 근막을 늘리기 위한 상당히 안전한 방법으로 사용될 수 있다.

롤-업 동작의 셋업 (Setting Up the Roll-up Pattern)

- 등을 대고 누워서 다리를 똑바로 펴고 어깨를 굽혀 손바닥이 바닥을 보게 한다. 머리와 목은 중립 정렬로 있어야만 하며, TPC도 마찬가지이다 (앞선 동작들에서 서술한 대로). 다리를 바닥에서

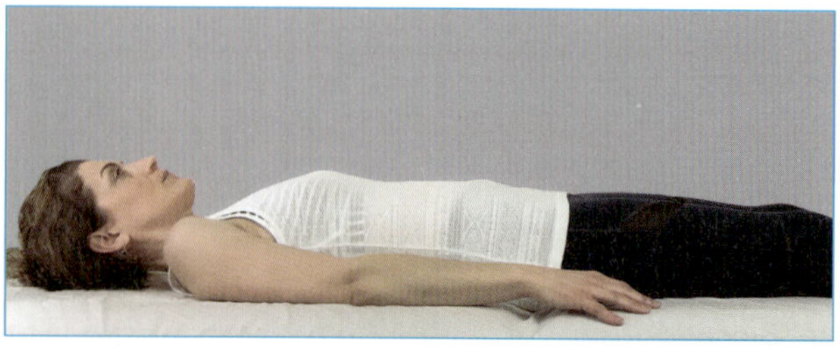

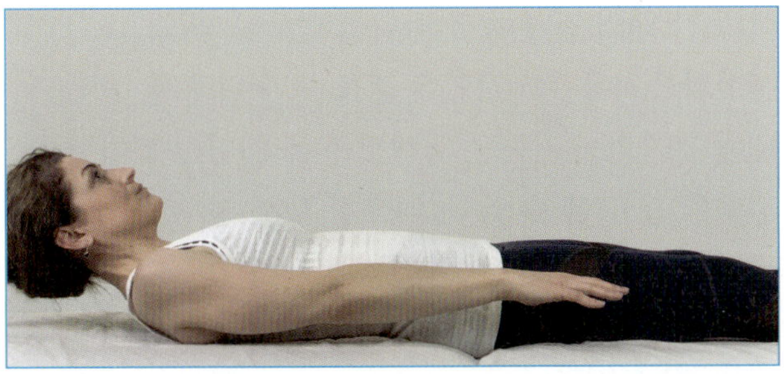

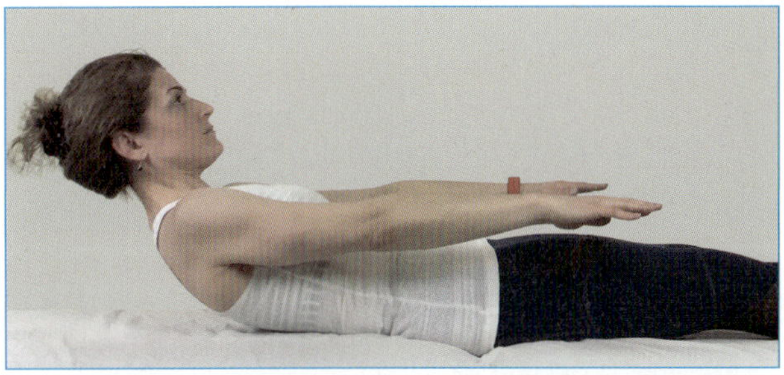

들어 올리지 않고 몸통과 척추의 굽힘을 만들기 위해서 다리를 고정시킬 필요가 있는 경우가 있다. 그러나, 이러한 안정에 너무 의존하게 해서는 안 된다: 만약 이 움직임을 실행하기 위해서 과도한 고정을 필요로 할 경우, 아래에 서술한 회귀 동작을 사용해라.

- 턱을 가슴 쪽으로 당겨서 머리와 목을 부드럽게 굽히면서 척추를 분절적으로 굽힌다 – 한 분절을 굽히고, 다음 분절이 뒤따른다. 목, 가슴, 및 허리뼈를 통해서 굽힘 조절을 느끼고 발달시킬 수 있도록 처음에 천천히 움직이는 것이 중요하다.
- 일단 등뼈와 허리뼈 굽힘을 통해서 움직였다면, 그들은 골반을 앞쪽으로 움직여서 포워드 벤딩 움직임을 계속한다.
- 몸을 억지로 끝 범위로 가지 않고서 할 수 있는 만큼 많은 동작을 만들었을 때, 먼저 골반을 뒤쪽으로 돌려서 이 움직임을 반대로 하며, 그 다음 허리뼈, 등뼈, 및 목뼈를 분절적으로 편다. 중립 정렬로 TPC를 두고서 출발 자세로 되돌아 갈 때까지 이것이 지속된다. 이 동작을 허리근과 배근육으로 원심성 수축으로 조절해야만 하며, 그냥 뒤로 떨어뜨려서 등을 대고 누운 자세로 가면 안 된다.

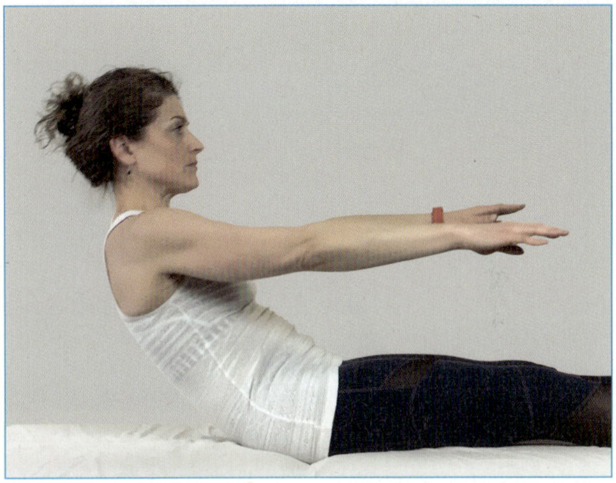

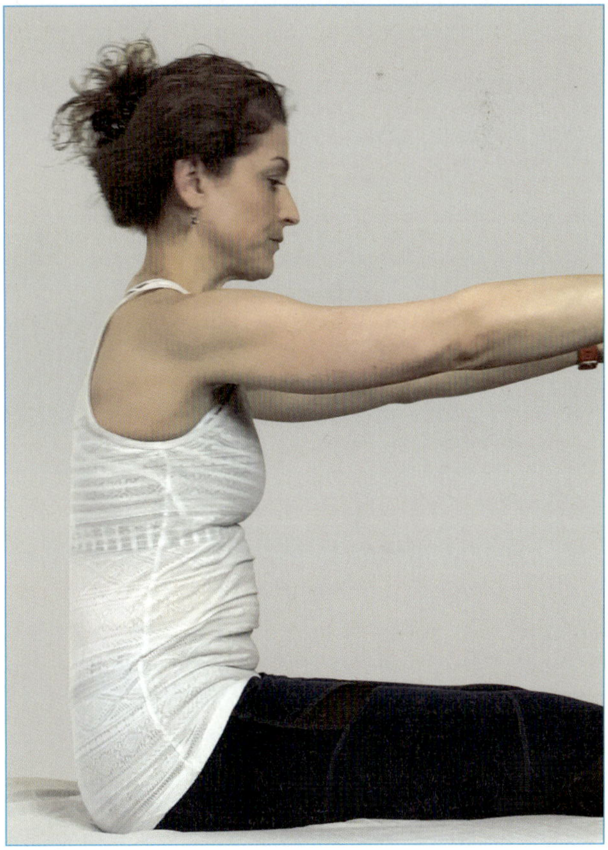

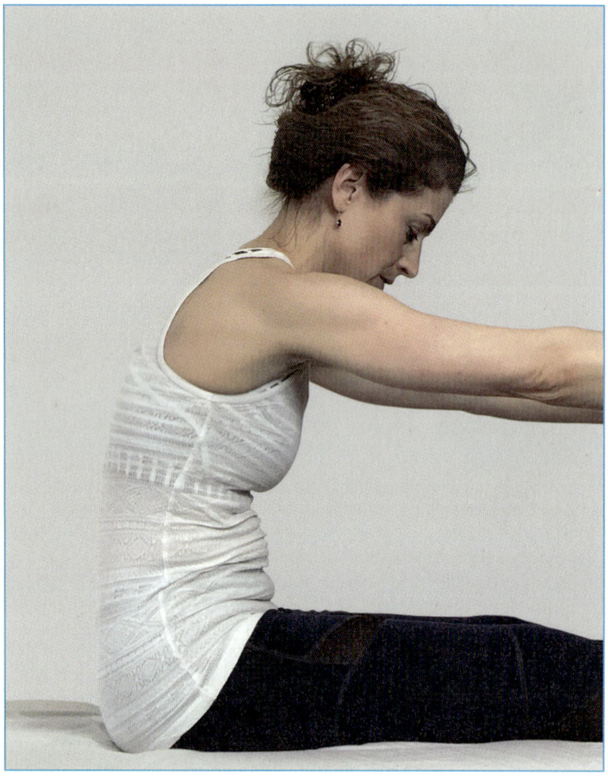

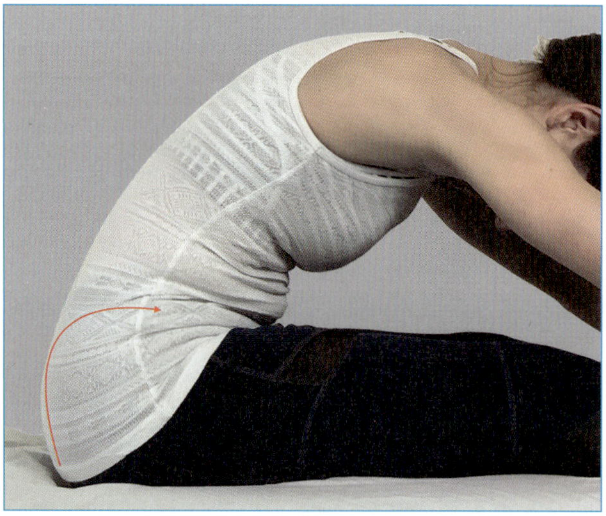

롤-업 동작: 골반 위로 앞으로 구르는 동안 골반은 앞쪽으로 계속 기울어져야만 한다 (위 사진들). 개인은 과도한 허리뼈 굽힘으로 보상을 할 것이므로, 이 동작의 끝에서 골반을 앞쪽을 돌릴 수 없을 경우, 이 동작을 실행하게 해서는 안 된다. 뒤로 굴러 테이블로 되돌아 갈 때, 먼저 골반을 뒤쪽으로 돌리고 척추를 분절적으로 펴서 출발 자세로 되돌아 간다.

이 동작 내내 전체 동작 범위를 만들 수 있는 대상자들에게 추가적인 도전을 주기 위해서, 동작 내내 추가적인 저항을 위해서 손에 메디신 볼이나 덤벨을 잡고 할 수 있다. 과도한 부하 및/또는 척추 굽힘의 반복과 연관된 위험 때문에—특히, 디스크 손상이나 척추의 다른 연부조직/관절 문제의 병력을 갖고 있는 사람들—롤-업 동작에 부하를 줄 때 주의를 해야 한다.

롤-업에서 기능장애의 일반적인 징후들 (Common Signs of Dysfunction in the Roll-up)

롤-업 동작 시 부적절한 허리근 관여를 나타내는 가장 일반적인 징후들은 허리뼈의 분절 굽힘 상실과 제한된 골반 앞쪽 돌림 (anterior pelvic rotation)이다. 억제된 허리근을 갖고 있는 경우, 척추의 분절적 굽힘에 적절하게 기여를 하지 않는 것을 뜻한다. 앞서 서술한 포워드 벤딩 동작들과 비슷하게, 허리뼈와 골반-힙 복합체의 안정성 상실, 및/또는 볼기근, 햄스트링, 및 뒤쪽 엉덩관절 복합체의 적절한 길이 부족은 완전히 앞쪽으로 회전된 골반을 만드는 능력을 제한할 것이다. 이 대상자는 다음 3가지 중의 하나로 이러한 동작 부족을 보상할 것이다:

- 롤-업을 시작할 때 등뼈나 아래 허리뼈를 통한 과도한 굽힘;
- 배벽의 과활성화나 골반을 뒤쪽으로 돌려서, 척추를 바닥에 평탄하게 만듦 (굽힘);
- 이 동작의 끝으로 가면서 골반을 앞쪽으로 돌리지 않고 골반 뒤쪽 돌림 (posterior pelvic rotation)에 남아 있음.

롤-업 동작 개선을 위한 교정 운동 전략 (Corrective Exercise Strategies for Improving the Roll-up Pattern)

- *근막 제한의 이완 및/또는 늘리기.* 자가-근막 이완술, 도수 치료 이완술 및 비슷한 이완 전략이

척추를 분절적으로 굽히고 골반을 앞쪽으로 돌리기 위한 능력을 제한하고 있는 척추세움근 (특히, TLJ 주위의)과 뒤쪽 엉덩관절 복합체의 제한을 푸는데 효과적일 수 있다.

- *척추의 분절적 움직임을 만들기 위한 허리근 기능의 개선*. 브리지 (articulating bridge) 동작 (즉, 골반 기울임 동작-2장을 참조)은 분절적 척추 움직임에 대한 개념과 골반의 회전을 가르치고/훈련하는 것을 시작하기 위한 훨씬 쉽고 더 가볍게 부하를 준 동작이다. 일단 대상자가 브리지 동작을 통해서 이 움직임을 배웠다면, 롤-업 동작에서 보다 적절한 움직임을 만들도록 돕는 비슷한 큐를 사용해라.
- *동작 범위 제한 및/또는 보조자 이용*. 이 동작, 전체 척추를 움직이려고 하지 말고 머리, 목 및 위쪽 가슴을 굽히기 시작해서 동작을 수행하도록 한다. 저항 튜브나 케이블을 잡아 팔을 사용하여 몸무게의 일부를 줄이면 들어올리는 것이 쉽다. 이 동작에서 조화를 개발하는 동안 움직임을 보조하기 위해서 중력을 사용하는 방법은 머리와 TPC를 다리에 비해서 약간 올려진 자세에서 시작하는 것이다 (예를 들어, 약간의 기울임에서).

사이드-벤드 (Side Bend)

사이드-벤드 동작의 셋업 (Setting Up the Side-bend Pattern)

- 선 자세에서 시작하는데, 발은 대략 어깨 너비로 벌린다. TPC는 중립 정렬로 있으며 발의 중심 (foot tripod) 위에 지지돼야만 한다 -압력의 대부분은 첫 번째 관절 (엄지발가락쪽), 다섯 번째 관절 (새끼발가락쪽), 및 뒤꿈치 밑에 있을 것이다. 힙, 무릎, 발목, 및 발은 서로가 정렬되어 엉덩관절에서부터, 무릎 관절의 가운데를 지나서 발의 첫째와 둘째 발가락 사이의 점을 지나가야만 한다.
- 척추 전체가 길어진다는 상상을 하며 동작 내내 이러한 길이에 대한 아이디어를 유지한다. 훌륭한 큐 (cue)는 옆에 놓인 배럴 (barrel) 위로 몸을 부드럽게 들어올려 잡아당기는 와이어 (wire)를 상상하게 하는 것이다.
- 숨을 깊게 들이 마신 다음, 몸통을 한 쪽으로 천천히 사이드 벤딩하면서 숨을 내쉬며, 몸통과 척추 (아래 오른쪽 사진 화살표) 전체의 길이를 유지한다.
- 출발 자세로 되돌아 가면서 숨을 들이 마시며 반대쪽에서 동작을 반복한다. 사이드 벤딩을 하면서 몸통과 척추를 늘이고 있는 것처럼 느껴야만 하며 출발 자세로 되돌아 가는 동안 그 길이를 유지해야 한다.

부적절한 방식으로 실행되는 허리네모근을 과-발달시키고 허리뼈에 과부하를 주기 쉽기 때문에, 그것은 특정 스포츠나 직업적인 요구가 없는 한 추천되지 않는다. 많은 대상자들이 일반적으로 중립 정렬을 유지하기가 힘들므로, 맨몸으로만 순수한 사이드-벤딩 동작을 하게 한다. 이 동작은

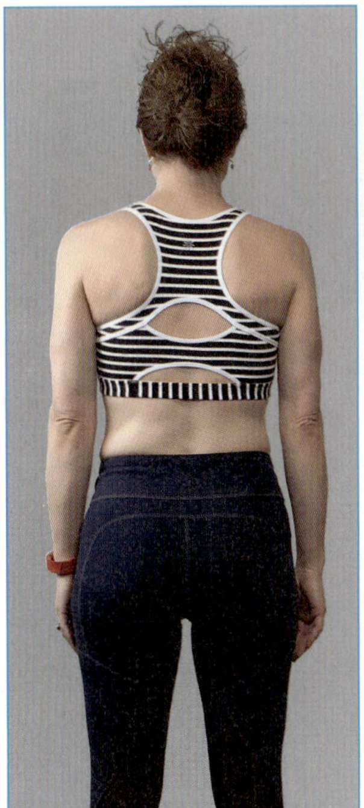

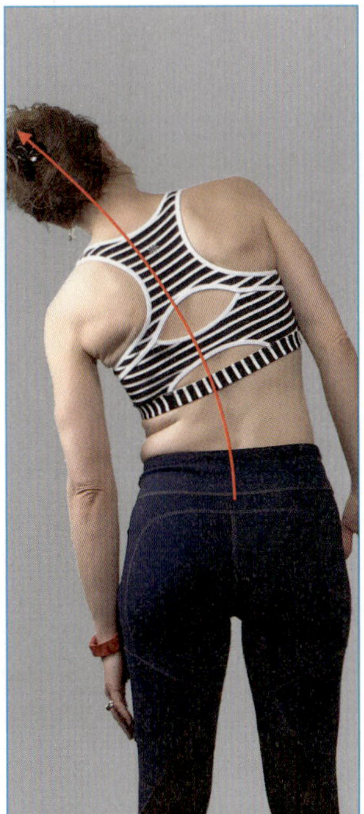

일반적으로 외적 부하를 갖고 실행되지 않는다. 척추 동작 훈련에는 아주 많은 대안들이 있기 때문에, 사이드–벤딩의 적절한 정렬과 조절을 발전시켰거나 특정한 요구가 있을 때만 이러한 타입의 동작을 대상자에게 시킨다.

사이드–벤드에서 기능장애의 일반적인 징후들 (Common Signs of Dysfunction in the Side–Bend)

포워드 벤딩과 비슷하게, 부적절한 허리근 관여와 허리네모근 및/또는 척추세움근의 과활성화를 나타내는 일반적인 징후들은 분절적 동작의 상실이다. 이것은 전체 척추를 사용해서 이 움직임에 기여를 하는 것이 아니라, 척추의 선호되는 한 부위를 통한 사이드 벤딩을 만든다 (아래 오른쪽 그림).

사이드–벤드 동작 개선을 위한 교정 운동 전략 (Corrective Exercise Strategies for Improving the Side–bend Pattern)

- *근막 제한의 이완 및/또는 늘리기.* 자가–근막 이완술, 도수 치료 이완술, 및 비슷한 이완 전략이 척추를 분절적으로 굽히는 능력을 제한하고 있는 척추세움근이나 허리네모근의 제한을 푸는데 효과적일 수 있다.
- *척추의 분절적 움직임을 만들기 위한 허리근기능의 개선.* 사이드–벤딩으로 움직이는 동안 TPC를 늘어나는 아코디언이나 몸에 착 붙는 옷이라고 상상해라. 또 다른 옵션은 허리근 굽히고 있는

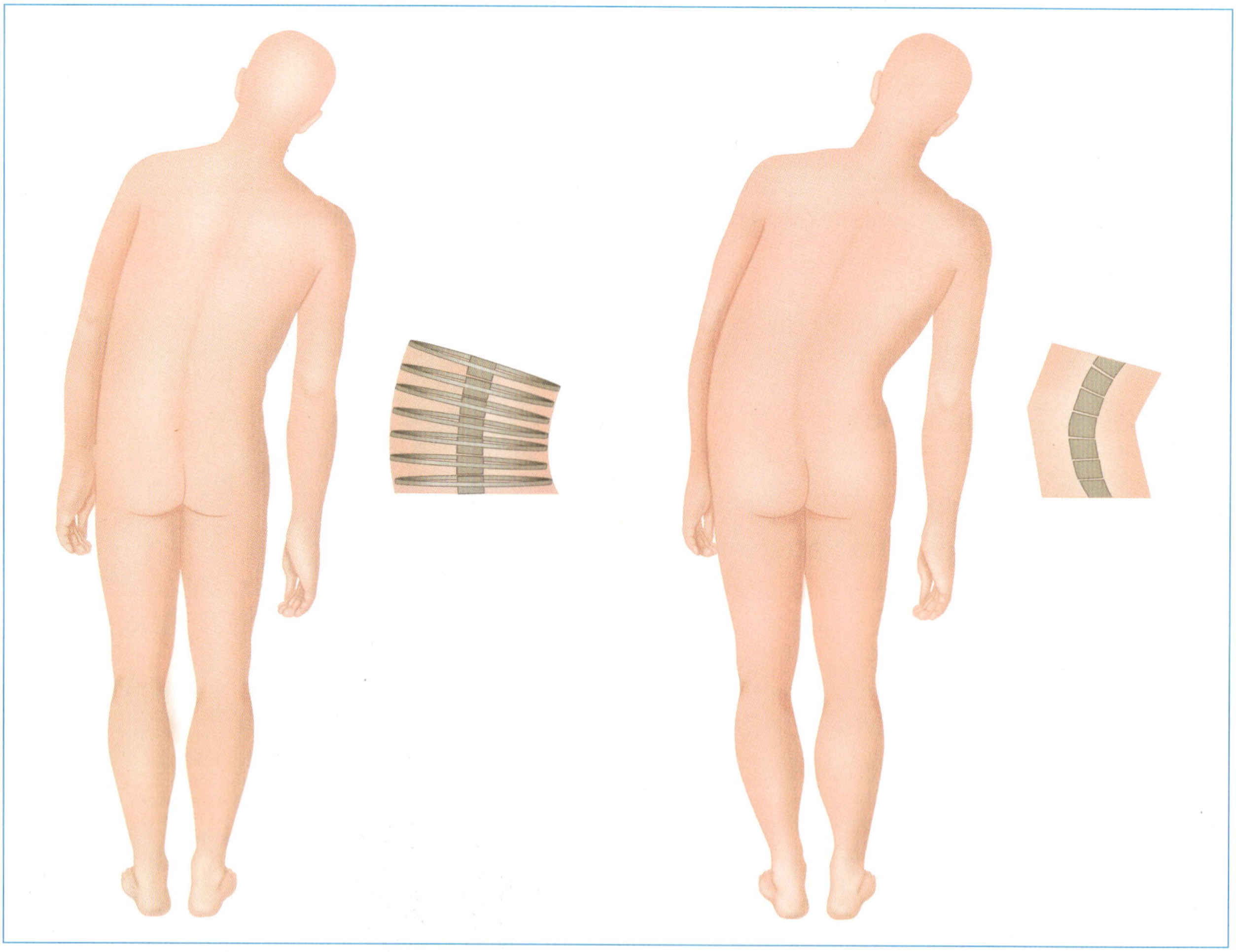

사이드–벤딩: 적절한 (왼쪽)–각각의 사이드–벤드들 동안 전체 척추가 늘어난다; 부적절한 (오른쪽)–전체 척추를 사용해서 늘리는 대신 척추의 한 부위에서 힌지하거나 분절적으로 굽힌다 (가쪽 굽힘).

쪽과 반대쪽의 허리근을 (즉, 왼쪽으로 굽히고 있을 경우 오른쪽 허리근) 상상하면서, 척추 분절들을 연결시켜 유지한다. 사이드-벤드를 하는 동안, 허리근은 길어지면서 척추 몸체와의 연결을 유지한다. 또한 몸통을 배럴 (barrel) 옆면 위로 굽힌다고 상상할 수 있다; 이것은 척추의 한 부위를 힌지 (hinge)하는 것이 아니라 척추 전체의 길이를 조장하는데 도움이 된다. 또한 인접한 척추 사이에 있는 공기층을 생각하고 그것을 누르지 않도록 노력할 수 있다.

- *삼차원 호흡 사용*. 제한이 있는 지점까지만 굽힌다; 그 다음 그 부위로 1~3번의 호흡을 하면서, 출발 자세로 되돌아 오기 전에 분절들 사이에 길이나 공간을 만든다고 상상을 한다. 매 세트의 호흡에서 늘리는 능력을 얻는 동안, 약간 더 굽힐 수 있는데, 척추 전체의 길이를 확실히 유지한다.

캐리 (Carrying) 동작들

기술적으로 사이드-벤딩 동작은 아니더라도, 캐링 동작들은-농부 걷기 (Farmer's Walk) 또는 '여행 가방 캐리' 라고도 불린다 -TPC (코어) 안정과 체력을 개발하는데 매우 좋은 운동들이다 (오른쪽 사진). 비록 완전한 TPC를 목표로 하고 있지만, 이 동작들은 특히, 반대쪽 코어 안정근들 (허리근, 배근육, 척추세움근)의 안정을 훈련시켜서, 한쪽 캐리 자세에서 만들어지는 잠재적인 사이드-벤딩을 조절한다. 근본적으로 이 운동은 가쪽 굽힘 동작을 막는 운동이다. 이 동작은 덤벨, 케틀벨, 또는 다른 옮기기 도구로 부하를 줄 수 있다.

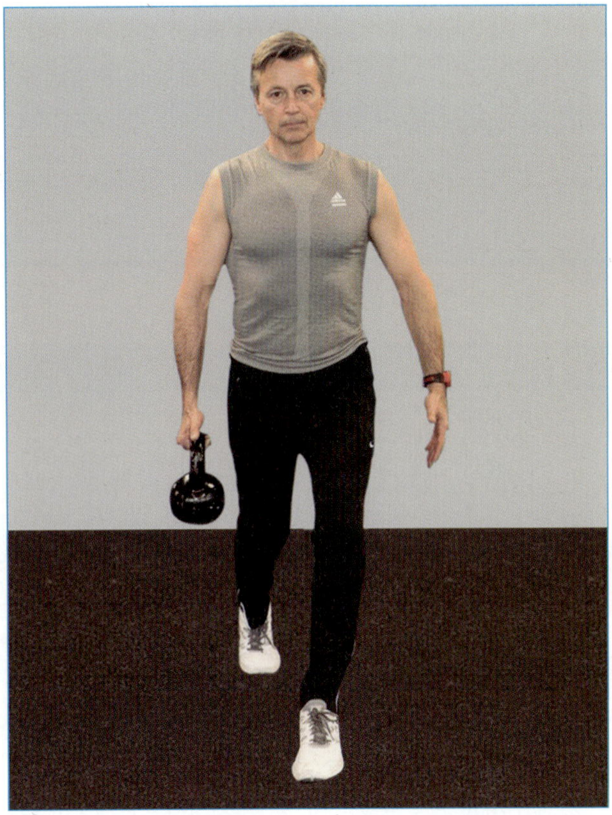

한쪽 파머스 캐리 (Farmers Carry)-대부분의 코어 동작들에서처럼, TPC 정렬을 유지하고 몸통과 척추 전체를 길게 유지해야만 한다. 중량은 몸통, 척추 또는 어깨 안정성을 위태롭게 만들어서는 절대 안 된다.

벤딩 동작들에서 허리근 기능의 요약.

몸통, 척추, 및 골반에서

- 포워드와 사이드-벤딩 동작에서 척추의 분절적 동작을 보조하기 위해서 TLJ, 허리뼈, 및 골반을 안정시킨다
- 포워드 벤딩과 힙 힌지 (hip hinge) 동작들 모두 동안 넙다리뼈 뼈머리 위로 골반 앞쪽 돌림 (anterior pelvic rotation)을 보조하기 위해서 척추, 골반, 및 힙을 안정시킨다.
- 힙 힌지 동작에서 허리뼈와 골반의 중립 정렬을 유지한다.

힙 (엉덩관절)에서

- 포워드 벤딩과 힙 힌지 동작들 내내 넙다리뼈의 뼈머리를 볼기뼈절구 (acetabulum) 중심에 놓여질 수 있도록 만들어주어서, 큰볼기근과 함께 기능적 협력근으로 행동한다.

요약: 벤딩

1. 포워드 벤 (포워드 굽힘) 동안:
   - 서 있을 때, 허리근은 몸통과 척추가 굽혀지는 동안 분절적 굽힘에 기여를 하기가 쉽다. 이 역할에서 그것은 분절적 조절을 유지하고 있어서, 포워드 벤딩은 부드럽고 조화롭게 된다.
   - 등을 대고 누운 자세에서, 롤-업 동작에서처럼, 허리근은 분절적 굽힘에 보다 능동적인 역할을 하는데, 다시, 부드럽고 조화로운 움직임을 보조한다.
   - 힙 힌지 동작에서, 허리근은 골반이 넙다리뼈 뼈머리 주위로 돌아가는 동안 TPC의 중립 정렬과 엉덩관절의 중심화 유지를 도울 것이다.
2. 사이드 벤딩 (가쪽 굽힘) 동안, 허리근은 척추의 분절적 사이드 벤딩을 보조한다. 사이드 벤딩의 반대쪽 허리근은 (즉, 반대쪽 허리근) 원심성으로 늘어나서, 척추의 사이드 벤딩을 제한하거나 감속시킨다.
3. 한쪽 캐리 동작들 동안, 반대쪽 허리근과 허리네모근은 똑바로 선 자세를 유지하기 위해서 척추를 안정시킨다.

벤딩 동작들 동안 부적절한 허리근 기능의 징후들:

- 포워드 벤딩: 개인은 척추 폄 (척추뼈앞굽음)으로 있으며 척추를 분절적으로 굽히지 못할 것이다.
- 힙 힌지 동작: 허리뼈는 굽혀지거나 골반은 뒤쪽으로 회전한다.
- 사이드 벤딩: 허리뼈 척추 늘리기를 유지하지 못하고, 하나 또는 둘의 척추 분절에서 과도하게 사이드 벤딩을 하거나 힌지를 한다.

CHAPTER

7

척추와 힙 폄
Spine and Hip Extension

주제

- 척추와 힙 폄 동작들에서 허리근의 역학과 역할.
- 척추와 힙 폄 동작들에서 허리근의 최적 퍼포먼스.
- 척추와 힙 폄 동작들 동안에서 부적절한 허리근의 일반적인 징후를 찾는 방법

소개 (Introduction)

삶에서 또 다른 요구사항은 우리를 지면을 향해서 당기는 중력에 대항해서 펴는 능력이다. 척추와 힙의 폄근 그룹은 (척추세움근, 볼기근 및 햄스트링) 종종 항-중력 근육으로 불리며; 내압을 조절할 뿐만 아니라, 이 근육들은 똑바로 선 자세를 유지하는 책임이 있다. 게다가, 척추 폄은 삶의 많은 행동에서 머리 위로 뻗고 뒤로 구부리게 해 준다. 또한 척추 폄은 인체의 앞쪽 사슬이 (가슴근, 배근육, 허리근, 및 힙 굽힘근들) 적절히 하중을 가하여 물건을 스윙하고, 던지고, 체육이나 여가 운동을 실행하게 해 준다.

척추 폄을 논의 할 때 "신장" 과 "늘리기" 는 이 장에서 흔히 사용되는 용어들이다. 신장이나 늘리기는 관절의 중심화와 내압 조절을 유지하기 위한 능력을 의미하며, 척추는 펴거나 백워드 벤드를 하는 동안 늘어나거나 신장된다. 적절한 척추 늘리기는 오직 하나의 부위를 일차적인 동작 부위로 있게 하는 것이 아니라, 각각의 척추 분절이 폄에 기여를 하고 있는 것이다.

그것은 몸통을 골반 위에서 떠있게 하고, 내압을 조절하고 관절 정렬과 조절을 유지하는 능력으로, 척추세움근 그룹이 척추를 펴게 한다. 부적절한 관절 정렬이나 조절, 압력 조절, 및/또는 근막 시스템에 의한 과도 압박들은 궁극적으로 척추 폄 동안 보상 동작을 이끈다. 힙을 펴는 능력은 걷기, 달리기, 및 스프린팅뿐만 아니라, 깡충 뛰기, 점핑을 포함하는 정상적 보행을 위한 요구 조건이다. 삶에서의 많은 활동은 힙을 최적으로 펼 수 없을 때 위태롭게 된다.

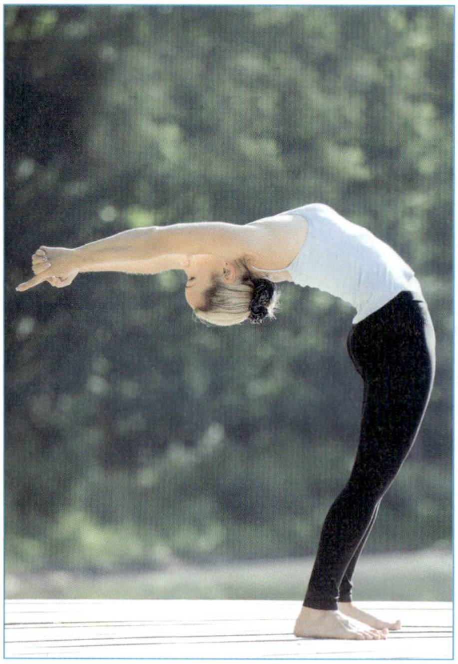

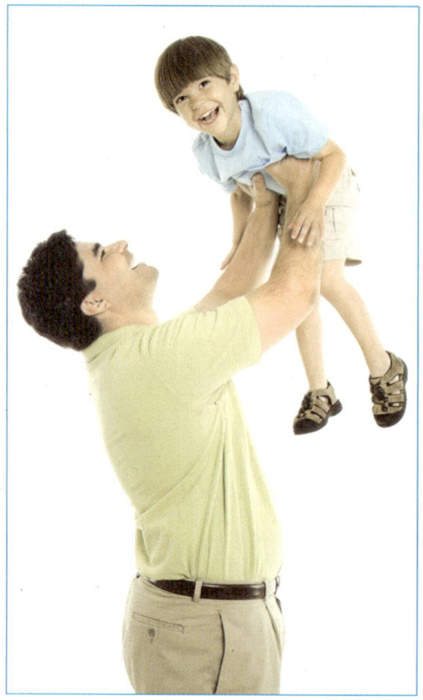

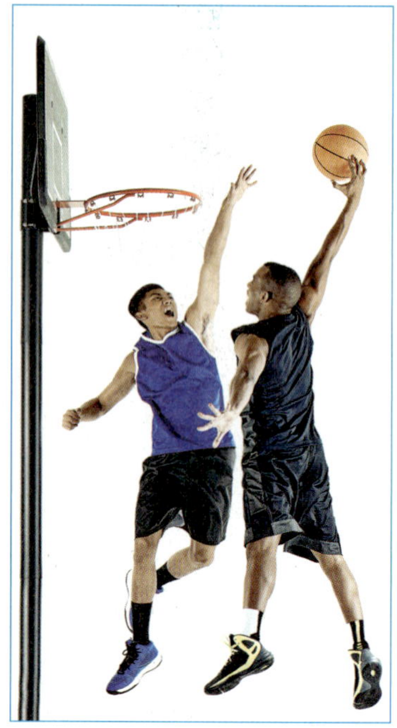

요가에서 백워드 벤딩, 머리 위로 아이 들어 올리기, 및 스포츠 모두 척추와 힙을 펴는 능력을 요구한다.

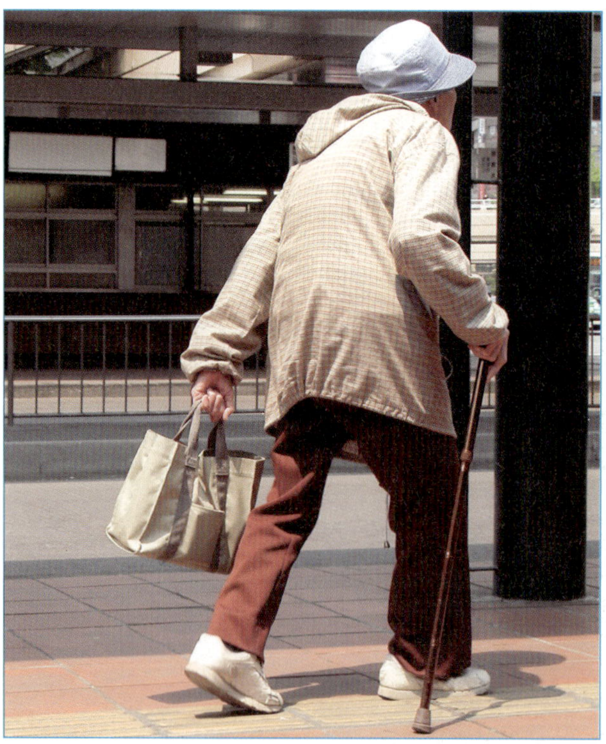

이 여성은 골반 뒤쪽 기울임과 척추 굽힘을 하고 있는데, 척추 협착을 가진 개인들에게 흔하며, 왼쪽 힙을 완전히 펴는 능력을 제한하고 있다. 힙 폄의 상실은 척추나 하지를 통한 보상을 요할 것이다.

척추와 힙 폄에서 허리근의 역할 (Psoas' Role in Spinal and Hip Extension)

척추와 힙 폄 모두를 안전하고 효과적으로 실행하기 위해서 허리근의 적절한 기능이 요구된다. 이 근육의 영향을 이해하기 위해서, 이 부위에서 생겨야만 하는 이상적인 동작을 이해하는 것이 중요하다. 똑바로 선 자세에서부터 뒤쪽으로 벤딩할 때:

- 척추는 늘어나서 펴지는 동안 중심 잡고 있는다;
- 골반은 넙다리뼈 뼈머리 위에서 뒤쪽으로 회전한다;
- 엉덩관절은 중심화가 유지되어 있다.

허리근은 하부 등뼈와 허리뼈의 앞면을 안정시키는데 책임이 있을 뿐만 아니라, 골반을 붙잡고 있어서 백워드 벤딩 동안 척추가 길어진다. 허리근이 척추를 안정시켜서 척추 길어짐을 만들지 못할 때, 뒤쪽 관절들과 연부조직의 과도 압박이 있을 것이다.

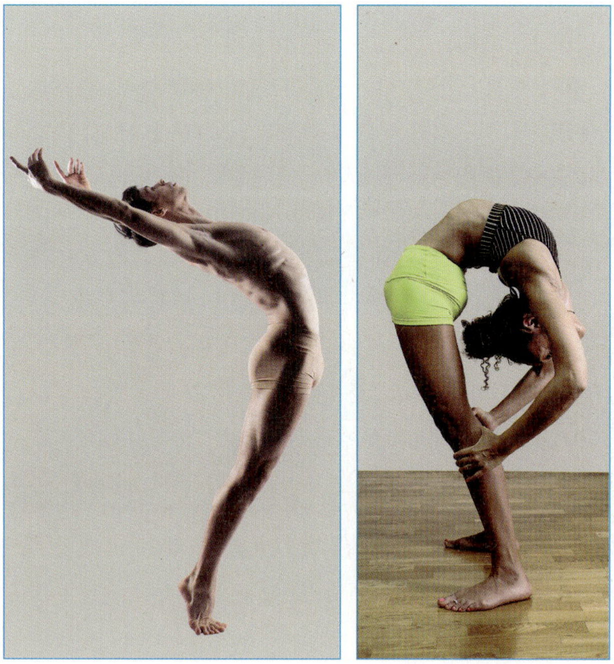

댄서는 힙과 골반을 펴면서 가슴골반 실린더의 정렬을 유지하고 척추를 늘린다 (왼쪽 사진). 잘 훈련된 요가 수련자의 극단적인 척추 폄의 예 (오른쪽 사진. Alessandro Sigismondi가 제공함. 모델 Laruga Glaser (larugayoga.com).

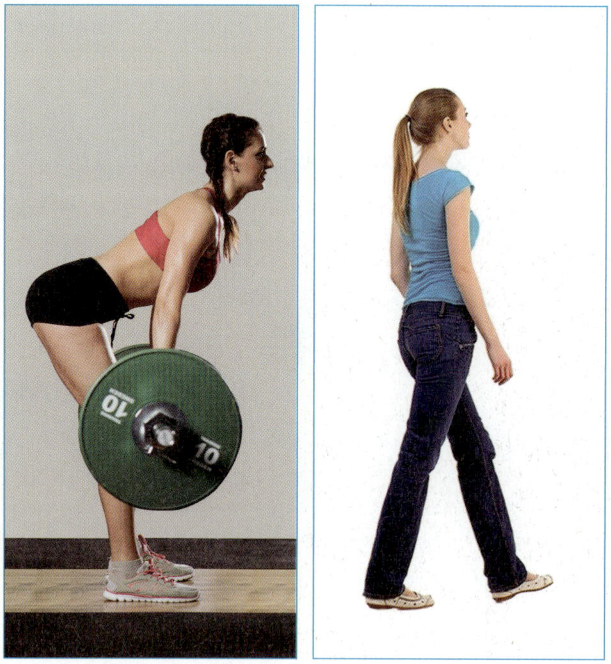

허리근은 데드리프트를 할 때 골반과 척추의 중립 정렬을 돕고 (왼쪽 사진), 원심성으로 척추와 힙 폄의 양을 제한할 뿐만 아니라, 걸을 때 끌려 오는 다리의 골반 앞쪽 돌림을 제한하기 위해서 (오른쪽 사진의 오른쪽 다리) 원심성으로 늘어난다.

척추를 늘리는 능력의 상실이 있기가 쉬운데, 이것은 보상적인 과다 폄을 만든다. 개인이 펴거나 뒤쪽으로 벤딩할 때, 과대운동성 분절 (들) 주위에 "힌지 (hinge)" 가 만들어진다; 이 과대운동성 부위는 종종 불편할 부위일 것이며 척추의 조기 퇴행성 변화의 원인이 될 수 있다.

또한 허리근은 힙 폄에 큰 기여를 한다. 어떤 활동이나 운동은 (예를 들어, 스쿼트 또는 데드리프트 동작에서 벗어나 들어 올릴 때) 척추와 골반은 중립으로 있거나 (척추뼈앞굽음과 골반 앞쪽 기울임) 중립으로 가기 위해서 뒤로 펴지는 것을 요구한다. 힙이 펴지는 동안 넙다리뼈 뼈머리는 볼기뼈절구 중심에 놓여질 수 있도록 만들어져야 한다. 이 상황에서 허리근은 엉덩관절의 중심화를 유지하기 위해서 힙 근육들과 함께 기능적 협력근으로 작용한다. 또한 허리근은 이 동작들 동안 척추와 골반의 정렬을 유지하는 것을 돕는다.

그러나, 걷기, 달리기, 계단 오르기 같은 활동들은 힙이 펴지는 쪽에서 골반이 앞쪽으로 회전하는 것을 요구한다. 걷는 동안, 허리근은 과도한 골반 앞쪽 돌림뿐만 아니라, 힙 폄의 정도를 조절하기 위해서 원심성으로 길어진다. 허리근은 힙 폄의 양을 제한해서, 넙다리뼈 뼈머리의 앞쪽이동과 과도한 척추 폄을 막아주며, 차례로 허리뼈의 과도 압박을 피하게 해 준다. 다음 항목은 척추의 길어짐을 개선하기 위한 전략을 다룰 것이다.

엎드려 늘리기 (Prone Lengthen)

위에서 언급한 것처럼, 척추를 늘리는 능력은 적절한 폄을 위한 전제 조건이다. Sara Fisher (통합 움직임 전문가™)와 Jenice Mattek (공인 도수 치료사)에 의해서 알맞게 이름 붙여진 〈엎드려 늘리기〉는 척추 폄을 그냥 훈련시키는 것이 아니라, 척추를 늘리는

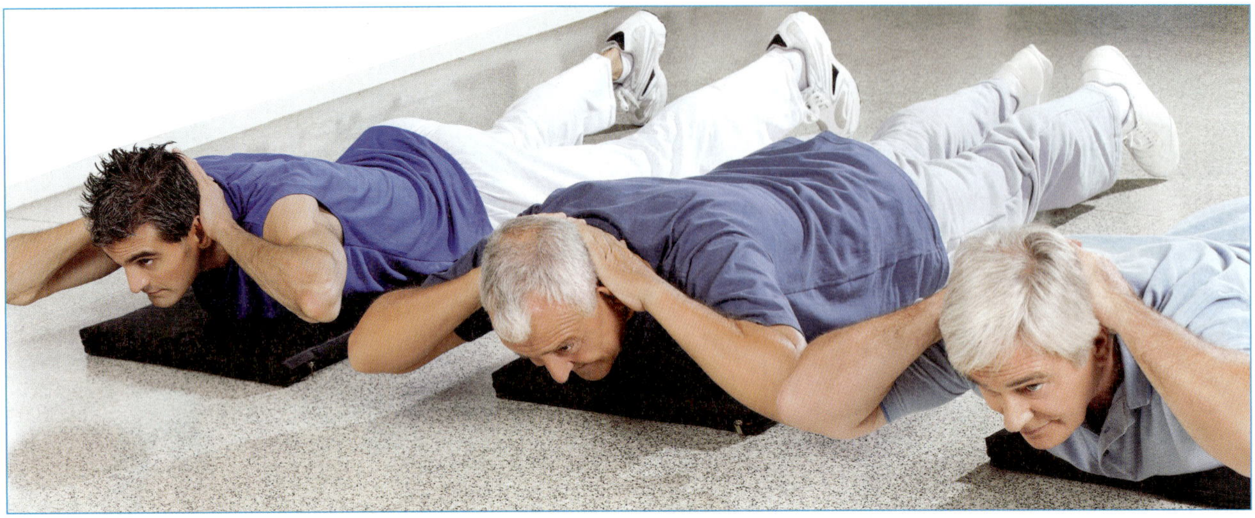

척추를 펴는 능력이 제한된 개인들은 등 폄 동작을 실행할 때, 위의 사진에서 보듯이 목이나 등허리연접부를 과다 폄 시켜서 보상할 것이다.

능력을 개발하기 위해서 최고로 효과적인 동작일 것이다.

〈엎드려 늘리기〉는 다이내믹 신경근 안정 (Kolar 등. 2013)에서 사용된 〈엎드린 3 month 자세〉의 변형이다. 게다가, 〈엎드려 늘리기〉 동작은 개인들이 삼차원 호흡을 강화시키는 것을 돕는데 사용된다; 척추를 늘릴 뿐만 아니라. 그것은 허리뼈의 압박을 능동적으로 풀기 위한 가장 효과적인 전략 중의 한다. 임상적으로, 〈엎드려 늘리기〉는 허리 디스크 통증과 다리 밑으로 뻗어나가는 증상을 겪는 개인들을 위한 주력 동작들 중의 하나이다.

개인이 〈수퍼맨〉과 〈과다 폄; Hyperextention〉 같은 흔한 운동들을 그냥 사용하지 않고 〈엎드려 늘리기〉를 사용하는 이유는 무엇인가? 이것에 대한 설명은 〈엎드려 늘리기〉 동작의 세부사항을 설명하기 전에 반드시 해야만 한다. 이러한 운동들에는 여러 문제가 있다; 특히, 이것들은 다음과 같은 경향을 갖는다:

- 늘리기에 중점을 두지 않고 척추 폄을 가르친다 —특히, 과다척주후만인 대상자들에서, 이것은 부적절한 척추 폄 동작들의 영속화를 만든다;
- 대상자가 펴는 동안 척추를 늘리지 못할 때, 일반적으로 등허리 부위 주위에서, 과도한 힌지 또는 분절적 폄을 만든다 (화살표는 등허리연접부에서 과다 폄을 가리키고 있다, 오른쪽 사진);
- 척추세움근을 과도 발달시켜서 결과적으로 하부 등뼈와 허리뼈를 과도 압박하며, 그것은, 다시, 부적절한 백워드 벤딩 전략을 영속화 시킨다;

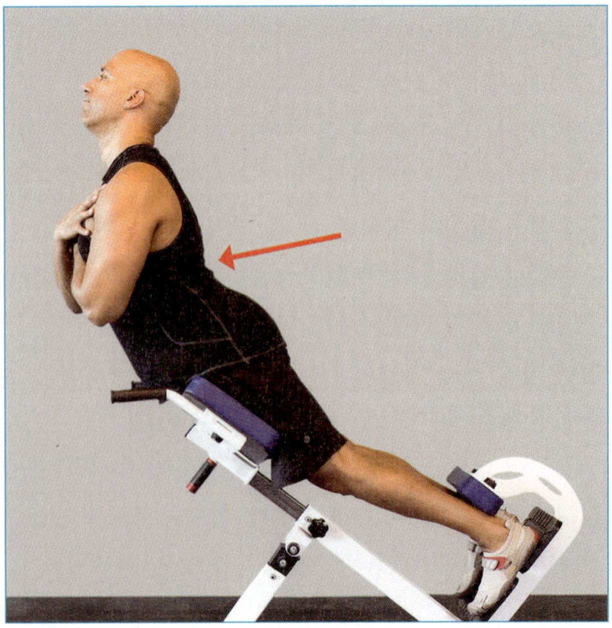

- 허리근과 배벽을 과다 스트레칭하고 방해해서, 그것은 똑바로 선 자세일 때, 가슴이 골반 뒤에 위치하게 만들어서, 허리근과 배벽 기능 둘 다를 위태롭게 만든다;
- 너무 큰 저항으로, 너무 큰 동작 범위로나 너무 빠르게 실행하는 것은 개인이 가슴골반 실린더 (TPC)의 조절과 자각을 개발하는 것을 방해하는 것에 더하여 허리뼈에 과부하를 준다.

게다가, 이러한 운동들에서 척추세움근을 과도하게 발달시키는 것은 뒤쪽으로 호흡하는 능력을 방해하기가 쉽다. 이것은 가로막의 뒤쪽 면의 사용을 제한해서, 깊은층 근막 시스템 (DMS)을 활성화시키기 힘들게 만들며 그 결과 자세와 움직임 모두에 부정적으로 영향을 준다 (Osar 2015).

그러나, 적절한 TPC 안정과 폄 전략으로, 이상적인 폼이 사용될 경우, 〈수퍼맨〉과 〈과다 폄〉을 실행하는 개인들에게 문제가 생기지 않는다. 〈엎드려 늘리기〉 동작은 이러한 운동들을 안전하고 효과적으로 실행하는데 요구되는 자각과 조절을 개발하는 것을 돕는다.

엎드려 늘리기 동작의 셋업 (Setting Up the Prone Lengthen Pattern)

- 엎드려 누워서 앞팔을 바닥에 대는데, 손을 귀 옆에 놓고 손바닥을 편다. 이마를 타월이나 베개에 받히는 것은 이것을 비교적 편안한 자세로 만들 것이다 (아래 사진들을 참조). 앞쪽 가슴우리의 아래쪽와 골반을 바닥에 붙이고 있는 것에 집중한다. 동작 내내 이 정렬을 유지하는 능력은 허리근과 DMS가 TPC의 위치적인 조절을 적절하게 유지하고 있다는 표시이다.
적절한 TPC와 어깨 정렬 둘 다를 조장하는 좋은 큐: "어깨 앞을 열어서 넓게 하고 앞쪽에서 부드럽게 머리를 당기는 것처럼 머리 뒤를 늘리세요."
- 개인은 삼차원적으로 호흡하면서 시작하는데, 골반저를 향해서 아래쪽으로 그리고 뒤쪽 가슴우리 속으로 호흡하는데 초점을 두어라. 완전한 팽창을 용이하게 만드는 효과적인 큐는 원통 (TPC)을 꼭대기부터 바닥까지 채우기 위해서 호흡을 사용하게 하는 것이다. 호흡 장 (2장)에서 논의했듯이, 호흡에 힘을 주거나 서둘러서 호흡을 하면 안 되며 코로 숨을 들이마시고 입으로 숨을 내쉬는 것을 확실하게 해라.
관찰할 때, 그들의 호흡은 머리에서 골반까지 부드럽게 내려가고 올라가야만 한다. 척추의 늘리기를 조장하기 위해서, 철사가 머리 뒤를 앞쪽에서 당기고 꼬리뼈를 뒤쪽에서 당긴다고 상상해라 (아래 사진에서 화살표로 표시됨). 이러한 방식으로 3~5 호흡을 3~5세트를 실행해라.
- 일단 개인이 이 동작을 능숙하게 할 경우, 머리를 받침에서 떼어 들어 올리기 시작해야만 한다

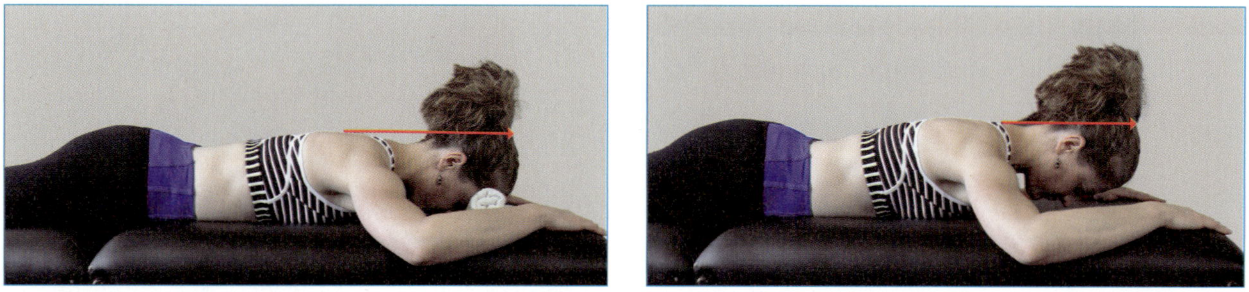

엎드려 늘리기–머리를 받히거나 (왼쪽) 받침에서 떼고 들어 올릴 때 (오른쪽) 머리 뒤 전체 길이의 감각을 유지한다.

(아래 사진). 개인은 머리가 테이블에서 떨어지는 동안 목을 늘린다 (화살표). 그들은 위에서 서술한 대로 숨을 들이 마시면서 머리 뒤, 목, 및 상부 몸통 전체 길이를 유지한다. 숨을 내쉬면서 바닥으로 내려간다.

목과 상부 몸통의 DMS (깊은층 목 굽힘근과 뭇갈래근) 내구력을 개발하기 위해서, 대상자는 여러 번 호흡 하는 동안 이 자세를 유지하면서, 척추 길이를 유지하는데 계속 집중한다. 3~5 호흡으로 3~5세트를 운동한다.

엎드려 늘리기 동작의 시연은 www.IIHFE.com/the-psoas-solution을 참조.

엎드려 늘리기에서 기능장애의 일반적인 징후들 (Common Signs of Dysfunction in the Prone Lengthen)

〈엎드려 늘리기〉 동작 시 부적절한 허리근 관여를 나타내는 3가지 일반적인 징후들이 있다:

1. *시작할 때 부적절한* TPC 정렬. 많은 대상자들은 등허리 폄으로 동작을 시작한다. 적절한 정렬 회복을 돕기 위한 여러 전략이 있다:
   a. *등허리 및 허리뼈 부위 늘리기와 감압*. 당신의 손을 대상자에게 댈 수 있을 경우, 각 다리를 번갈아서 2~3차례 부드럽게 당겨라. 또한 앞쪽 가슴우리 밑으로 손을 뻗어서 가슴우리 앞을 골반 쪽으로 밑으로 부드럽게 당겨라. 손을 대상자에게 댈 수 없을 경우, 번갈아서 각 다리를 테이블이나 바닥을 따라 부드럽게 늘리거나 뻗으라고 시켜라. 이 늘리기를 각 다리 당 2~3회 실행하는 것은 〈엎드려 늘리기〉 동작을 시작하기 전에 척추를 늘리는 것을 도울 것이다.
   b. *등허리 척추세움근들에서 그립핑 이완*. 과긴장성 척추세움근들을 치료하기 위해서 도수 치료나 자가-근막 이완술을 사용해라. 개인은 이완을 용이하게 하기 위해서 하부 뒤쪽 가슴우리 안으로 호흡을 해라. 엎드린 자세로 들어가기 전에, 다리를 지지한 〈행복한 아기〉 자세를 사용해서 등허리연접부를 늘리기 위해 호흡 사용에 초점을 두고서 2~3세트의 삼차원 호흡을 실행해라.
   c. *허리근을 배벽과 연결하라는 큐*. 엎드린 자세에 있는 동안 보다 이상적인 TPC 정렬을 만드는데 큐가 매우 효과적일 수 있다. 삼차원 호흡에 다음 큐들을 조정하는데, 개인과 제일 잘 맞는 것을 선택해라:
      - 허리근 큐: "척추 앞에서 골반 앞까지 잇는 선 하나를 상상한 다음, 머리 뒤를 앞쪽으로 부드럽게 당기듯이 늘리는 동안, 이 연결을 유지하세요."
      - 배벽 큐: "가슴우리 앞을 골반 앞에 연결하는 선을 상상한 다음, 머리 뒤를 앞쪽으로 부드럽게 당기듯이 늘리는 동안, 이 연결을 유지하세요."
      - 골반 큐: "골반을 테이블로 누르고 있으면서, 꼬리뼈에 붙은 철사가 골반을 발쪽으로 부드럽게 당기고 있으며, 머리 뒤가 앞쪽으로 부드럽게 당겨지듯이 늘리세요."
2. *척추 폄의 과도한 사용*. 많은 개인들은 몸을 위로 들어 올리기 위해서 척추를 늘리는 대신 척추세움근들에만 의존할 것이다. 이러한 과도 활성은 종종 〈수퍼맨〉이나 〈과다 폄〉 같은 폄-편향 운동들을 과도하게 사용한 결과이다. 등 속으로 숨을 쉬라고 큐를 주며, 등 근육을 사용해서 몸을 위로 들어 올리지 말고, TPC를 채워지고 있는 실린더라고 상상해라. 동작 범위를 줄이라고 하며, 실제로 천장 쪽으로 위로 들어 올리지 말고, 머리, 목, 및 상부 몸통 뒤 전체를 들어올리고 늘리는 것에 일차적인 초점을 두어라.

손가락을 머리 뒤에 두는 것이 도움이 될 수 있는데, 치료사의 손 쪽으로 길어지거나 뻗어지는 것을 운동학적으로 인식하고 느끼게 해주기 때문이다.

3. *머리, 및/또는 목 폄*. 개인들이 척추 전체를 늘리기 보다는 뒤통수나 목뼈를 펴는 것을 흔히 본다. 머리를 타월 받침에서 떼어 들어 올리려고 하지 말고, 늘리기 위해서 호흡에 집중을 하면서 동작 범위를 줄이고 위에서 논의한 늘리기를 위한 비슷한 큐들을 사용해라.

백워드 벤드 (Backward Bend)

<백워드 벤드>는 테크닉적으로 운동 동작은 아니나, 그것 보다는 일상 생활을 위해서 요구되는 기능적 동작을 훈련하는 하나의 방법이다. 이 동작은 머리 위로 뻗기, 들어올리기, 및/또는 백워드 벤딩을 위해서 전체 척추를 사용하는 것을 도우면서, 척추 압박을 극소화 시켜준다.

<엎드려 늘리기> 동작은 적절한 척추 폄 셋업을 돕는데, 그 이유는 그것이 그냥 백워드 벤딩 동작을 실행하는 것이 아니라, 척추를 늘리는 방법을 가르쳐주기 때문이다. 이 장의 소개에서 언급했듯이, 척추를 늘리지 못하는 것은 척추의 과도 압박을 만들며 일반적으로 보상성 과다가동성 부위나 척추 "힌지"를 만든다.

백워드 벤드 동작의 셋업 (Setting Up the Backward Bend Pattern)

- 중립 정렬로 시작하며, 발은 붙이고 팔은 몸 옆에 붙이고 선다.
- 삼차원적으로 숨을 들이 마시면서 시작한다. 숨을 내쉬면서, 천천히 머리와 목을 천천히 분절적으로 펴기 시작해서, 상부, 중간, 및 하부 몸통이 뒤따르는데, 척추를 펴는 동안 그것들이 천장 쪽으로 마치 부드럽게 당겨지는 듯하다 (위 사진).
- 동작 범위가 허락할 경우, 허리뼈 전체를 계속 펴서 골반이 넙다리뼈 뼈머리 위로 뒤쪽으로 돌아가라. 척추세움근이나 볼기근의 어느 하나에서 과도한 근육 활성이 있어서는 안 된다.
- 다음 들이쉬면서, 이 동작을 분절적으로 역으로 해서 출발 자세로 되돌아 간다.

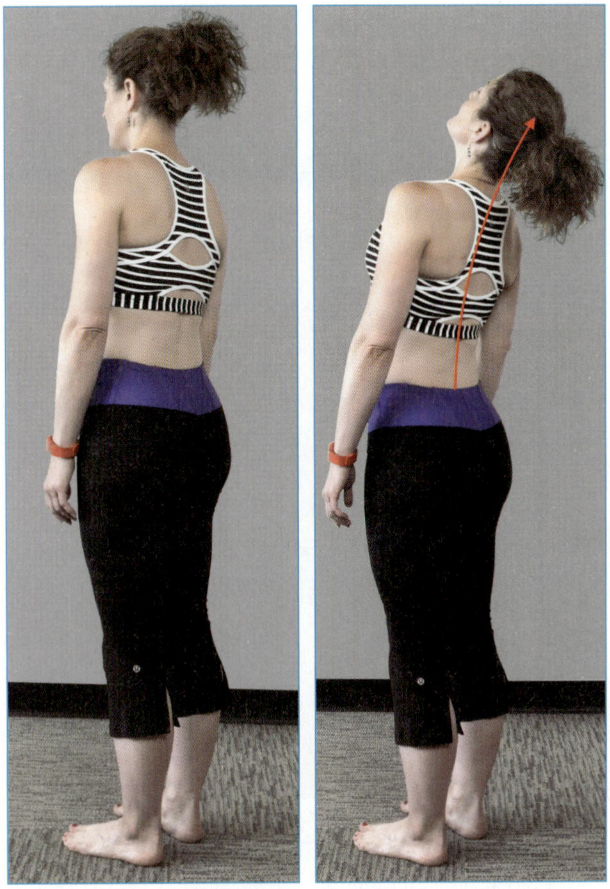

대상자는 백워드 벤드 동안 척추 전체 길이를 유지한다.

<백워드 벤드>가 적절히 실행될 때, 부드럽고 조화된 척추 만곡이 있으며, 뒤쪽 척추 압박이 생긴다는 느낌을 표현하지 않을 것이다.

백워드 벤드 에서 기능장애의 일반적인 징후들 (Common Signs of Dysfunction in the Backward Bend)

〈백워드 벤드〉 동작 시 부적절한 허리근을 나타내는 두 가지 일반적인 징후가 있다:

1. *과도한 등허리 폄.* 척추를 늘리지 못할 때, 척추의 특정 분절에서 과다 폄 또는 힌지를 쉽게 만든다. 이러한 보상성 힌지는 척추의 어떠한 수준에서도 일어날 수 있지만, TLJ가 가장 흔한 부위일 것이다. 일반적으로 이 문제가 생기는 이유는 개인이 척추를 적절하게 늘리지 못하거나, 아니면 등뼈에 과도한 척주후만이 있기 때문인데, 그것은 이 부분의 척추가 그 동작을 제한한다. 만약 척추를 늘리지 않을 경우, 허리근에 연결시키거나 그들이 펴는 동안 척추 뒤 전체를 늘리라고 큐를 줘라. 펴는 동안 늘리기를 보조하기 위해서 호흡을 사용해서 TPC를 꼭대기부터 바닥까지 채우게 해라. 그들이 더 커다란 동작 범위에 요구되는 조절을 개발할 때까지 동작 범위를 제한해야만 한다. 더 커다란 동작 범위를 억지로 만들어서 보상하게 만들기 보다는 조절할 수 있는 동작 범위를 연습하는 것이 더 좋다.
   만약 등뼈가 과다척주후만일 경우, 폄 동작에 힘을 주지 말아야 하는데 그럴 경우, 그들은 이미 폄이 생긴 그 부위에 있는 척추를 과도압박 시킬 것이다. 척추 폄을 억지로 하는 것은 과다척주후만인 개인의 이러한 동작 범위를 거의 개선시키지 못한다; 그 대신, 이 동작을 하기 전에 고양이/낙타 운동을 사용해서 척추 가동술을 하거나 자가–근막 이완술을 해라. 그 다음 등뼈 폄을 이루기 위해서 더 커다란 가슴 가동술을 개발할 때까지 〈엎드려 늘리기〉 동작에 집중하라고 해라.
2. *가슴의 뒤쪽 이동과 골반 앞쪽 돌림.* 척추를 펴는 것이 아니라, 일부 개인들은 가슴을 펴는 동안 골반을 앞쪽으로 돌린다. 이러한 개인들에게 TPC 정렬을 유지하고 펴는 동안 천장을 향해서 늘리라고 큐를 줘라. 앞쪽 가슴우리의 아랫면에 엄지를 대고 ASIS에 손가락을 대게 한 다음, 척추를 펴는 동안 이러한 연결의 유지를 모니터하게 할 수 있게 해라.

힙 힌지 브리지 (Hip Hinge Bridge)

브리지 동작들은 재활과 훈련 산업에서 가장 일반적으로 실행되는 운동 중 하나이다. 이 운동의 일부 버전들은 이것을 허리와 기능장애를 목표로 하는 거의 모든 재활 프로그램으로 만들며, 그리고 큰볼기근을 목표로 하는 거의 모든 프로그램은 그 동작을 약간 반복한다.

힙 힌지 브리지 동작에서 허리근의 역할 (Psoas' Role in the Hip Hinge Bridge Pattern)

우리는 브리지 (Articulating Bridge) 동작을 2장에서 논의했다. 이 항목은 브리지 동작의 힙 힌지 버전에 대해서 초점을 맞출 것이다. 〈힙 힌지 브리지〉 동작에서 허리근은 두 가지 일차적인 역할을 한다:

1. 허리뼈와 골반의 안정.
2. 힙 폄을 확실히 하기 위한 넙다리뼈 뼈머리의 관절의 중심화.

브리지 동작은 힙 폄을 개선하기 위해서 흔히 사용되는데, 또한 그것은 힙 힌지 버전의 이점들 중의 하나다. 그러나, 브리지 동작은 비교적으로 조절된 동작 범위를 통해서 중립 골반 정렬을 유지하기 위한 능력을 개선하기 위해서만 사용해야만 한다.

너무 자주, 대상자는 볼기근을 가능한 세게 조이고, 골반을 가능한 높이 들어 올리라는 큐를 받는다. 여기에 3가지 문제점이 있다:

1. 볼기근의 과다 수축은 골반의 뒤쪽 돌림을 만든다.
2. 볼기근의 너무 많은 활성은 절구 안에서 넙다리뼈 뼈머리를 앞쪽으로 내몬다.
3. 골반의 뒤쪽 돌림은 허리뼈의 과도-굽힘을 만든다.

이러한 흔한 전략은 허리근과 볼기근들의 적절한 사용을 방해한다; 똑바로 선 자세에서 허리근과 볼기근의 올바른 사용을 조장하는데 있어서 매우 제한된 적용성을 가진다.

〈힙 힌지 브리지〉는 대상자들에게 동작 내내 중립 TPC 정렬에 확실히 있게 하면서, 허리근과 큰볼기근 사이의 적절한 상호-활성을 더 이루게 돕는 방식으로서 개발되었다. 〈힙 힌지 브리지〉 동작을 실행할 때, 목적은 다음과 같다:

1. 큰볼기근을 활성화시키기 위해서, 그러나 이 근육을 과활성화시키는 큐를 주지 않는다.
2. 골반의 중립 정렬 (약간의 골반 앞쪽 기울임)을 유지하기 위해서.
3. 이 동작 시 오직 엉덩관절을 통해서만 움직임이 일어나도록 하기 위해서.

힙 힌지 브리지 동작의 셋업 (Setting Up the Hip Hinge Bridge Pattern)

- 등을 대고 누워, 팔꿈치, 힙, 및 무릎을 굽힌다. 힙, 무릎, 발목, 및 발은 직선으로 있으며 대략 힙 너비로 벌린다. TPC는 정렬되어 있으며 척추는 중립 만곡이어야만 한다. 머리 밑에 작은 받침을 대서 정렬되게 만들 수 있다; 그러나 머리는 너무 높이 들어올려져서는 안 되는데, 동작 시 몸의 어떤 동작이 과도한 목 굽힘을 만들 수 있기 때문이다.
- 개인은 몇 번의 삼차원 호흡으로 시작한다. 들이쉬면서, 골반을 들어 올려 1~2초 동안 바닥에서 올린 채로 유지해라. 일반적으로, 골반을 발쪽으로 들어 올리라고 큐를 준다. 골반과 척추의 중립 정렬을 유지할 수 있는 한도 내에서 가급적 높이 들어 올려야만 한다. 이 동작의 목적은 순수한 힙 굽힘과 폄을 훈련하는 것이지 골반 뒤쪽 돌림이나 척추 동작을 훈련하는 것이 아니라는 것을 기억해라. 도전을 증가시키기 위해서 팔을 바닥에서 떼어 유지할 수 있다.
- 개인은 이 동작 내내 정렬에 아무런 변화 없이 바닥으로 골반을 되돌린다. 이것이 뜻하는 것은 그들이 일단 골반을 낮췄다면 약간의 골반 앞쪽 기울임으로 있어야만 한다는 것이다.

볼기근을 적절히 사용했을 경우, 뒤쪽 엉덩관절 부위 전체가 팽팽해야만 한다. 그들을 과도하게 그립핑 할 경우, 상당한 움푹파임 (hollowing)이 만들어지는데, 가쪽 힙 부위에서 촉진될 수 있다. 대상자가 이것이

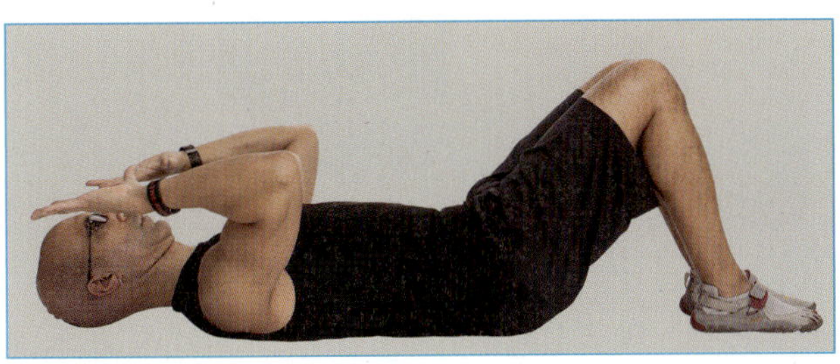

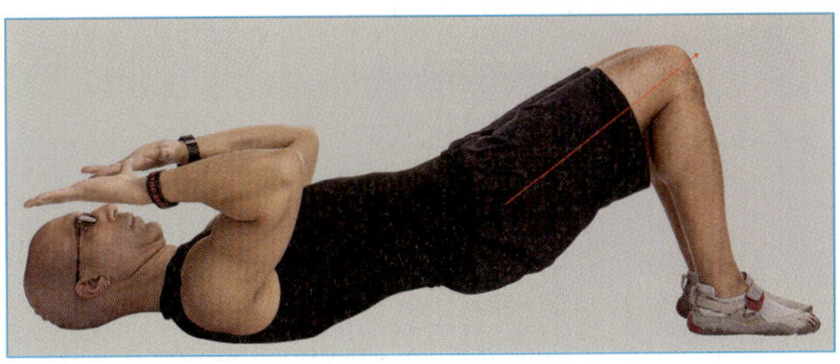

힙 힌지 브리지 – 셋업 (왼쪽); 개인에게 TPC 정렬을 유지하고 골반을 발쪽을 향해서 들어 올리라고 큐를 준다 (오른쪽 사진).

편안할 경우, 올바른 볼기근 활성화가 어떻게 느껴지는 가에 대해서 큐를 주고, 자신의 볼기근을 촉진하게 하는데, 그 이유는 그들이 혼자서 이 동작을 실행할 때 그들이 알아야 할 중요한 촉각 큐이기 때문이다.

힙 힌지 브리지에서 기능장애의 일반적인 징후들 (Common Signs of Dysfunction in the Hip Hinge Bridge)

힙 힌지 브리지 동작 시 부적절한 허리근 관여를 나타내는 3가지 일반적인 징후가 있다:

1. *시작할 때 부적절한 TPC 정렬, 및/또는 들어 올리면서 과도한 등허리 폄*. 많은 개인들은 등허리 폄 또는 부적절한 가슴정렬로 (너무 척추뼈뒤굽음이거나 너무 척추뼈앞굽음) 이 동작을 시작한다. 이 동작 전에, TPC를 정렬 시키기 위해서 〈지지된 행복한 아기〉 자세에서 삼차원 호흡을 실행하게 해라. 개인이 가슴 척추세움근들을 과도 사용해서 가슴우리를 천장 쪽으로 들어 올릴 때 등허리 폄 (화살표)을 주목해라. 가슴우리의 앞면에 엄지를 대고 ASIS에 손가락을 대게 한 다음 동작 내내 이 거리를 유지하라고 해라. 이 TPC 정렬을 유지할 수 있는 한에서 몸을 들어 올리라고 해라.

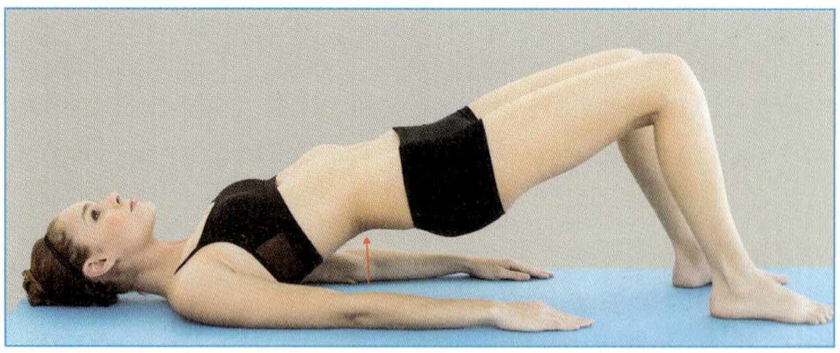

힙 힌지 브리지 동안 등허리 폄

2. *골반 뒤쪽 돌림 및/또는 허리뼈를 굽힘*. 개인이 이전에 이 동작을 이러한 방식으로 했었기 때문에 이것이 흔히 생긴다. 어떠한 골반 회전이나 척추 동작 없이 약간 다른 방식으로 진행될 것이라고 그들에게 지시해라. 치료사가 고객에게 손을 대도 좋을 경우, 동작 내내 골반을 부드럽게 잡아서 안내하는데, 뒤쪽 돌림을 만들지 않고서 골반을 올리고 내리는 방식을 느끼게 만들어라.
3. *볼기근을 과활성화시켜서 넙다리뼈 뼈머리를 앞쪽으로 이동*. 이것은 그 개인이 이전에 했던 것이 옮겨진 것으로, 그것을 하는 동안 그들은 큰볼기근을 "조여라" 또는 "힘을 줘라" 는 큐를 받았었다. 그들의 활동을 부드럽게 만들면서 골반을 들어 올리는 것에 더 집중하라는 큐를 줘라. 거기에다가, 가급적 많이 들어 올리라고 지시하지만, 쥐어 짜거나 힙 또는 골반 정렬에 어떤 변화를 만들지 말라고 해라.

마칭 브리지와 싱글-레그 힙 힌지 브리지 (Marching Bridge and single-leg Hip Hinge Bridge)

힙 힌지 브리지 동작의 양 다리 버전을 마스터했을 경우, 〈마칭 브리지〉와 〈싱글-레그 힙 힌지 브리지〉 동작들로 진행할 수 있는데, 이것은 힙 폄과 골반 회전 둘 다를 조절하는데 있어서 볼기근의 요구를 증가시킨다 (아래 사진).

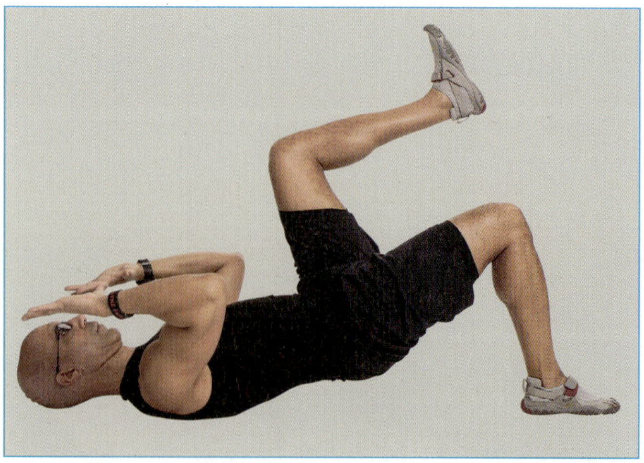

마칭과 싱글-레그 브리지 진행- 마칭 변형을 하는 동안 TPC 정렬을 유지한다.

〈마칭 브리지〉 동안 TPC의 동작이 최소나 거의 없게 하며, 이 동작의 두 버전 동안 골반이 수평으로 있게 해라.

힙 힌지와 마칭 브리지 동작들의 시연은 www.IIHFE.com/the-psoas-solution을 참조.

힙 트러스터 (Hip Thruster)

최근에, 〈힙 트러스터〉 동작은–〈브리지〉 동작의 한 버전으로 바벨을 골반에 대고 골반을 위로 밀어 내는 동작–대부분의 체력과 컨디셔닝 프로그램 안에 정립되어 있다 (아래 사진).

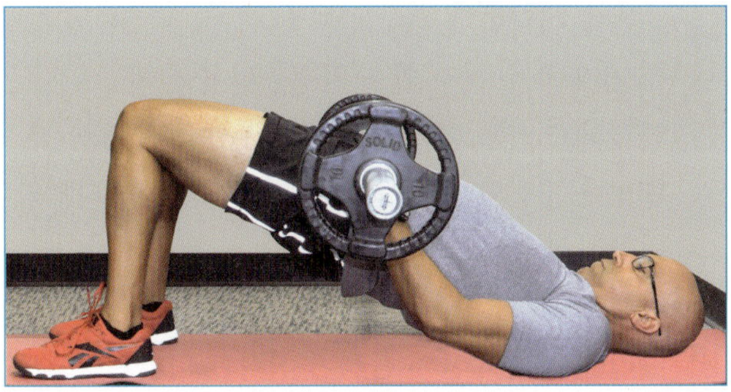

이 동작의 사용은 엉덩이와 뒤쪽 사슬 (장딴지, 볼기근, 햄스트링, 및 척추세움근을 포함한 인체의 뒤쪽 근육) 발달을 위한 주력 운동들 중의 하나로 소개되고 있다. 이 동작 시 볼기근 관여가 논쟁이 있을 수 있지만, 가장 문제가 되는 것은 이것이 힙 기능에 갖는 영향이다.

내가 힙 또는 허리 문제로 임상적으로 평가한 환자나 운동선수의 대부분에 의해서 실행된 이 운동으로 인한 여러 문제들이 있다:

1. *볼기근들과 뒤쪽 힙 근육의 과도 활성 또는 과도한 그립핑*. 이것은 동작 시 과도한 부하 사용뿐만 아니라 "볼기를 가능한 세게 조여라" 는 큐를 받아서 일차적으로 생긴다. 볼기근들과 뒤쪽 엉덩관절 복합체의 과도 긴장, 엉덩관절의 과도 압박 그리고 궁극적으로 힙 분리의 어려움을 만든다.
2. *앞쪽 넙다리뼈 뼈머리 위치*. 이것은 위에서 언급한 것처럼 뒤쪽 엉덩관절 복합체의 과도 활성이나 과도한 그립핑에 기인한다. 시간이 가면서, 과도한 앞쪽 자세는 –스쿼트, 데드리프트, 및 비슷한 타입의 힙 동작 시 힙 그립핑에 의해서 영속화된다 – 돌 문제 (부록에서 FAI를 참조), 힙의 비구순 찢김, 및 기타 퇴행성 힙 병리의 흔한 원인이다.
3. *골반 뒤쪽 기울임과 그 결과로의 허리뼈 굽힘*. 또한 이것은 볼기근들과 뒤쪽 엉덩관절 복합체의 과도 활성과 연관되어 있어서 허리 디스크와 기타 척추와 골반 병리를 만들 가능성이 있다.

대부분의 운동에서처럼, 개인이 적절한 역학으로 힙 트러스트를 실행할 경우, 이것을 실행하는데 아무런 잘못이 없다. 일반인이나 고객들에게서, 위에서 말한 〈싱글–레그 힙 힌지 브리지〉 진행은 볼기근들과 뒤쪽 사슬을 적절하게 도전시킨다.

〈힙 트러스터〉 동작 시 적절한 역학을 조장하기 위해 대상자는 비교적인 정렬을 유지하고 있어야 한다; 뒤쪽 힙 근육을 과도–그립핑하고, 골반을 뒤쪽 기울임되게 집어 넣고, 넙다리뼈 뼈머리를 볼기뼈절구 안에서 과도하게 앞쪽으로 내몰아서 정렬을 망가뜨리면 안 된다.

버드-독 (Bird-Dog)

〈버드–독〉 동작은 코어 안정과 힙 폄을 개선하기 위해서 활용되는 또 다른 흔한 재활과 교정 운동이다. 비록 실행하기가 쉬운 동작으로 간주되고 있지만, 테크닉적으로 그것은 올바르게 실행하기가 상당히 어렵다. 너무 자주, 코어 요소들 사이의 협력적인 활동의 조화와 적절한 힙 동작을 확실히 하는 것에 중점을 두기 보다는 팔과 다리의 동작에 더 집중하고 있다. 〈버드–독〉 동작이 이득을 준다기 보다는, 부적절한 코어 안정과 힙 폄 동작들의 원인이 자주 된다.

이 동작 시 이득을 보고 보상을 최소화 하기 위해서 〈버드–독〉을 올바른 폼으로 실행하는 것이 매우 중요하다. 뒤따르는 서술은 오직 움직임 만을 논의할 것인데, 많은 대상자들이 이 동작 시 허리뼈 조절을 유지하는 것을 힘들어 하기 때문이다.

버드-독 동작에서 허리근의 역할 (Psoas' Role in the Bird-Dog Pattern)

허리근은 〈버드–독〉 동작에서 두 가지 일차적인 역할을 한다:

1. 허리뼈와 골반의 안정.
2. 순수한 힙 폄을 보장하기 위한 넙다리뼈 뼈머리를 볼기뼈절구에서 중심화.

버드-독 동작 셋업 (Setting Up the Bird-Dog Pattern)

- 개인은 네발로 꿇은 자세를 잡는다:
    - TPC는 중립이며, 머리와 목은 TPC에 관련해서 선을 이룬다; 척추의 중립 만곡이 유지돼야만 한다.
    - 손바닥을 바닥에 대는데, 어깨와 선을 맞춰 어깨 바로 앞쪽에 둔다.
    - 무릎은 힙 바로 밑에 두고 힙 너비보다 약간 좁게 벌린다; 골반 정렬을 유지하기 위해서 움직이지 않는 다리를 높인 패드나 면에 댄다.
    - 이것은 힘든 동작이기 때문에, 대부분의 대상자들은 무릎을 90° 로 굽혀서 시작할 것인데, 그것은 다리를 펴기 전에 모멘트 팔을 줄여준다.
- 사지 자세에서, 개인은 호흡과 이 자세의 등척성 조절 사이의 조화를 훈련하기 위해서 삼차원 호흡을 시작한다.
- 이 자세에서, 척추 앞을 엉덩관절 중심에 연결하고 있는 한 철사를 상상해서 허리근을 활성화 시킨다. 이 큐는 허리근 폄 동안 허리뼈의 등척성 조절과 엉덩관절의 중심화를 유지하기 위해서 허리근을 활성화 시키는 것을 돕는다.
- 다리를 천천히 들어 올리기 시작한 다음 이것을 천천히 낮추며 적당한 회수를 반복한다. 다리가

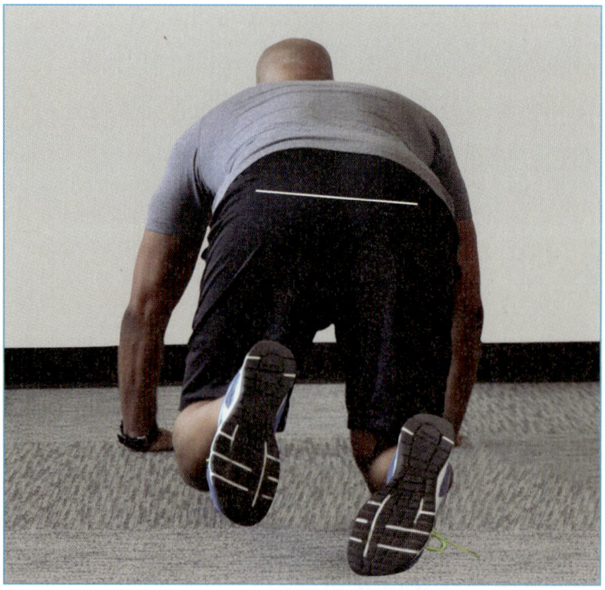

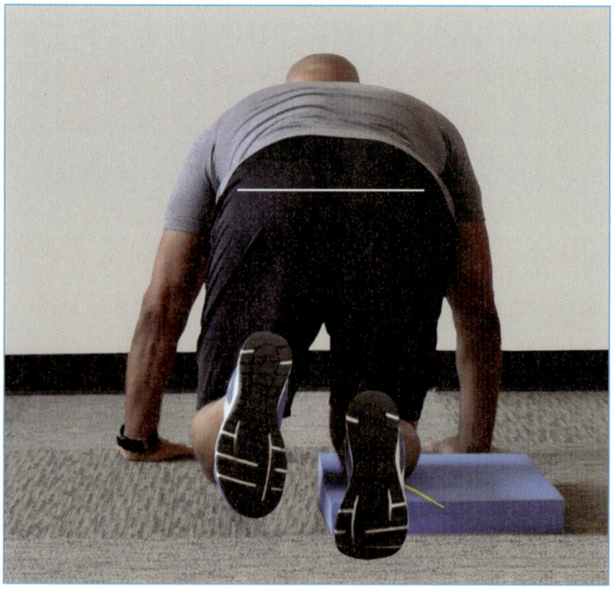

많은 개인들은 무릎을 바닥에서 떼기 위해서 척추를 돌려서 골반을 틀어지게 만든다 (왼쪽사진). 움직이지 않는 다리 밑에 받침을 놓아서 중립 척추와 골반 정렬을 유지하는 것을 도와라 (오른쪽 사진).

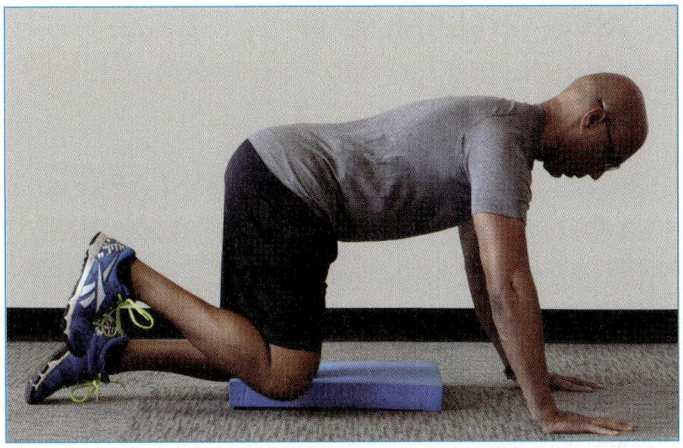
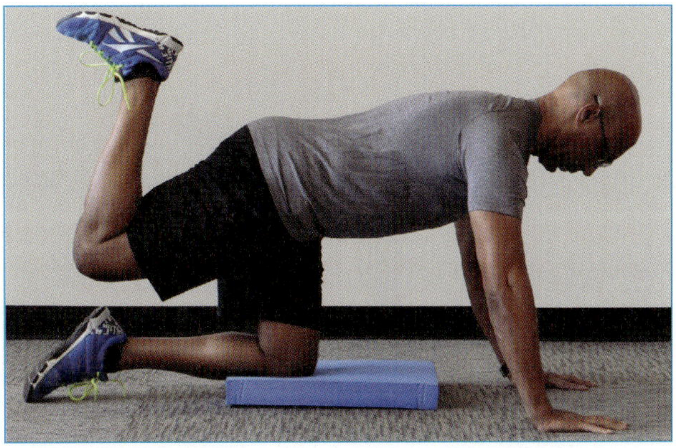

변형 버드-독-중립 TPC 정렬을 유지할 수 있는 데까지만 다리를 펴라.

움직이는 동안 몸통, 척추 또는 골반의 움직임을 최소로 해야만 한다.
노트: 전체적인 힙과 TPC 기능을 개선하기 위해서, 다리를 높이 들어 올리는 것보다는 자세를 조절하는데 집중하는 것이 더 중요하다.

- 만약 척추 또는 골반을 조절하기가 힘들 경우, 척추 앞을 엉덩관절 중심에 연결하고 있는 한 철사를 상상할 수 있다. 이 큐는 허리뼈와 골반의 안정뿐만 아니라, 힙 폄 동안 엉덩관절의 중심화를 유지하기 위해서 허리근과 기타 깊은층 안정근들을 활성화시키는 것을 돕는다.

대상자는 TPC의 정렬과 조절을 유지할 수 있는 한에서만 다리를 높이 들어 올린다. 개선된 조절을 개발함에 따라, 앞쪽 힙 전체를 늘리는 것에 더해서, 다리를 더 높이 들어올릴 수 있다.

일단 이 동작을 능숙하게 할 경우, 다리를 더 뻗거나, 반대쪽 팔을 올려 TPC 안정과 힙 폄에 도전을 더 할 수 있다.

버드-독 동작의 시연을 위해서, www.IIHFE.com/the-psoas-solution을 참조.

버드-독에서 기능장애의 일반적인 징후들 (Common Signs of Dysfunction in the Bird-Dog)

〈버드-독〉 동작 시 부적절한 허리근 관여를 나타내는 3가지 일반적인 징후가 있다:

1. *시작할 때 부적절한 TPC 정렬.* 많은 대상자들은 등허리 폄 또는 부적절한 가슴 정렬로 (너무 척주후만이거나 너무 척추뼈앞굽음) 동작을 시작한다. 그들을 중립 TPC로 재위치시킨 다음 큐를 준다: "철사가 당신을 머리 뒤에서부터 부드럽게 앞쪽으로 당기고, 또 다른 하나가 반대 방향에서 꼬리뼈를 당긴다고 상상해라." 큐가 주어지는 동안 삼차원 호흡을 유지해야만 한다. 다리를 움직이라고 하기 전에 여러 세트의 호흡을 하는 동안 이 자세를 유지할 수 있어야 한다.
2. *다리가 처음 들려지는 동안 중립 허리뼈의 상실.* 대상자가 다리를 들어 올리기 위한 움직임을 시작하자마자 무슨 일이 생기는 지를 주목하는 것이 특히 중요하다. 체중을 지지 다리로 옮기는 동안 허리뼈에서 미묘한 이동이나 회전이 흔히 관찰될 수 있다 -이것은 부적절한 조절의 고전적인 징후이다. 허리근을 사용하라고 큐를 주고, 다리를 들어 올리는 행동을 시작하기 바로 전에 "척추 앞에서 앞쪽 힙을 연결하는 철사를 상상하세요" 라고 해라. 다리가 올려지는 동안 척추 위치에 아무 변화가 없이, 체중을 팔과 지지 다리로 옮길 수 있어야만 한다.
3. *순수한 힙 폄을 하지 못하고, 과도한 골반 앞쪽*

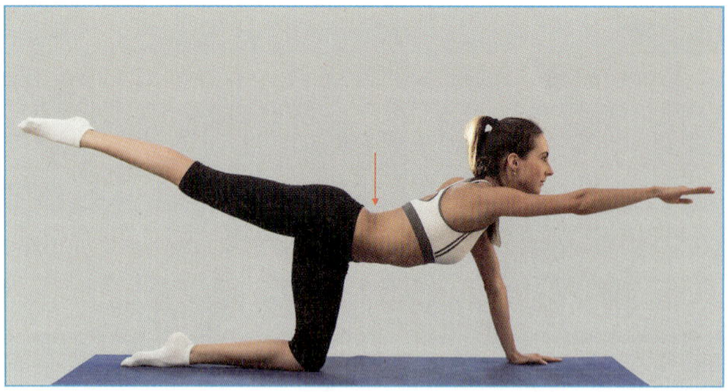

부적절한 허리근과 코어 조절을 가진 과도한 등허리 폄.

> *기울임, 및/또는 등허리 폄.* 이 문제는 위에서 언급한 허리뼈 조절의 상실과 연관되어 있거나 아니면, 힙을 분리하지 못하는 것과 연관되어 있다. 허리뼈 조절 문제를 가진 사람들에게, 다리를 들어 올리기 전에, 허리근, 배가로근 및/또는 골반저를 활성화시키라는 큐를 줘라.

많은 대상자들은 넙다리뼈 뼈머리를 골반과 독립적으로 적절하게 분리하거나 움직일 수 없다. 이러한 환경에서, 힙 분리의 부족은 다리가 들어 올려지는 동안 전체 골반이나 허리뼈를 움직이게 만든다. 일부에게서, 이 문제는 힙 주위의 근막 제한과 연관되어 있는데, 이 경우에 제한을 풀고 동작을 반복해라. 다른 이들에게, 이것은 운동 조절 문제이다 –그들은 골반과 척추의 동작을 조절하는 동안 다리를 움직이기 위한 좋은 전략을 갖고 있지 않다; 이 상황에서, 〈사이드 라잉 이소 힙 폄〉 동작은 〈버드–독〉 동작을 실행하기 전에 TPC 조절을 훈련하기 위한 매우 좋은 방법이다.

사이드 라잉 이소 힙 폄 (Side Lying Iso Hip Extension; SLIHE)

전통적인 허리근 운동은 아니지만, 〈사이드 라잉 이소 힙 폄 (SLIHE)〉 동작은 볼기근 복합체를 훈련시키는 가장 좋은 방법 중의 하나로, 동시에 앞쪽 힙과 넙다리를 안전하고 효과적으로 스트레칭 시켜 준다.

이 동작은 싱글 레그 스탠스 (한 다리로 서있기) 동안 중심을 잡지 못하는 개인들에서 중간볼기근을 훈련하는 방식으로 디자인되었다. 비록 힙 재활의 초기 단계에서 힙 분리를 훈련하기 위한 제대로 된 동작들이 있지만, 전통적인 〈클램 셸; Clam Shell)〉과 〈사이드 라잉 힙 벌림〉 운동 동안 많은 대상자들에서 여러 제한이 있다는 것을 알게 되었다:

1. 클램 셸과 사이드 라잉 힙 벌림 운동들은 중간볼기근 힘을 기르기 위해서 디자인되었는데, 많은 대상자들은 수 주간 이 운동들을 실행한 이후에도 분리된 근육 테스트나 싱글–레그 테스트에서, 개선된 체력을 보이지 않았다.
2. 대부분의 대상자들은 이 운동들을 아무 생각 없이 하고 있었다; 즉, 그들은 이 움직임 자체에 집중하지 않고 상당한 동작 범위로 클램 셸 운동과 힙 벌리기를 30, 40, 50번 이상 반복하고 있었다. 그들은 엉덩관절을 정말로 움직인다기 보다는 척추와 골반을 돌리거나 사이드 벤딩시켜서 종종 보상을 만든다.
3. 이 운동들에서 똑바로 선 자세와 싱글–레그 스탠딩으로 적지만 기능적인 이어짐이 있다.

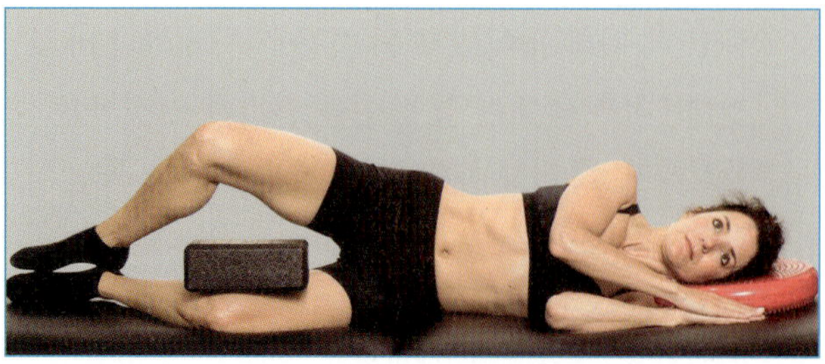

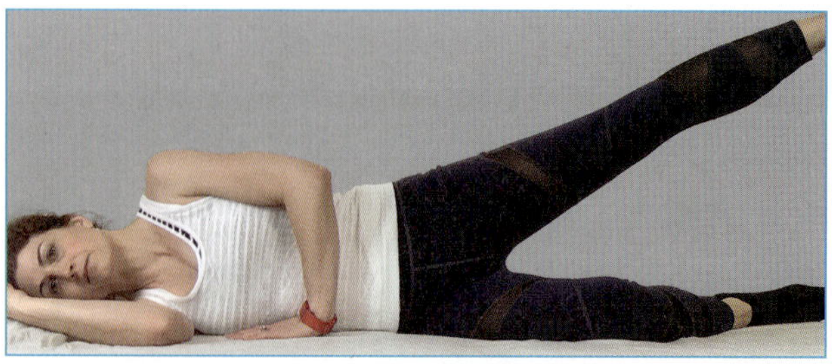

클램 셸 (왼쪽); 사이드 라잉 힙 벌림 (오른쪽).

SLIHE 동작은 전통적인 재활 운동들의 이러한 제한으로 인해서 만들어졌다. 클리닉에서 SLIHE 동작을 더 많이 한 실험을 보았더니, 환자들과 고객들은 이것을 실행한 이후 힙을 느끼는 방식에 관한 긍정적인 피드백을 나타내었다. 더욱이, 그들은 분리된 힙 체력과 동작 범위의 증가를 포함한 긍정적인 결과를 보여주기 시작했다. 괄목할만한 사실은 이러한 변화들이 거의 즉각적이며, 똑바로 선 싱글-레그 안정성으로 이어지는 것처럼 보였다.

SLIHE 동작의 3가지 일차적인 이점들:

1. 그것은, 단지 힙 벌림근들이나 돌림근들만을 훈련 시키는 것이 아니라, 허리근과 전체 볼기근 복합체의 등척성 상호 활성화를 훈련시킨다.
2. 그것은 얕은층 힙 굽힘근들 뿐만 아니라, 힙과 넙다리의 근막을 늘려주며, 허리근을 억제하지 않는다; 허리근의 억제는 전통적인 힙 앞쪽 스트레칭 버전들에서 흔하다.
3. 그것은 어깨와 TPC의 동측 안정 그리고 지지쪽 (누워있는 쪽) 힙 복합체를 포함한 전체 몸을 훈련시킨다

이러한 이점들은 SLIHE 동작을 전체적인 힙 기능 개선을 위해서 임상적으로 사용되고 있는 가장 유용한 교정 운동 동작들 중의 진정한 하나로 만든다. SLIHE 동작에서 제일 힘든 것은 셋업이다; 그러므로, 이 동작에서 최대 이득을 얻기 위해서 셋업을 올바르게 했는지를 확인하는 여분의 시간을 가져라.

SLIHE 동작의 셋업 (Setting Up the SLIHE Pattern)

- 테이블에 옆으로 눕는데, 척추와 골반을 벽에 댄다; 머리를 받혀서 몸과 정렬시켜야만 한다. 어깨와 다리는 포개져 있어야 하며, 90° 의 팔꿈치와 어깨 굽힘, ~60° 의 힙 굽힘, 및 90° 의 무릎 굽힘. 근본적으로, 적절한 자세를 잡았을 경우, 중립 정렬로 있어야만 한다 (위 오른쪽 사진들).

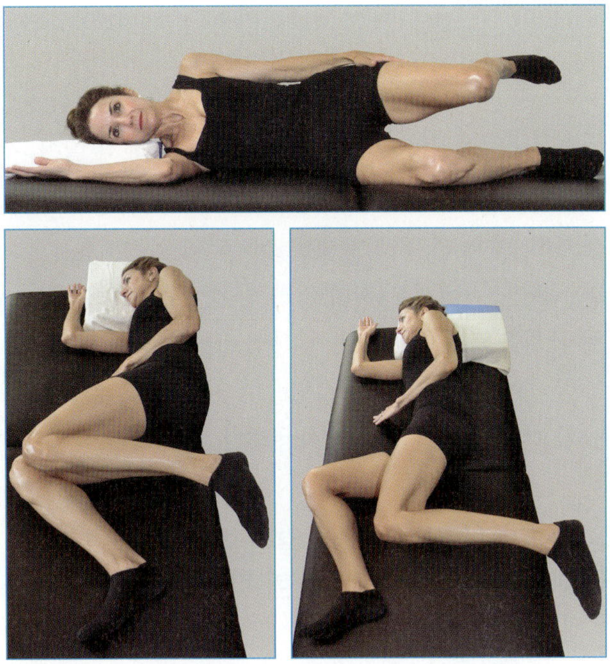

사이드 라잉 이소 (Iso) 폄 동작- (앞 모습, 위 사진); 기본적 셋업 (아래 왼쪽); 진행, 몸을 벽에서 더 멀리 움직인다 (아래 오른쪽).

- 대상자는 지지한 팔꿈치와 무릎으로 테이블을 부드럽게 밀면서 시작한다 -이것은 대략 10%의 힘만을 써야 한다. 등척성으로 테이블을 밀어서, 그들은 어깨와 힙 안정근들뿐만 아니라 같은 쪽 TPC 근육들 모두를 활성화 시킨다. 이 동작은 전체 척추를 길어지게 만들며, 가슴우리는 테이블에서 약간 들어올려져야만 한다.
- 그 다음 위쪽 다리를 올려서 몸과 선을 맞추고 발을 벽에 댄다. 맨발이 양말보다 벽에 대고 있기가 쉽다. 발을 벽에 붙이고 있으면서, 최대 힘의 25% 이하로 등척성으로 벽을 밀어라. 목적은 이쪽에 있는 힙 벌림근들과 폄근들을 활성화시키는 것으로, 셋업 자세에는 변화가 없어야 한다. 대상자는 이 자세를 5~10초간 유지하고 쉬고 나서, 원하는 반복 회수를 해라. 일반적으로, 한 쪽 당 5회/3세트를 실행하는데, 반복 마다 5~10초를 유지한다.

SLIHE의 시연을 위해서, www.IIHFE.com/the-psoas-solution을 참조.

이 동작의 진행 버전을 위해서, 개인은 벽에서 멀리 움직인다 (위 오른쪽 사진). 여전히 몸이 포개져 있으며, 벽에 댄 원래 자세로 정렬되어 있는지를 확인해라. 벽에서부터 더 멀리 떨어질수록, 얕은층 힙 굽힘근들과 앞쪽 힙과 넙다리 근막을 능동적으로 늘릴 것이다. 동작 내내 정렬을 유지하고 조절되어 있기 위해서 허리근 큐를 사용해라.

SLIHE에서 기능장애의 일반적인 징후들 (Common Signs of Dysfunction in the SLIHE)

SLIHE 동작 시 부적절한 허리근 관여를 나타내는 두 가지 일반적인 징후:

1. *시작할 때 부적절한 TPC 정렬*. 일부 개인들은 중립 정렬에서 벗어나서 동작을 시작한다. 가장 흔한 문제는 어깨나 골반이 포개져 있지 않다 –그들의 바닥, 또는 지지하는, 어깨 및/또는 힙이 종종 앞쪽에 있으며, 그래서 그들은 쌓여진 위치에 있다기 보다는 벽에서 기울어져 있을 것이다. 앉게 한 다음 자세를 다시 잡게 하는데, 어깨와 힙이 쌓여 있으며, 등을 벽에 대고 있는 것을 확인해라.
2. *순수한 힙 폄을 만들지 못하고, 과도한 골반 앞쪽 기울임 또는 등허리 폄*. 특히 대상자가 벽에서부터 더 멀리 움직일 때, 그들은 허리근과 깊은층 근막 시스템에 연결하고 있지 않을 수도 있어서, 볼기근에 관여하는 동안 TPC 정렬을 잃어버릴 수도 있다. 볼기근에 관여하는 동안 허리근을 연결하라는 큐를 줘라 –"척추 앞과 앞쪽 힙에 연결하고 있는 철사를 상상해라."

임상적 고려 사항: 활동적인 인구에서 '긴장된' 힙 굽힘근들과 엉덩정강밴드증후군

긴장과 스트레칭에 대한 논의의 관점에서, 많은 독자들은 허리근의 만성 '긴장'을 보이는 그들의 고객이나 환자들에 관해서 의아해 할 수도 있다. 활동적인 사람들, 특히 러너들은 '긴장된' 허리근과 '약한' 볼기근을 자가-진단하고 있는 일이 흔하다.

허리근 긴장에 대한 자가-평가를 정확하게 하는 사람들은 실제로 거의 없다. 사실상 만성 힙 긴장을 보이는 거의 모든 사람들은 넙다리 앞을 가리키는데, 보다 전문적으로, 넙다리근막긴장근의 부착들 (앞쪽, 가쪽 힙 부위) 또는 넙다리곧은근 (넙다리의 앞쪽, 위쪽 부위) 쪽이다. 맞은 편 왼쪽 사진을 보아라.

앞쪽 힙이 긴장되어 있다는 감각을 만드는 3가지 상황이 있다:

1. 얕은층 큰볼기근과 햄스트링을 단축시켜온 개인은 골반 뒤쪽 기울임를 만들어서, 얕은층 힙 굽힘근들을 과도-스트레칭 시킨다.

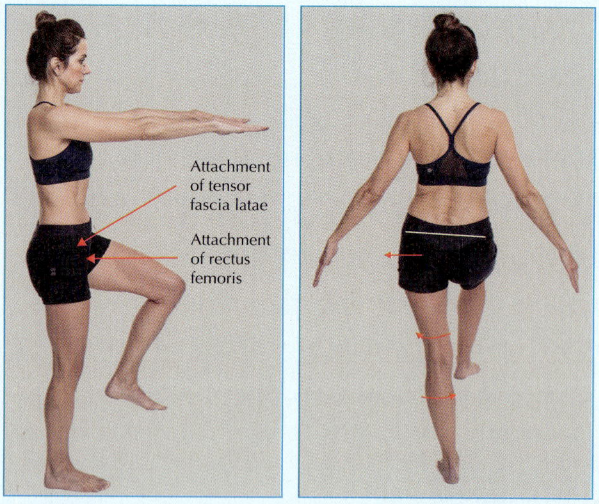

넙다리근막긴장근과 넙다리곧은근의 부착들 (왼쪽 사진). 싱글 레그 스탠스에서의 부적절한 조절은 걸을 때와 싱글 레그 운동 동안 넙다리근막긴장근과 네갈래근의 과도 사용을 만들 수 있어서 힙 굽힘근들이 "뭉친" 느낌을 만든다. 넙다리뼈의 안쪽돌림과 정강뼈의 바깥 돌림을 보아라 (오른쪽 사진). 그것은 골반과 하지의 부적절한 정렬과 조절에서 생긴다; 이 하지의 '비틀어짐 (winding)'은 엉덩정강밴드 증후군의 흔한 원인이다.

임상적 고려 사항: 활동적인 인구에서 '긴장된' 힙 굽힘근들과 엉덩정강밴드증후군

이것은 그들에게 앞쪽, 가쪽 넙다리 부위가 '팽팽한' 느낌을 줘서, '긴장된 힙 굽힘근들'이라는 느낌을 만든다. 이 감각을 테스트하기 위해서, 그냥 서서 손가락을 TFL과 네갈래근에 놓는다. 이 근육들 안의 탄력의 양에 대한 감각을 느껴라. 그 다음 볼기근과 햄스트링을 긴장시켜 골반을 뒤쪽 기울임으로 당겨라. TFL과 네갈래근에서 증가된 긴장과 '팽팽한' 느낌에 주목해라. 이 근육들은 이제 과도-스트레칭 되어 팽팽하다. 많은 개인들은 뒤쪽 기울임성 골반을 갖고 살고 있기 때문에 그들의 힙 굽힘근들과 허리근이 실제로 기능적으로 과도하게 늘어나 있을 때, '긴장된' 힙 굽힘근들을 갖고 있는 것처럼 만성적으로 느낄 것이다.

2. 억제된 허리근을 갖고 있는 개인은, 힙을 굽히는 역할에서 넙다리긴장근이나 넙다리곧은근을 과도 사용한다. TFL과 넙다리곧은근 둘 다 힙 굽힘에서 허리근 보다 더 좋은 역학적 기전인 장점을 갖고 있는 것을 기억해라 (1장의 기능 해부학을 참조); 그러나, 그것들은 과사용될 때 과긴장성이 되어 통증유발점들을 만들 수 있다. 일반적으로, (83-84페이지에 있는) 〈힐 드롭 행복한 아기〉 같은 누워서 하는 힙 굽힘 운동을 실행할 때 이것이 보여지며, 그리고 힙을 굽히는 동안 (동심 단계)이나 힙을 굽힌 자세에서 다리를 내릴 때 (편심 단계) 과도한 활성이나 심지어 경련이 생긴다. 비슷하게, 롤-업 동작에서 (136-137페이지) 골반을 앞쪽으로 돌리는 동안, TFL이나 넙다리곧은근에 긴장이나 경련을 겪을 수 있다.
3. 걷거나 달릴 때 부적절한 조절을 갖고 있는 대상자는 한쪽 다리 안정을 위해서 TFL과 네갈래근을 (넙다리곧은근, 가쪽넓은근, 중간넓은근, 안쪽넓은근) 과도사용한다. 또한 이것은 엉덩정강밴드증후군의 가장 흔한 원인이다 (엉덩정강밴드증후군; 부적절한 TPC 정렬과 넙다리뼈의 과도한 안쪽돌림과 정강뼈의 외회전으로 기인한 엉덩정강밴드의 팽팽함과 자극, 158p. 오른쪽 사진을 참조).

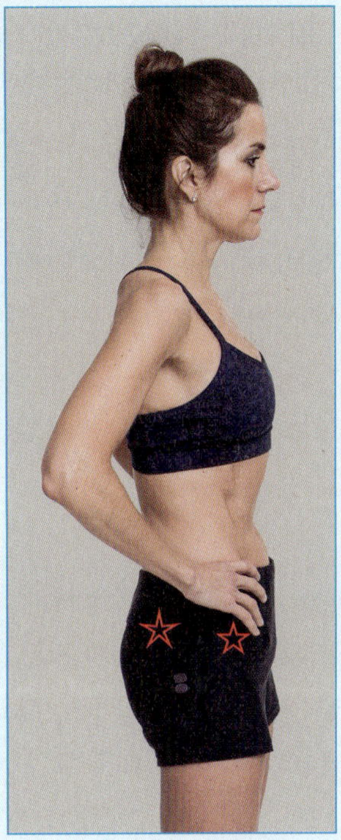

골반 안정성 그리고 TFL과 볼기근의 근육 활성을 평가하기 위한 빠르고 쉬운 평가: 개인은 서서 손가락을 TFL 위에 놓고 엄지를 큰돌기 뒤에 있는 중간볼기근 (GMd) 위에 놓는다 (오른쪽 사진의 별표를 보아라). 그 다음 반대쪽 다리를 올려 골반 자세를 느끼고 손가락 밑에 있는 TFL과 GMd의 수축을 느껴라. TPC와 힙 안정근들이 적절한 상호-활성으로 있을 때, TFL과 GMd 사이에 비교적 동일한 기여가 있으며, 골반은 가쪽 기울임이나 회전을 최소로 만들면서 비교적 수평으로 남아 있다. 부적절한 TPC 또는 힙 조절 및/또는 만성 힙 굽힘근 긴장성 대상자들에서, 과도한 TFL 활성을 보기가 쉬워서 (TFL이 GMd 에 비해서 상당히 수축되어 있다고 느낄 것이다) 골반은 과도하게 가쪽 기울임이거나 회전되어 있을 것이다.

이 책에서 제시된 전략은 - 특히 볼기근과 뒤쪽 힙 근육들의 과도한 수축을 푸는 동안 TPC와 힙의 정렬과 조절을 개선하는 것-만성 힙 긴장을 경감시키고 효율적인 코어와 힙 기능을 회복하는 것을 돕는데 성공적이었다. 이 주제에 대해서 더 많은 것은 부록 I: 허리근 평가를 참조.

또한 대상자는 너무 센 힘으로 발로 벽을 밀어서 이 동작을 힘으로 하려고 힘을 많이 주고 있을 수 있다. 힘을 덜 사용하게 하며, 발로 벽을 밀지 말고 "발을 벽에 대고 있으세요" 라고 큐를 줘라.

허리근 스트레칭 (Stretching the Psoas)

허리근 스트레칭에 관한 수 많은 논문, 책, 및 비디오들이 있기는 하지만, 이 주제에 관해서 언급을 하지 않는 것은 내가 태만한 처사일 것이다. 노트: 만약 독자가 허리근 스트레칭에 의해서 허리근과 볼기근의 강화, 허리와 힙 통증의 감소 같은 성공적인 결과를 얻었다면, 이 전략을 계속 사용하라는 격려를 받을 것이다.

Chicago Movement Specialists에서, 요통과 힙 문제를 겪고 있는 개인들에게 스트레칭은 좀처럼 재활이나 훈련 프로그램의 일부가 아니다. 여기에는 몇 가지 중요한 이유가 있다.

- 앞쪽 힙의 팽팽함은, 단축되고, 긴장되고, 과도 활성인 허리근과 거의 관련이 없다. 더욱이, 허리근 과도 활성이나 단축이 있을 경우, 일반적으로 보상성이며 허리뼈를 보호하는 것이다; 이 상황에서, 허리근 스트레칭은 최고의 관여할 옵션이 아니다.
- 전통적인 스트레칭을 사용하는 것은 허리근을 과도-스트레칭시켜서 허리근을 억제할 위험이 너무 크다. 힙을 스트레칭 하기 위해서 그들이 해왔던 것을 시연하는 전후에 임상적으로 허리근과 볼기근에 대한 근육 테스트가 실행되었다; 거의 100% 경우에서, 이 스트레칭은 허리근과 볼기근 모두를 약하게 (억제) 만들었다. 경험상으로 볼 때, 스트레칭, 강화 운동, 도수 치료 같은 어떤 관여는 한 근육을 절대로 약하게 하거나 억제해서는 안 된다. 만약 스트레칭을 한 다음 약하다고 테스트될 경우, 그들이 억제된 협력적 근육들을 재안정 시키지 못할 경우 보상을 만들 가능성이 크다.
- 대부분의 개인들은 실제로 단축되고, 긴장되거나, 과긴장성인 것을 스트레칭 시키지 않고 있다. 대부분의 개인들이 팽팽한 힙을 불평할 때 가리키는 근육은 넙다리근막긴장근이나 넙다리곧은근이다. 이 근육들 둘 다 허리근 보다 더 일차적인 힙 굽힘근들인 것을 기억해라. 이 두 근육들은 골반 안정근으로서 과도 사용될 때 종종 과활성화되어서 팽팽해진다. 개인들이 팽팽한 힙 굽힘근들을 스트레칭 시키려고 시도할 때, 그들은 넙다리곧은근과 넙다리근막긴장근이 아닌 허리근을 더 자주 스트레칭 시킨다. 일반적으로, 얕은층 근육들은—이 경우에서, 넙다리곧은근과 넙다리근막긴장근—스트레칭에 저항성을 더 보이는 반면, 더 깊숙한 근육들인, 허리근은 더 쉽게 늘어나는 경향이 있다. 여기에 스트레칭이 일반적으로 늘리려고 시도하는 근육에 특정하지 않는 것을 대상자에게 보여주는 간단한 설명이 있다:
  저항 튜브 두 조각을 생각하자—고—저항 튜브는 (노란색) 넙다리곧은근과 넙다리근막 긴장근을 나타내며 저—저항 튜브는 (보라색) 허리근을 나타낸다. 이 튜브의 두 조각을 서로 걸어서 당길 경우, 어떤 것이 먼저 더 많이 스트레칭 되겠는가? 당연히, 허리근을 나타내는, 저—저항 튜브인가 먼저 더 늘어날 것이다 (아래 사진). 이것은 힙

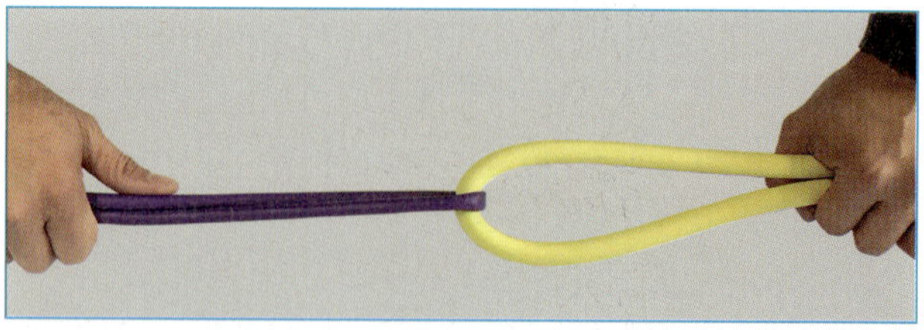

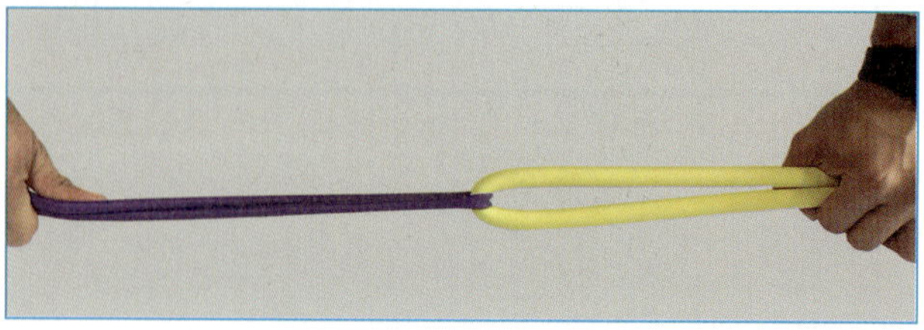

굽힘근들을 스트레칭 할 때 자주 생기는 것이다; 얕은층 힙 굽힘근들은 실제로 늘어나지 않는 반면 허리근은 과도하게 늘어난다.

이러한 영향에 대응하기 위해서, 많은 트레이너들과 치료사들은 힙 굽힘근 스트레칭을 실행하는 동안 척추와 골반을 안정시키기 위해서 고객에게 배근육을 안으로 당기고 큰볼기근을 수축하라고 권장할 것이다. 아주 많은 개인들이 이미 골반 뒤쪽 기울임과 허리뼈 굽힘으로 고착되어 있기 때문에, 그들에게 이 전략을 사용하게 하는 것은 이점이 없는데, 이것이 이러한 바람직하지 않은 자세로 더 들어가게 과다 스트레칭 시키기 때문이다.

도수 치료, 유념 이완™, 및/또는 자가-근막 이완술이 얕은층 힙 굽힘근들의 과긴장을 푸는데 효과가 좋다. 그러나, 어떠한 도수 이완이나 자가-근막 이완술 테크닉은 항상 안정 운동으로 이어져야만 한다. 〈힙 힌지 브리지〉와 〈사이드 라잉 이소 힙 폄〉 동작들은 허리근과 볼기근 활성을 조화시킬 뿐만 아니라, 앞쪽 힙과 넙다리의 근육과 인대를 늘려주는 매우 좋은 운동이다.

내가 대상자들에게 가르치고 있는 또 다른 효과적인 늘리기 테크닉은 〈하프-닐링 힙 스트레칭〉이다. 이것은 테크닉적으로 전통적인 스트레칭처럼 보이기는 하지만, 이 동작은 그냥 뭉친 근육들을 스트레칭 시키기 위해서 의도된 것이라기 보다는 얕은층 힙 굽힘근들과 앞쪽 근막을 실제로 늘리기 위해서 디자인되었다. 힙 굽힘근들에서의 더 커다란 당김을 느끼거나 얻는다는 유혹에 빠지지 말고, 일어나고 있는 것에 유념하면서 이 동작을 실행하는 것이 중요한 개념이다. 이 동작에서 효과를 얻는 것이 당긴다는 감각이 아니라는 것을 아는 것이 중요하다; 정말로, 보다 강력한 당김을 느끼려고 하지 말고, 덜한 당김과 더 향상된 전체적인 중심화를 경험하는 것이 더 이득이 된다.

하프-닐링 힙 (Half-Kneeling Hip) 스트레칭의 셋업

- TPC를 정렬하고 폼 패드나 타월에 꿇은 무릎을 댄다. 앞쪽 힙과 무릎은 (꿇지 않은 쪽) 90° 로 굽힌다. 많은 개인들이 중립 골반 정렬을 만들지 못하기 때문에, 바닥에 무릎을 댈 때, 바닥쪽 다리를 위로 올리는 것이 일반적으로 골반을 수평으로 정렬시킬 것이다. 골반을 맞추는 것이 이 동작을 실행하기 위한 전제조건으로 적절한 허리근 관여를 하게 해 준다.

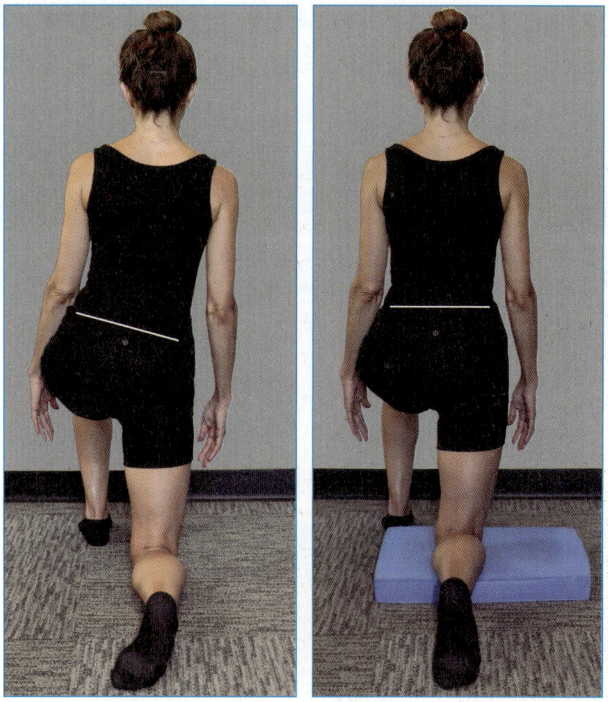

하프-닐링 힙 스트레칭- 많은 개인들은 하프-닐링 포지션에서 골반을 똑바로 유지하고 있을 수 없다 (왼쪽 사진) 그래서 골반을 수평으로 맞추기 위해서 무릎 밑에 받침을 요한다.

- 그 다음, 손을 살짝 말아서 무릎 꿇은 쪽의 힙 주위에 대서, 넙다리뼈 뼈머리 자세를 모니터 할 수 있게 한다. 개인이 혼자서 운동을 하고 있을 때, 넙다리뼈 뼈머리 자세를 모니터 할 수 있는 것은 중요한 점이다. 엄지는 큰돌기 뒤에 놓이며 손가락은 ASIS 바로 안쪽에 놓인다.

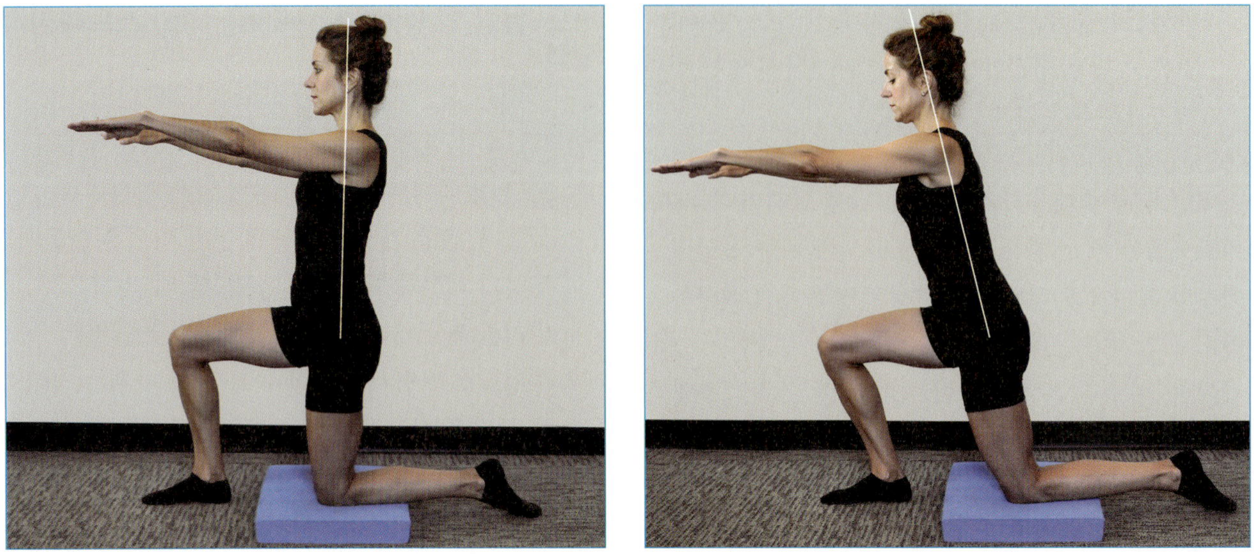

개인은 TPC를 정렬시키고 앞쪽으로 이동하는 동안 이 정렬을 유지해서 힙 앞쪽을 늘릴 수 있다. 노트: 골반과 힙의 자세를 볼 수 있도록 팔이 올려졌다.

- 허리근을 연결시키라는 큐를 준다. 가장 일관성 있게 효과적인 큐: "척추의 앞을 힙 앞에 연결하고 있는 철사를 상상한 다음 동작 내내 철사의 길이를 유지해라."
- 그 다음 개인은 체중을 앞쪽 다리로 이동하기 시작한다. 손가락 밑에서 불거져 오르는 것이 없거나, 엄지 앞을 향해서 큰돌기의 이동이 없는 것을 모니터 해라. 이것은 절구 안에서 넙다리뼈 뼈머리의 적절한 관절의 중심화를 확인시켜주는 것이다. 삼차원 호흡과 함께 관절의 중심화를 유지하게 하는 것은 힙 안정과 조직 늘리기 둘 다를 위한 매우 좋은 효과적인 전략이다.

하프-닐링 힙 스트레칭의 실행을 위해서, www.IIHFE.com/the-psoas-solution을 참조.

하프-닐링 힙 스트레칭에서 기능장애의 일반적인 징후들 (Common Signs of Dysfunction in the Half-Kneeling Hip Stretch)

하프-닐링 힙 스트레칭 동안 부적절한 허리근을 나타내는 3가지 일반적인 징후가 있다:

1. *부적절한 TPC 정렬로 시작*. 일부 대상자들은 중립 정렬을 벗어나서 이 동작을 시작한다. 가장 흔한 문제는 골반을 정렬시키기 않았거나 가슴을 골반 위에 쌓아 두고 있지 않는 것이다. 몸을 세워 자세를 다시 잡게 하는데, TPC를 정렬시키고 골반을 수평으로 해서 패드 위에 무릎을 다시 꿇는다. 일부는 앞쪽 힙의 굽힘을 만들기 위한 유연성이 부족해서 골반의 중립 정렬을 만들지 못할 수도 있다. 도수 이완이나 자가-근막 이완술이 뒤쪽 힙의 연부조직 제한을 풀 수 있어서, 힙 굽힘을 더 좋게 해 줄 수 있다. 161페이지에서 보여준 것처럼, 반대편 무릎 밑에 놓인 받침이 골반 정렬에 도움이 된다.
2. *넙다리뼈 뼈머리의 앞쪽 이동*. 위에서 논의한 것처럼, 힙 굽힘근들을 스트레칭 할 때, 넙다리뼈 뼈머리가 볼기뼈절구 안에서 앞쪽으로 이동하는 (과도하게 앞쪽으로 미끄러짐) 일이 흔하다. 만약 이러한 넙다리뼈 뼈머리의 동작이 조절되지 않을 경우, 힙은 중심을 잡고 있지 못해서 허리근이 억제된다. 자세를 다시 잡은 다음, 넙다리뼈 뼈머리가 앞쪽으로 움직일 때를 알 수 있는지를 확인해라. 앞쪽 힙을 늘리는 동안 허리근을

연결시키라는 큐를 주며, 넙다리뼈 뼈머리 자세를 모니터 하는 동안 손가락 밑에 앞쪽 이동을 느끼자마자 멈추라고 해라.

3. *TLJ에서 과다 폄*. 이것은 보통 개인이 너무 멀리 스트레칭을 하려는 데서 기인하는데, TLJ에서 과다 폄을 만들게 한다. 개인에게 TPC를 연결시키고 이 동작을 실행하는 동안 이 정렬을 유지하라고 큐를 줘라. TPC 정렬을 모니터 하기 위해서, 가슴우리 전면 하부에 엄지를 놓고 손가락을 ASIS에 대게 한 다음 이 동작을 반복한다.

또한 얕은층 힙 굽힘근들은 힙 폄 동작들 동안 앞쪽 힙과 넙다리를 늘리는 것을 조장하기 위해서 스플릿 스탠스 자세에서 실행될 수 있다. 이 동작 시 척추, 골반, 및 힙의 성공적인 조절은 〈전사 I〉과 같은 많은 요가 포즈들을 실행하기 위한 전제 조건이다. 이 동작 내내 적절한 TPC 정렬을 만들고 넙다리뼈 뼈머리 자세를 모니터 하게 해라. 똑바로 선 버전에서:

- 개인은 TPC와 힙을 발의 중심 위에 정렬시켜 시작한다.
- 개인은 허리근을 활성화 시킨 다음, 한 쪽 힙을 할 수 있는 만큼 뒤쪽으로 움직이는데, 넙다리뼈 뼈머리를 앞쪽으로 이동시키지 않는다 (그들은 뒤쪽에 있는 다리의 힙을 모니터하고 있다).
- 이전에 서술한 것처럼, 넙다리뼈 뼈머리를 더 이상 조절할 수 없는 시점에서, 몇 번의 삼차원 호흡을 하면서 앞쪽 힙과 넙다리가 늘어난다고 상상해라. 길이가 늘어남에 따라, 다음에 있는 연부조직 장벽으로, 다리를 그것들 뒤로 더 점차적으로 움직일 수 있을 것이다.

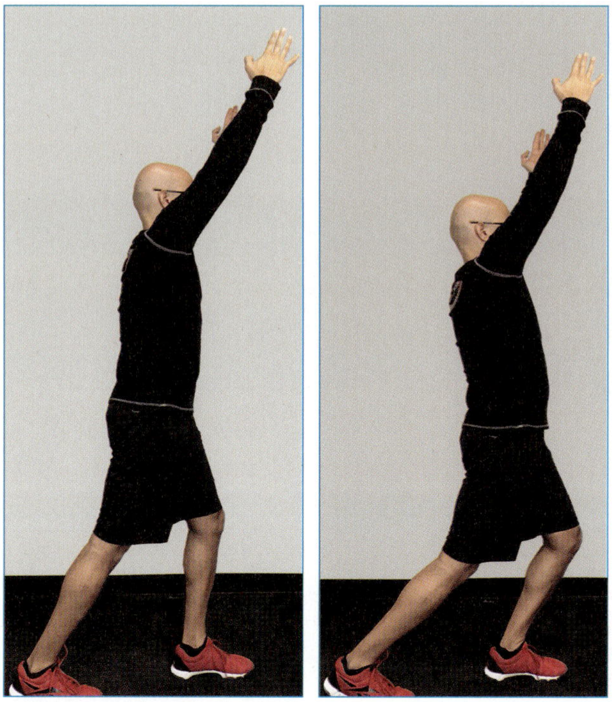

서서 힙 굽힘근 스트레칭: 조절된 TPC (왼쪽 사진)와 조절되지 않은 TPC (오른쪽 사진). 앞쪽 굽힘근 사슬에 대한 스트레칭을 늘리기 위해서 팔을 머리 위로 올리고 있을 수 있음을 주목해라.

폄 동작들에서 허리근 기능의 요약

몸통, 척추, 및 골반에서

- 백워드 벤딩 동안 척추 늘리기를 보조하기 위해 TLJ, 허리뼈, 및 골반을 안정시킨다.
- 힙 폄 동안 골반과 허리뼈의 중립 정렬을 유지한다.
- 백워드 벤딩과 걷는 동안 척추와 골반 정렬을 원심성으로 조절한다.

힙에서

- 힙 폄 동작 시 큰볼기근과 함께 기능적 협력근으로서 넙다리뼈 뼈머리를 볼기뼈절구 중심에 놓여질 수 있도록 만들어 준다.
- 스쿼트, 런지, 및 데드리프트 같은 일반적인 동작들 동안 과도한 힙 폄 조절을 돕는다.
- 보행 동안 과도한 힙 폄을 조절하기 위해서 원심성으로 늘어난다.

요약: 척추와 힙 폄

1. 척추 폄 (백워드 벤딩) 동안, 허리근은 척추와 골반을 안정 시키며, 그래서 과도한 관절과 연부조직 압박을 막아준다.
   특히, 척추를 펴는 동안, 늘어나게 만들어 주기 위해서, 허리근은 TLJ, 허리뼈, 및 골반을 잡고 있는다.
2. 허리근 백워드 벤딩 동안 골반 조절을 도와서, 넙다리뼈 뼈머리 위로의 골반의 뒤쪽 돌림은 조화롭고 부드럽다.
3. 허리근은 엉덩관절 폄 동안 큰볼기근 아래쪽 섬유와 협응하여 넙다리뼈 뼈머리를 볼기뼈절구 중심에 놓여질 수 있도록 만들어 준다. 이것은 엉덩관절의 중심화를 유지시켜주며, 이것은 스쿼트, 런지, 및 데드리프트 같은 힙 폄 동작들 동안 골반을 중립 (골반 앞쪽 기울임)과 수평인 자세로 유지시키기 위한 능력에 직접적으로 기여를 한다.

힙 폄 동작들 동안 부적절한 허리근 기능의 징후:

- 움직임이나 힙 폄을 요구하는 운동 동안 과도한 앞쪽 넙다리뼈 뼈머리 이동이나 과도한 골반 앞쪽 돌림
- 서있을 때나 힘 폄으로 움직이는 동안 앞쪽 넙다리뼈 뼈머리 위치에 의해서 만들어진, 가쪽 볼기 부위에서 관찰되거나 촉진되는 함몰부.
- 백 벤딩 동안 과도한 등허리 폄이나 허리뼈 힌지, 및/또는 척추를 늘리지 못함.

결론
Conclusion

"더 많이 배울수록 우리가 아는 것이 얼마나 적은 지를 알게 된다."

R. Buckminster Fuller

이 책에서 나는 우리가 허리근에 관해서 알고 있거나, 진실인지 의심이 가는 몇 가지가 있으며 그것에 관해서 정말로 알지 못하는 몇 가지가 있다는 관점을 갖고 그 논지를 늘리기를 원해왔다.

여기에 이 번에 허리근에 관해서 우리가 배운 것이 (또는, 보다 정확하게, 의심하는) 있다:

- 허리근은 하부 등뼈, 허리뼈, 골반, 및 힙을 가로질러 광범위한 부착을 하고 있다. 이것은 근막적으로 가로막, 배가로근, 허리네모근, 엉덩근, 및 골반저 안으로 섞인다. 이러한 부착들이 암시하는 것은 허리근은 단지 힙과 몸통의 굽힘근 이상으로 훨씬 더 커다란 역할을 한다는 것이다.
- 허리근은 한쪽 힙 굽힘에서 역할을 한다 – 힙 굽힘 쪽에서 힙의 안정장치로서 (넙다리뼈 뼈머리를 볼기뼈절구 중심에 놓이게 도와준다) 뿐만 아니라 힙 굽힘의 반대쪽에서 몸통과 척추의 안정장치로서.
- 허리근은 하부 등뼈와 허리뼈의 앞쪽 면에만 위치하고 있는 유일한 근육이기 때문에, 이 척추 부위의 중요한 안정장치임을 보여준다. 뭇갈래근과 함께, 그것은 척추를 안정시키고, 그래서 부하, 벤딩, 및 돌림 시 허리뼈의 과도한 앞쪽 이동을 막아준다. 이 근육은 척추와 힙의 과도한 폄뿐만 아니라, 골반 앞쪽 돌림을 조절하기 위해서 원심성으로 늘어난다.
- 골반과 골반저에 부착하기 때문에, 허리근은 골반을 앞쪽으로 기울이는 능력을 갖지 않는다. 그러나 단축될 때, 허리근은 척추뼈앞굽음을 증가시킬 것이다.
- 오래 지속된 앉은 자세, 특히 허리뼈 굽힘과 골반 뒤쪽 기울임으로 앉아 있는 것은 허리근 활동을 억제하고 척추와 골반 안정에 대한 그것의 기여가 줄어든다.
- 과도한 굽힘–편향 운동과 배벽을 과도하게 브레이싱 하는 것은 배근육을 단축시키고 허리뼈를 굽히며 골반을 뒤쪽으로 돌린다; 게다가 이것은 최적으로 허리근을 사용하기 위한 능력에 영향을 준다.
- 등허리 과다 폄은–등뼈와 허리뼈 연접부에서 과다 폄–호흡 동안 가슴우리 뒤쪽의 적절한 팽창을 억제할 것인데, 궁극적으로 허리근 기능에 영향을 준다. 이 자세 그리고 자세 안정과 움직임 동안 등허리 척추세움근들의 과사용은 허리근과 배벽을 과다 스트레칭 시켜서, 허리근, 배근육, 가로막, 및 골반저의 적절한 사용을 억제한다.

답을 원하는 의문점이 있는가? 물론, 이 수사적인 질문에 대한 답은 명백하게 예스다. 이 책은 우리가 언젠가 이해할 것들과 자세와 움직임을 증진시키기 위해서 적용할 전략들에 관해서 수박 겉핥기 식으로만 다루고 있다. 나는 자유롭게 이 책에서 어떤 움직임 동작들을 하는 동안 허리근 기능을 논의해 왔지만, 움직임에 있어서 허리근의 역할에 관해서 우리가 알고 있지 못하는 것이 여전히 많다. 한 부위를 파고 들어 갈수록, 더 많은 의문점들이 생긴다. 더욱 더 연구해야 할 몇몇 의문점들은 다음과 같다:

- 허리근은 정확히 힙 굽힘근인가, 아니면 단지 힙 굽힘 동안 엉덩관절의 안정장치로서 기능을 하는가?
- 호흡 동안 허리근의 역할은 무엇인가? 이것이 가로막과 골반저의 동작과 함께 과도한 척추 폄을 막기 위해서 허리뼈를 잡고 있는가, 아니면 호흡 과정에서 보다 폭넓은 역할을 하는가?
- 척추의 회전에서 허리근의 관여가 중요한가 아니면 단지 척추를 안정시키고, 더 큰 근육들이 몸통과 척추를 돌리는 동안 중심 축을 유지하고 있는가?
- 허리근이 엉치뼈와 골반의 앞쪽 면을 가로지르고 있기 때문에, 엉치엉덩 관절들의 안정과 가동성에 얼마나 많이 관여해 있는가?
- 허리근 보행 주기의 힙 굽힘 단계 동안 활성적으로 보이는데, 엉덩관절을 중심화하며, 엉덩관절 굽힘 보조를 돕는다; 또한 이것은 힙 폄 단계 동안 원심성으로 늘어나서 몸통, 척추, 및 힙 폄을 안정시키고 과도한 골반 앞쪽 기울임을 막아 준다. 보행 주기의 동일한 포인트들 동안 대측 허리근이 스탠스 다리에서 무엇을 하고 있는가? 이것은 몸통, 척추, 및 골반–힙 복합체의 그 쪽을 단지 안정시키고 있는가? 그 대답이 예스인 것처럼 보이기는 하더라도, 보행에 있어서 허리근의 관여에 관해서 행해질 보다 많은 연구가 있어야 할 것이다.

오랜 임상과 많은 대상자들을 더 많이 볼수록, 내가 한 때 진실이라고 믿었던 것에 대한 확신이 덜해진다. 이런 이유로 더 많이 배워야 하며 더 많은 임상 경험을 해야만 한다고 생각된다. 당신도 많이 배우고 더 많은 임상 경험과 의존할 전략이 있어야 더 많은 개인들을 도울 수 있을 것이다. 그러나, 이 과정에서, 당신 역시 어떤 전략이 듣지 않고 어떤 경우에는 듣는가에 대한 이유에 대해서 덜 확신이 가고 의문이 생길 것이다.

차후의 연구와 임상 경험들이 이 책에서 제시된 일부가 틀린 것을 입증할 수도 있는데, 내가 전에 배웠던 것들의 많은 것이 거의 매일 반박되는 것과 똑같다. 우리의 자존심만 너무 내세우거나 현재 옳다고 믿는 것을 너무 확신하지 말아라, 그럴수록 숲을 더 보지 못한다; 또 모든 하나의 환자나 고객을 하나의 정형화된 이미지로 고정시키지 말아라, 그래야 모든 사람들에게 적용되는 치료/훈련 공식을 만들 수 있다. 그렇다, 우리가 돌보는 많은 개인들에게 공통성이 있다. 그럼에도 불구하고, 각 개인은 자신만의 역사와 자신만의 습관이 있다 (부상, 외상, 및 수술과 연관된 보상, 배워온 것, 적절한 자세와 움직임은 이렇다는 개념에 따라서 개발된). 또한 그들은 더 좋은 곳으로 가거나 그들의 목표를 이루기 위해서 밟아야 할 것에 대한 자신만의 믿음이 있다. 건강 및 피트니스 전문가로서 우리의 직업, 그 보다는 우리의 책임은 판단하지 않은 그들이 있는 곳에서 개인에 부응해서, 우리가 알고 있는 최상의 전략을 사용한 가장 적절한 계획을 개발하도록 돕는 것이다.

신뢰, 진실성, 겸손으로 고객을 대해라. 배움의 길을 벗어나지 말아라.

당신의 건강을 위해서,

Evan Osar

허리근 평가
Assessing the Psoas

주제

- 허리뼈와 골반 정렬에서 허리근의 역할.
- 변형 토마스 테스트에서 허리근과 얕은층 힙 굽힘근들 길이 평가.
- 허리근의 도수 근육 테스트.

이 부록은 Evan Osar과 Marylee Bussard (2016)의 책인 〈필라테스 기능해부학, 영문출판사 출간〉의 허락을 받아 수정되어 채택되었다.

척추뼈 과다 앞굽음 (hyperlordotic lumbar spine)와 골반 앞쪽 기울임 (anterior pelvic tilt)자세에서 허리근의 관여를 논의해야 허리근에 대한 논의가 끝이 날 것이다. 해부학 장 (1장)에서 논의한 것처럼, 허리근은 골반에서 골반 앞쪽 기울임에 기여할 수 있는 곳으로 부착하지 않는다. 허리근이 허리뼈를 증가된 척추뼈앞굽음 (lumbar lordosis) 자세로 당길 수 있기는 하지만, 그것은 자세 정렬에 있어서 동시에 다른 보상성 변화들이 없을 경우 좀처럼 그렇게 하지 않는다.

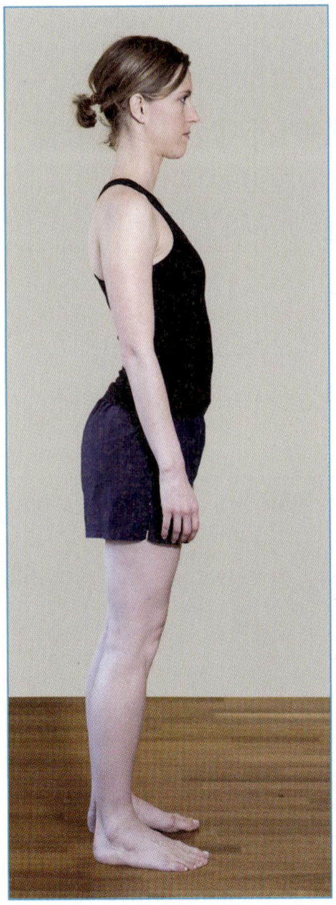

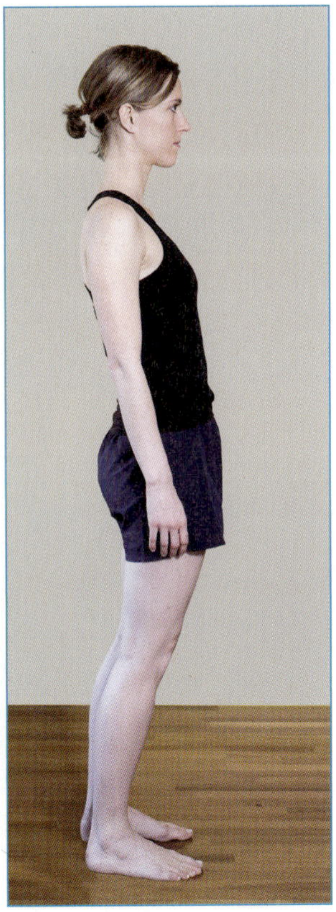

등허리 폄 자세 (왼쪽); 스웨이백 자세 (오른쪽).

그러면 많은 개인들에게 과도한 골반 앞쪽 기울임과 척추뼈 과다 앞굽음인 외관을 갖게 만드는 것은 무엇인가? 이러한 특징을 만드는 두 가지 자세 전략이 있다:

1. *등허리연접부 (TLJ)에서 과도한 폄*. 이것은 부적절한 코어 안정을 만드는 흔한 보상성 전략이다. 또한 이것은 대상자의 자세를 보다 이상적으로 보이게 만들기 위한 전략으로, "가슴을 위로 들어 올리세요, 그리고 어깨뼈를 뒤로 밑으로 당기세요" 같은 자세성 큐 (cue)들과 종종 연관이 있다. 이 자세성 전략은 이것을 골반 앞쪽 기울임으로 하고 있는 것처럼 보이게 만드는 반면, 이 과도한 폄은 허리근과 배벽의 비교적인 과다 스트레칭에서 오는 가슴우리의 뒤쪽 위치 그리고 등과 허리의 세움근들을 과활성화시키는 것에서 오는 흉곽의 뒤쪽 자세와 실제로 연관된다. 종종, 이 흉곽이 골반 위로 적절히 다시 놓이게 될 때, 이 골반 자세는 이상적이다.
2. *스웨이백 (Sway back) 자세*. 이것은 척추뼈 과다 앞굽음과 골반 앞쪽 기울임으로 종종 오인되는 또 다른 자세이다. 이 자세에서 대상자는 골반을 앞쪽으로 움직이고 있어서, 골반은 몸통을 기준으로 앞쪽에 위치하게 된다. 골반은 종종 뒤쪽 기울임으로 있다; 그러나, 몸통에 관련해서 골반의 자세는 그것을 앞쪽 기울임으로 있게 보이며, 허리뼈는 척추뼈 과다 앞굽음으로 있게 보인다.

일반적인 자세들: (a) 편평−등 (flat-back); (b) 척추뒤굽음−앞굽음 (kypho-lordotic); (c) 스웨이백 (swayback); (d)척추뒤굽음 (kyphotic); (e) 중립 (neutral).

정확한 자세와 길이 평가를 실행하는 것은 허리근의 기능을 평가하는데 매우 중요하다. 중립 정렬과 자세 평가에 관해서 더 자세하게 보려면 부록II를 보아라.

허리근 길이의 평가 (Assessing the Length of the Psoas)

변형 토마스 테스트는 넙다리곧은근, 넙다리근막긴장근, 및 허리근을 포함한 엉덩관절 굽힘근 (hip flexion)들의 길이를 평가하기 위한 적절한 표준이다. 테이블 끝에 앉아서 테스트를 실행하는데, 한쪽 넙다리를 가슴으로 당기고 등을 대고 눕는다; 그 다음 매달린 다리를 평가한다.

토마스 테스트의 양성 소견은 다음과 같다:

- 넙다리가 테이블 높이 위에 있을 경우, 허리근이 긴장되어 있다.

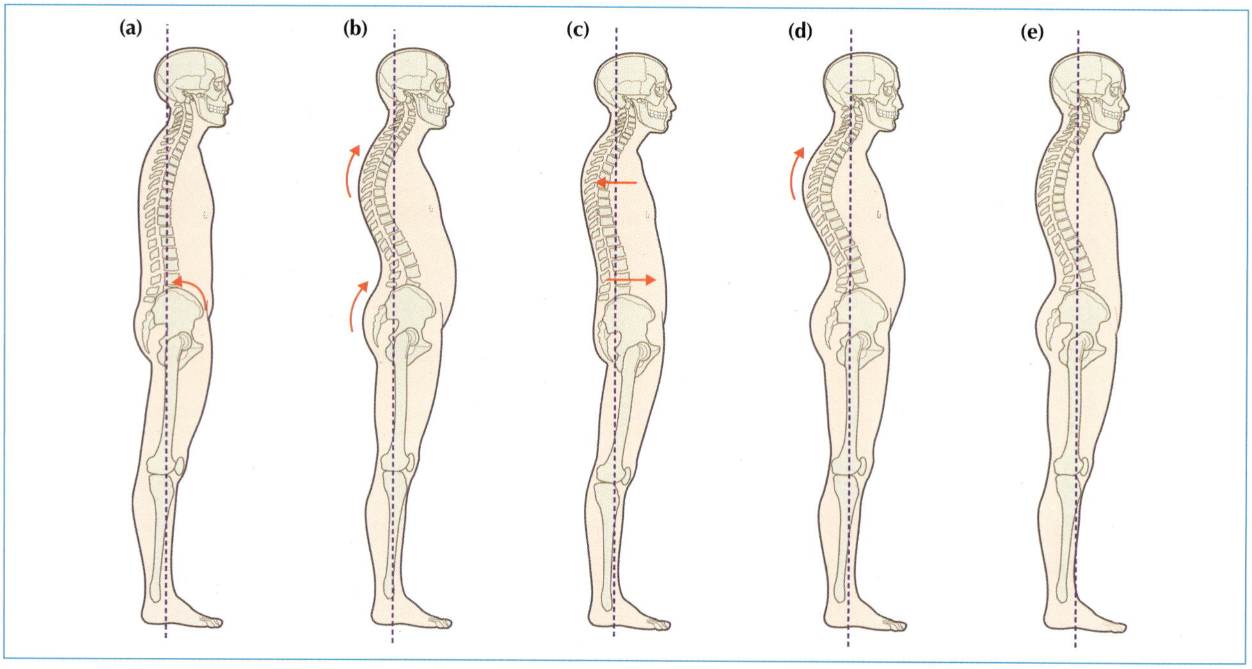

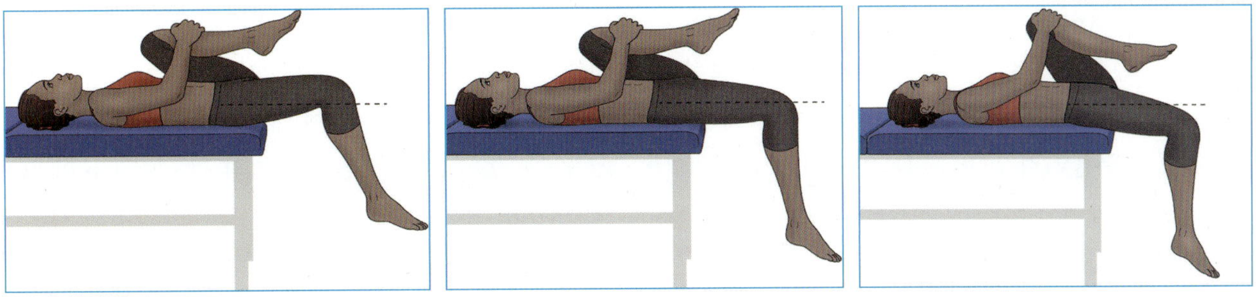

변형 토마스 테스트: 허리근 단축의 양성 테스트 (왼쪽); 허리근 관여의 음성 테스트 (가운데); 과도하게 늘어난 허리근 (오른쪽).

- 무릎 굽힘이 90° 이하일 경우 넙다리곧은근이 긴장되어 있다.
- 넙다리가 벌어지고 정강이가 바깥돌림되어 있을 경우, 넙다리근막긴장근과 엉덩정강밴드가 긴장되어 있다.

그러나, 앞쪽 넙다리의 근막 긴장은 이 테스트 동안 허리근의 거짓 양성을 만든다. 그러므로, 통합 움직임 시스템 평가 과정의 일부로서, 다음과 같은 경우에만 진정한 허리근 관여로 간주된다; 넙다리가 테이블 높이 위에 있으며 샅고랑인대의 바로 위쪽과 안쪽에서 (척추를 따라있는 허리근 부착의 각도) 허리근 복부 안에 촉진할 수 있는 과긴장 (팽팽함)이 있을 경우이다. 과긴장의 존재는 그 근육이 진짜로 수축되어 단축되어 있는 것을 나타낸다. 반면에, 넙다리가 테이블 높이 위에 있지만, 허리근에서 촉진할 수 있는 과긴장이 없을 경우, 이 다리는 단축된 허리근에 의해서 그런 것이라기 보다는 앞쪽 넙다리의 근막 긴장에 의해서 위에 있는 것이다.

임상 예: 이 대상자는 허리가 불편하고 "코어 약화" 를 보였다. 운동지도자는 재활 프로그램의 일부로서 허리근을 스트레칭 시켰었는데, 골반 앞쪽 기울임 (anterior pelvic tilt)과 척추뼈 과다 앞굽음 (lumbar hyperlordosis)이라고 평가되었기 때문이었다. 이것 때문에 허리통증이 생긴다는 말을 들었다.

이 대상자를 변형 토마스 테스트로 테스트했다 – 대상자의 허리근은 매우 과도하게 늘어나있었다: 다리가 몸과 선을 이루고 있어야만 했지만, 사실상 낮게 있었다. 그렇다면 골반 앞쪽 기울임이며 척추뼈 과다 앞굽음에 있는 것처럼 보이게 만드는 것은 무엇인가? 실제로, 대상자는 증가된 척추뼈앞굽음을 갖고 있지 않고 등허리 폄으로 서있다;

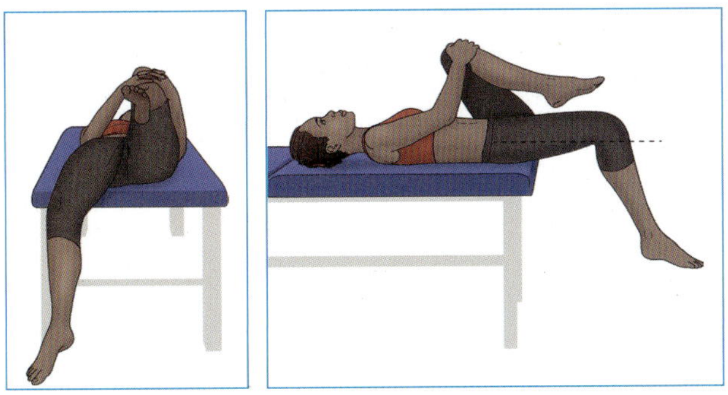

넙다리근막긴장근과 엉덩정강밴드의 단축–다리는 벌려지지 않고 몸과 선을 이뤄야만 한다 (왼쪽 사진); 넙다리곧은근의 단축–무릎은 적절한 길이일 때 직각으로 굽혀져야만 한다.

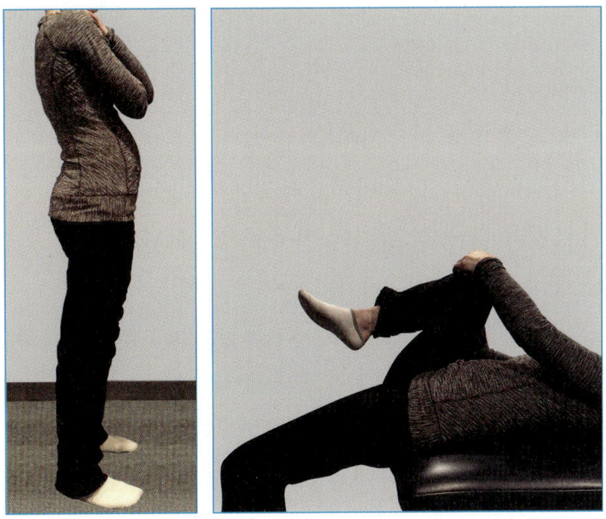

이것은 힙과 허리 문제를 갖고 있는 대상자들에게서 흔한 소견이다. 또한 이 문제는 대상자가 잘 발달된 볼기근을 갖고 있는 것과 연관되어 있으며, 바지 선이 시각적으로 부풀려져 있다. 또한 그녀의 허리근은 도수 근육 검사에서 허약(억제)하다고 테스트되었다. 이 대상자는 등허리 폄으로 서있는데 이것은 마치 그녀가 골반 앞쪽 기울임 (anterior pelvic tilt)인 것처럼 보이게 만든다 (p. 169 왼쪽 사진); 토마스 테스트 동안 대상자는 과도하게 늘어난 허리근과 힙 굽힘근을 보인다 (p. 169 오른쪽 사진).

허리근 근육 테스트 (Muscle Testing the Psoas)

이 항목은 Evan Osar의 책인 〈일반적인 힙과 어깨 기능 장애에 대한 교정 운동 솔루션 (2012)〉의 허락을 받아 수정되어 채택되었다.

도수 근육 테스트 (Manual muscle testing; MMT)는 교정 운동, 트레이닝, 또는 치료 전략을 개발하는데 있어서 중요한 평가 도구로 활용될 수 있다 (Osar 2012, 2015). MMT 방식들의 많은 수와 모든 뉘앙스를 논의하기에는 이 책의 범위를 벗어나지만, 평가 도구로서의 이 검사법은 견줄만한 것이 없다. 일부는 근육 테스트의 유용성, 정확성, 및 타당성에 의문을 제시하기는 하지만, 그러나 적절히 실행될 경우, 정밀한 MMT는 신경계의 기능 및 안정 시스템의 공정성에 관한 유용한 정보를 검사자에게 줄 수 있다.

많은 독자들은 전통적인 MMT에 익숙한데, 의료계, 카이로프랙틱, 및 물리치료학교에서 이것을 가르친다. 기능성 평가의 일부로서의 MMT는 Florence Peterson Kendall 들이 2005년도에 쓴 〈Muscle: Testing and Function with Posture and Pain (5판)〉에 나와있다. 이 참고문헌에 제시된 전통적인 MMT는 가해진 힘에 저항하는 한 근육의 특정 힘을 테스트한다. 한 근육에 부하를 더 주기 위해서 힘의 증가된 수준들이 사용되어 이것의 전반적인 힘을 결정한다; 그 다음 이것은 0 (근 수축이 전혀 없음)에서 5 (상당한 저항에 대항하는 테스트 자세와 근육 수축을 유지하는 능력)까지의 척도로 등급이 매겨진다.

MMT는 나중에 카이프로프랙터인 George Goodheart가 응용 근신경학에서 그것을 사용하는 것까지 확대되었다. Goodheart 박사는 한 근육의 전체적인 힘을 테스트 한다기 보다는, 근육계를 조절하는데 있어서 신경계의 효율성을 평가하기 위한 "기능성 신경학으로서의 근육 테스트" 라고 이름 붙인 것을 사용했다 (Walther 2000). 이 근육 테스트 절차는 강함과 약함을 테스트하지는 않았지만, 적용된 힘에 근육이 어떻게 반응하는 가를 테스트했다. 근본적으로, Goodheart 박사에 의해서 실행된 MMT는 신경계가 근막 시스템을 조절하는 방식을 평가했으며, 테스트에 대한 반응은 분명한 병리 없이 내재하는 신경근육 문제가 있을 때를 나타낼 수 있다.

Goodheart의 제자인 카이프로프랙터인 고 Alan Beardall은 MMT 사용에 대한 연구를 더 발전시켰다; 그는 각 근육의 특정 부분을 위해 300개가 넘는 근육 테스트를 처음으로 실시했다 (Beardall 1982). 근육들은 "인체의 표시 장치들" 이라는 것을 믿고서 (Buhler 2004), Beardall은 처음에 강하다고 테스트 된 한 근육이 나중에 각각의 부위가 개별적으로 테스트 될 경우, 약하다고 테스트될 수 있다는 것을 보여주었다. 이 근육 억제의 평가와 교정 시스템을 개발하게 되었으며, 그것은 결국 응용 근신경학의 기초가 되었다.

게다가, Beardall은 근육 각각의 단축된 자세에서, 또는 이는 점과 닿는 점을 가장 비슷하게 만든 자세들에서 각각의 근육 구획 검사를 개척했다. 근육의 기계적수용체들은 신장된 자세에서 가장 많이 민감하고, 단축된 자세에서 가장 적게 민감하다는 것이 그의 의견이었다 (Buhler 2004). 그래서 그는 근육의 단축된 자세에서 각각의 개별적인 근육 구획을 검사하기 위한 특정 근육 테스트 시리즈를 창안했다.

Goodheart와 Beardall의 여러 근육 테스트 개념은 다음에 나오는 허리근을 테스트하는 논의에서 찾아 볼 수 있다 –특히, 단축된 근육 위치의 사용, 근육에 2초간의 일정한 저항의 적용 (꾸준하게 저항을 늘리는 것이 아닌), 그리고 5/5 타입의 척도로 근육 테스트의 등급을 매기지 않고, 신경학적으로 온전 (강함) 또는 억제 (약함)근육 테스트에 대한 해석.

MMT 사용의 독특한 변형은 개인의 안정 전략에 대한 전반적 평가이다 (Osar 2015). MMT를 실행할 때, 우리는 실제 근육 힘에 관심을 덜 가지며, 테스트 동안 가슴골반 실린더 (TPC)를 안정시키기 위해서 개인이 사용하고 있는 전략에 더 중점을 둔다. 즉, 근육 테스트 동안 몸통, 척추, 및 골반을 안정시키기 위해서 개인이 사용하고 있는 전략을 평가한다는 것이다. 적절한 교정 운동을 시행한 이후 TPC 안정에서 증진이 있는 가를 보는 것이 일반적이다.

허리근이 깊이 있고 다른 엉덩 관절 굽힘근 (hip flexion)들이 존재하기 때문에, 허리근의 진정한 분리는 실제로 불가능하다. Kendall 들에 (2005)의해서 서술된 것과 같은 전통적인 근육 테스트를 사용해서, 외과적으로 분리된 대상자의 허리근을 강하게 검사하였다. 검사가 이루어지는 동안 (심지어 손상되지 않은 허리근이 없을 때 조차도) 대상자는 얕은층 엉덩 관절 굽힘근들과 모음근들로 자세를 유지할 수 있을것 같다.

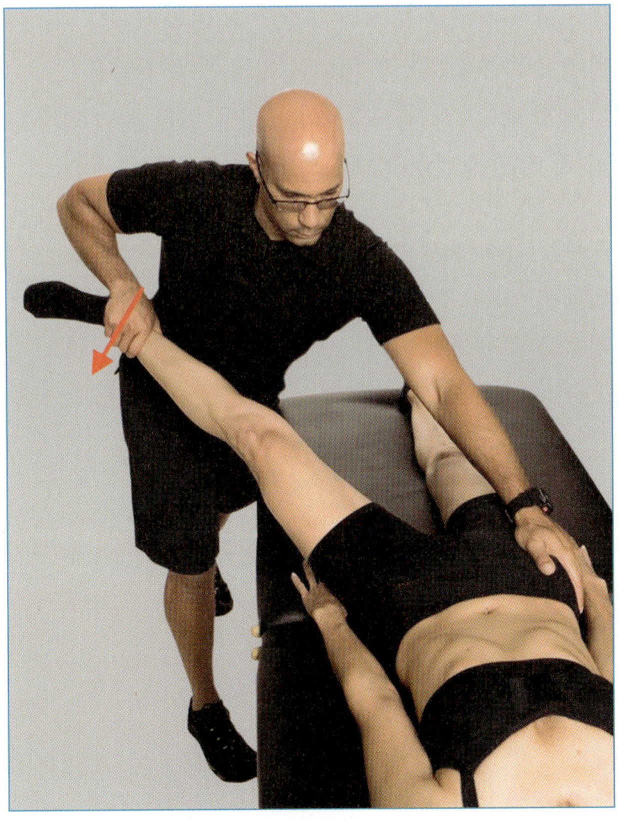
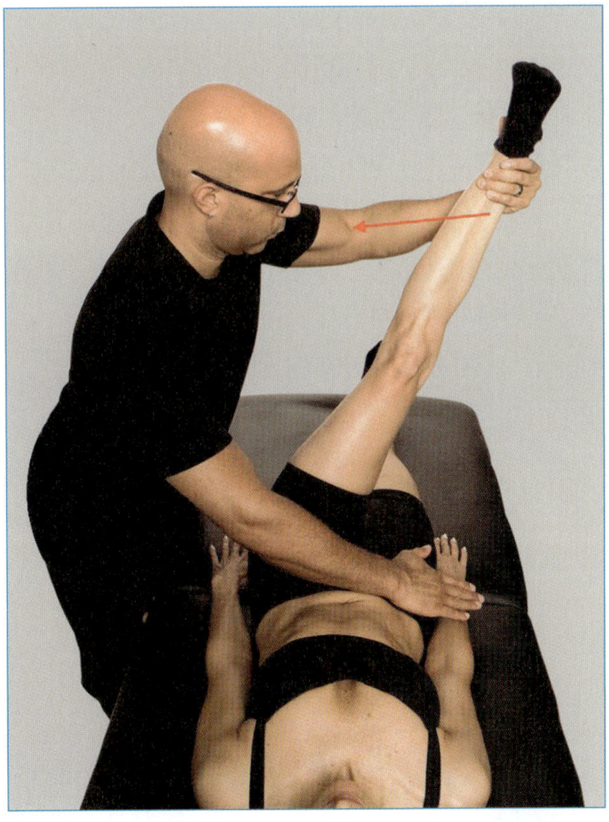

허리근 도수 근육 테스트 – 전통적인 허리근 테스트 (왼쪽); 변형 허리근 테스트 (오른쪽) – 이 버전은 전통적 버전에 비해서 진정한 허리근 억제에 임상적으로 더 민감하다.

비록 모든 근육 테스트 프로토콜들이 제한을 갖고 있기는 하지만, 허리근을 테스트하기 위해서 내가 찾은 가장 민감하고 믿을만한 자세는 골반을 뒤쪽으로 돌리고 넙다리를 모아서 하는 것이다. 이 자세에서 다른 엉덩 관절 굽힘근들과 모음근들은 크게 쓰이지 않는다; 그러므로 이 테스트 자세에서 허리근 기능이 보다 정확하게 평가될 수 있다.

MMT를 실행에 있어서 금기사항들:

- 급성 허리, 힙, 또는 골반 통증
- 힙의 절구입술 (labral) 파열
- 허리근, 넙다리곧은근, 또는 모음근들의 파열이 의심될 때
- 힙 치환술
- 암, 혈관 질환, 또는 기타 전신성 병리

허리근 MMT 절차 (Psoas MMT Procedure)

- 등을 대고 눕는데, 머리는 똑바로, 팔은 몸 옆에, 다리는 편다.
- 무릎을 펴고서, 검사자는 힙을 완전히 바깥돌림 시키고 다리를 굽히는데, 골반이 뒤쪽으로 돌아가기 시작하는 데까지만 굽힌 다음, 정중선을 막 건너가게 넙다리를 모아라.
- 테스트 자세를 유지할 수 없을 경우, 검사자는 그의 몸을 검사 다리와 가깝게 유지해야만 한다. 잊지 말아야 할 것은, 이 종류의 근육 테스트에서 목표는 그 근육의 힘을 테스트한다기 보다는 테스트 자세를 유지하는 능력을 검사하는 것이다.
- 검사자는 개인의 다리를 2초 동안 당겨서, 골반이 테스트 자세를 벗어나게 해보아라.
- 양성 검사는 개인이 테스트 자세를 유지할 수 없을 때, 테스트 다리의 모음근들에서 경련이 있거나, 허리 또는 샅고랑부위에서 통증이 생긴다.

허리근의 길이와 힘은 몸통, 골반, 및 힙 주위의 근막 제한을 풀어 주고, 보다 이상적인 TPC 정렬이 회복되고 깊은층 근막 시스템의 활성화가 교정 운동 전략 사용으로 개선된 이후 다시 검사할 수 있다. 일반적으로, 개선된 TPC 안정 전략으로, 근육 힘과 길이 및 테스트 자세를 유지하는 전체적인 능력이 회복될 것이다. 대상자에게 허리근의 적절한 사용을 적절한 기능적 운동과 활동 속으로 통합시키는 방법을 가르침으로써 어떠한 교정 운동 전략을 따르게 해라. 허리근 사용의 통합을 위한 여러 전략은 이 책 전체에 걸쳐서 제시되어 왔다.

도수 근육 테스트의 사용에 관한 더 많은 정보를 위해서, 참고 문헌 "도수 근육 테스트" 항목에 있는 것들을 조사해 보아라.

중립 정렬과 자세 평가
Neutral Alignment and Postural Assessment

주제

- 중립 정렬.
- 평가 과정에서 자세 평가의 사용
- 정확한 자세 평가를 실행하는 3가지 해법

이 책 전체에 걸쳐서 "중립 정렬" 이라는 용어가 사용되어 왔다. 중립 정렬은 상대적인 자세로 거기서 관절들은 적절하게 중심 잡고 있으며 (정렬되고 조절된) 관절 면들은 부하를 받기에 가장 이상적인 위치에 있다. 이론적으로, 중립 정렬에 있을 때, 이 자세를 유지하기 위해서 상대적으로 거의 힘이 덜 들게 된다. 그러므로 중립 정렬에서 벗어나게 되면, 이러한 정렬이 안 된 자세를 유지하기 위해서 증가된 노력과 에너지 소비가 증가할 것이다. 인체 자세가 보다 더 상대적으로 정렬되어 있을수록 (즉, 중립 또는 보다 적절한), 에너지와 수고가 덜 요구되며 인체의 연부조직과 뼈 구조들의 잠재적인 손상이 덜할 것이다.

'좋은' 또는 '이상적인' 자세는 말하는 자원들은 일반적으로 대상자가 중립 정렬로 있으며 적절한 전략을 사용하고 있는 것을 말한다. 예를 들어,:

"좋은 인체 자세는 근육 탄력 (근육 균형이나 불균형)과 중추 조절 기전으로 나타나는데, 심리학적 상태, 인대 상황 및 해부학적 관계들 모두가 자세에 반영된 것을 포함한다. 또한 자세는 생물체 안에서 병리학적 상태에 대한 반응을 반영한다 (p. 37, Kolar 등. 2013)."

또한 중립 정렬은 정적 또는 움직이지 않는 자세여야만 하는 것을 나타내기 위해서 의도된 것은 아니라는 것을 아는 것이 중요하다. 실제로, 신경계는 대상자의 자세를 끊임없이 미세-조정하고 있다. 그것은 이러한 미세-조정을 하면서 상대적으로 중립 자세에서 벗어나 움직였다가 되돌아 가는 능력으로 건강하고 적응할 수 있거나 원기 왕성한 시스템의 특징이다.

건강하고 원기 왕성한 자세 전략의 3가지 일차적인 특징이 있다. 이것들은 다음과 같다:

1. 자세 전략은 상대적으로 유지하기가 쉽다 – 삶의 대부분의 활동 동안 그것은 쉬는 자세를 유지하기

위해서 많은 노력을 요해서는 안 된다.

2. 자세 전략은 적응할 수 있다 –대상자는 원하는 활동에 요구되는 여러 자세로 움직이거나 벗어날 수 있다.
3. 자세 전략은 지속 가능하다 –대상자는 연부조직이나 뼈 구조들에 상당한 양의 스트레스를 주지 않고서 오랜 시간 동안 자세를 유지할 수 있다 (Osar 2015).

일반적으로, 적절한 또는 건강한 자세 전략은 적절한 움직임 전략을 지원하며, 그 다음 움직임 전략은 적절한 자세를 더 굳건하게 만든다. 역으로, 자세나 움직임 전략이 더 위태로울수록, 습관을 더욱 더 오래도록 지속시킬 것이다.
이러한 부적절한 습관은 궁극적으로 자세와 움직임 그리고 기능하는 방식에 영향을 준다. 부적절한 자세 전략의 3가지 특징:

1. 시스템을 유지하기 위해서 너무 많이 근육을 써서, 그들의 시스템 안에 너무 큰 뻣뻣함을 만든다; 시간이 가면서 이것은 만성 근막 긴장을 만들고 조기 퇴행성 관절 변화를 만들 수 있는 관절의 과도 압박의 원인이 될 수 있다.
2. 곧바로 적응할 수 없는 전략은 개인이 여러 자세와 활동을 위해서 비슷한 전략을 사용하고 있는 경향을 뜻한다; 비효율적인 자세 전략을 가진 개인들은 상대적으로 정적인 자세를 유지하고 있기가 쉬우며, 근본적으로 특정 자세로 '고정' 되어 있어서, 삶의 많은 활동을 위해서 이 자세 전략을 반복한다; 또한 이것은 부적절한 움직임 습관을 오래도록 지속시킬 수 있으며 조기 퇴행성 관절 상태를 만든다.
3. 개인의 전략이 불편함을 만들거나 연부조직 또는 뼈 구조들에 원치 않은 스트레스를 준다; 다시, 잠재적으로 조기 퇴행성 관절 상태의 원인이 된다.

자세 평가를 실행하는 목적은 '교정하거나', '완벽한 자세' 를 만드는 것이 절대로 아니다. 자세 전략을 실행하는 일차적인 목적은 첫째로 그리고 가장 중요한 것으로 그들의 자세를 유지하기 위한 개인의 현재 전략을 찾는 것이며 그 다음 그것이 그들의 움직임 전략에 영향을 주는지 받는 지를 결정한다. 오로지 그들의 현재 전략이 불편함을 만들고 있거나 그들의 움직임 전략에 의해서 영향을 주거나 받고 있을 경우, 자세 자체가 개선되어진다.

자세 평가 (Postural Assessment)

자세 평가는 평가 과정의 중요한 부분인데, 초기 관절 정렬과 자세 조절 평가를 위한 가장 중요한 방법이기 때문이다.

그것이 실행되고 있는 유일한 평가는 아니더라도, 포괄적인 평가 과정의 일부로서 자세를 평가하는 3가지 일차적인 이점이 있다:

1. 그것은 움직임 평가를 위한 출발점이다. 자세는 움직임의 시작과 끝 자세이다. 사람들은 종종 자세는 개인의 움직임 전략에 대한 실제의 스냅샷 (snapshot)이라고 배운다. 그것은 인체가 정적인 자세에 있을 때 안정성을 위해서 신경계가 근육 활동과 잘 어울러지는 방법이다. 모든 사람들에게 적용되지는 않더라도, 개인의 자세 정렬이 일반적으로 그들의 움직임 전략을 반영한다.
자세 분석에 있어서 또 다른 중요한 구성 성분은 개인의 정적 정렬을 그들의 동적인 움직임에 연관 짓는 것이며, 그 다음 그들의 자세에 관해서 당신이 주목한 것이 큰 관심을 갖고 돌 볼 가치가 있는 것인지 아닌지를 결정하는 것이다. 예를 들어, 허리 뭉침과 엉덩 관절 굽힘 (hip flexion)에서의 약함을 보이는 고객. 자세 평가 동안 당신은 골반 뒤쪽 기울임 (posterior pelvic

tilt)과 허리뼈 굽힘에 주목한다; 비록 이것이 적절한 정적 정렬이 아닐 수도 있지만, 임상가는 이 소견이 그들의 일차적인 문제를 만드는 지 아니면 이것에 대한 반응인지를 결정해야 할 것이다. 이 문제를 손 볼지 아닐 지를 결정하는 매우 효과적인 방법은 개인에게 스쿼트나 싱글-레그 스탠스 같은 보다 동적인 움직임을 실행하게 하는 것이다. 만약 그들의 정렬이 개선될 경우 (즉, 그들은 스쿼트나 싱글-레그 스탠스를 하는 동안 중립 골반 정렬로 움직이고, 가슴골반 실린더 (TPC)를 적절하게 정렬하고, 보상 없이 힙을 적절하게 굽힐 수 있다), 그것은 손 볼 필요가 있는 최우선 순위 목록의 꼭대기에 있지 않을 것이다. 이 경우에서 그들은 부적절한 자세 전략을 배워왔다; 그러나, 이것은 그들의 움직임 전략으로 전이가 되지 않았다. 한편으로, 만약 그들이 골반 뒤쪽 기울임에서 시작해서 스쿼트나 한 다리 위로 움직이는 동안 그것을 지속하거나 더 과장할 경우, 이것은 관심을 줄 만한 부위일 수 있다.

역으로, 대상자가 서있을 때 비교적 잘-정렬된 관절 자세를 갖고 있지만, 그들이 움직일 때 적절한 정렬이 상실될 경우, 이것은 더 평가하기를 원하는 부위일 수 있다. 이러한 대상자들의 일부는 보다 적절한 움직임 전략을 배울 필요가 있는 반면, 다른 이들은 보다 적절한 전략을 개발하는 것을 돕기 위해서 신체적 참여를 필요로 할 수 있다. 자세 소견을 움직임 평가와 연관 짓는 것이 중요하다. 자세 하나만을 기반으로 가정하거나 추천하지 말아라.

2. 움직임을 평가할 때, 중점을 둬야 할 부위를 결정하는 것은 종종 어려운 일이 되는데, 움직이는 부위가 매우 많기 때문이다. 자세 평가는 다음을 하게 해 준다:
   - 중립 정렬과 관절의 중심화를 위한 평가;
   - 가장 문제를 보이는 것 같은 부위를 찾아라 (중립 정렬 상실, 부적절한 관절의 중심화 부위들, 불편한 부위, 과다/과소 긴장 부위) 그 다음 개인이 움직이기 시작하면 그러한 부위들에 초점을 둔다;
   - 재-평가 이후 비교 목적으로 기준점 자세를 만들어라.
3. 가만히 서있을 때의 인체 자세는 보행에서 미드 스탠스 (mid stance)와 비슷하다. 그러므로 이것은 싱글-레그 스탠스와 보행 동안 자신을 궁극적으로 지원하는 능력을 살펴볼 때 유용한 출발점이 된다.

그러나, 유용한 평가 도구로서 자세 평가를 사용하는데 관련된 몇 가지 문제들이 있다:

1. *서서 하는 평가만으로 자세 평가 사용*. 유용한 평가 도구로서의 자세 평가를 사용하는데 있어서 가장 큰 오류는, 너무 자주, 진단/추천안 그리고 이어지는 치료/교정 운동 프로그램들이 단지 그 평가를 바탕으로만 만들어지는 것이다. 위에서 말한 것처럼, 자세 평가는 단지 포괄적 평가의 한 요소이어야만 한다. 자세 평가는 항상 움직임 평가가 뒤따라야만 하며, 환자나 고객의 프로그램을 진단하거나 개발하기 위해서 분리되어 사용해서는 절대 안 된다.
2. *개인의 자세에 관한 일상적 관찰과 고정 관념*. Ralph Waldo Emerson은 말했다: "사람들은 오로지 그들이 보려고 마음 먹은 것만 본다." 이것은 자세를 평가하려고 할 때 염두에 둬야만 하는 말이다. 개인들이 (의사, 치료사, 피트니스 전문가) 특정 평가 및/또는 치료 방식을 배우는 것이 일반적이다. "요리책" 접근법을 향하는 경향을 가진 방법들은 일반적으로 모든 사람들을 특정한 자세분류 속으로 묶는다. 이러한 접근법들은 종종 "모든 사람들이 아주 많이 앉아있기 때문에 골반 앞쪽 기울임 (anterior pelvic tilt)을 갖거나" "컴퓨터와 스마트 폰 때문에 증가된 척추뼈앞굽음 (lumbar lordosis)과

등뼈 척추뼈뒤굽음을 갖는다" 따위의 주장을 할 것이다. 그러므로, 건성으로 관찰을 할 경우, 치료사는 그들은 보라고 훈련된 것만을 정확히 본다.

눈은 보려고 훈련된 것만을 본다는 것을 인식하고 있는 것이 중요하다. 즉, 이렇게 배워서 임상적 편견이 있다; 이 정보는 자세 평가 동안 우리 눈을 속인다. 게다가, 편견과 개인의 인체 치수 (크기와 모양)로 인해서, 우리 눈은 자세를 평가하는데 있어서 매우 부정확한 도구이다. 촉진이 훨씬 더 정확한 평가인데, 뼈가 위치한 곳을 실제로 느낄 수 있기 때문이다. 자세 관찰을 증진시키기 위한 한 방법은 우선 개인을 전체적으로 살펴본다; 그 다음, 임상가는 눈을 감고 그 부위를 촉진해서 뼈들의 위치에 관한 감각을 얻는다; 그 다음 눈을 뜨고서 보았던 것이 느낀 것과 맞는지를 보아라. 만약 대상자에게 손을 대는 것이 불법일 경우, 자세 문제를 찾기 위해서 눈에만 의존해야 할 것이다. 개인이 더 커다란 문제들의 일부를 집어낼 수도 있는 반면, 관절 수준에서 일어나고 있는 특정 변화를 놓칠 수도 있다는 것을 알아라. 어떤 경우에서, 피상적인 관찰에 의존하지 말고, 자세 평가를 잘 실행하고 내재하거나 실제 원인들을 찾아서 손 볼 수 있는 치료사에게 고객을 의뢰하는 것이 도움이 될 수 있다.

3. *검사자 사이의 신뢰성.* 각각의 운동지도자는 평가, 도수 치료, 큐 (cue), 재활 및 훈련에 독특한 기술 세트를 갖고 있다. 비슷하게, 훈련과 경험에 따라서, 일부 운동지도자들은 다른 것들 보다 자세 평가를 더 잘한다. 그러므로 검사자 사이의 신뢰성은 자주 매우 좋지 않아서, 그것 때문에 자세 평가가 종종 유용한 평가도구로서 유효하지 않다는 이유가 된다. 대부분이 그렇듯이, 자세 평가는 하나의 기술로서 많은 다른 개인들을 관찰하고 촉진한 이후 연마될 수 있다. 한 동료가 평가에 있어서 동등하게 훈련 받고 노련하지 않으면, 그 임상가는 다른 이들이 합리적인 평가 과정을 따랐을 경우, 그들의 소견을 무효화하게 해서는 절대 안 된다.

자세 평가를 평가 과정에서 믿을 만한 구성 성분으로 만들기 위해서, 그것을 철저하고, 정확하고, 일관성 있게 실행하기 위한 3가지 열쇠가 있다:

1. 임상가는 선입관 없이 마음을 비워야 한다. 자세 평가에 대한 편견 없는 접근법을 개발하는 것은 당신이 생각하기에 거기에 있다고 생각하는 것이 아니라 거기에 있는 것을 더 잘 인식하게 해 준다.
2. 자세를 평가할 때, 전체적인 몸이 위치한 곳이 아니라 뼈들의 위치를 평가하는 것이 중요하다. 개인의 자각, 그래서 시각적 평가의 정확성은 대상자의 몸 크기와 모양에 의해서 바뀔 수 있다 −예를 들어, 근육 이상비대의 유무, 여성에게서 유방조직의 크기, 지방조직의 양, 과도하게 크거나 작은 뼈 구조, 어깨 및 머리의 위치, 발의 종류 (중립, 뒤침, 엎침 등), 및 전체적인 높이. 대상자의 자세 조차 개인이 보고 있는 것에 영향을 줄 수 있다. 그러므로, 운동지도사들은 그들이 평가하고 있는 대상자에게 자신을 이완시켜 키를 맞출 것이 권장된다. 그들의 전체적인 정렬을 대충 힐끗 본 이후, 촉진은 한 사람의 자세 전략을 결정하기 위한 가장 정확한 방법이다.
3. 자세 평가의 결과를 기반으로 가정을 하거나 프로그램을 디자인하지 말아라. 중요하기는 하지만, 자세는 고객 또는 대상자의 전체적인 평가의 오직 한 부분이다. 자세 관찰에서 얻은 소견들을 병합해서 그것이 다른 평가들에서의 소견과 맞는 지를 보던지, 아니면 자세가 그 대상자의 전체적인 움직임 전략과 일차적인 문제에서 한 요인인지 아닌지를 결정해라.

중립 정렬 (Neutral Alignment)

'적절한' 또는 '이상적인' 자세 같은 그런 것이 있는가? 연구가 자세를 위한 규범적인 가치를 정하려고 애를 써왔음에 불구하고, 불행하게도 각각의 개인이 야기하는 다양한 역사를 고려하고, 다른 임상가들/치료사들이 '적절한' 또는 '이상적인' 자세를 평가하기 위해서 사용하는 변수 세트를 고려할 때 그것은 힘든 일이다. 그러나, 이러한 제한을 고려할 때, 자세 평가가 분명하게 완전히 무시된다거나, 자세를 위해서 '적절한' 이거나 '이상적인' 전략은 없다는 것을 뜻하지는 않는다. 이러한 개념은 〈임상 재활 (p. 37, Kolar 등, 2013)〉 책 안에 멋지게 설명되어 있다:

'이상적인 자세' 를 규정하기 위해서, 우리는, 우리 자신의 접근법 안에서, 생체역학적, 해부학적, 및 신경생리학적 기능들 그리고 운동이나 형태학적 발달의 맥락에서 이러한 기능들의 상호연결을 찾아야만 한다."

이 책은 해부학, 생체역학, 및 운동 조절 제어뿐만 아니라 어린아이 발달에 기반을 두고 '적절한' 자세를 규정해왔다. 게다가, Linda-Joy Lee박사, Diane Lee, Paul Hodges박사, Shirley Sahrmann, Pavel Kolar, 및 고인이 된 Vladimir Janda 같은 연구가들과 치료사들의 연구에 영향을 크게 받았다.

이 책 전체에 걸쳐서 참조된 머리, 목, TPC, 및 하지에 있는 상대적인 중립 관절 정렬의 자세는 아래에 서술되어 있다. 자세 평가 동안 대상자에게 아무런 장식도 없는 벽을 배경으로 서라고 하는 것이 제일 좋은데, 배경이 시야에 영향을 끼치지 않기 때문이다. 제 자리에서 몇 번 걸어보라고 시킨 다음 자연스럽게 서있는 자세를 잡으라고 시키는데, 이것이 그들의 전형적인 자세로 있게 하기 때문이다.

노트: 아래에 서술한 랜드마크들은 절대적으로 정확한 위치들이라기 보다는 비교적인 참조점들이다.

- 머리는 목에 받혀 있으며, 목은 몸통 위에 받혀 있다. 목은 머리를 떠받치고 있고, 몸통은 목을 떠받치고 있다.
    - 눈확 (orbit) 앞에서 아래턱뼈 (mandible)로 달리는 직선은 바닥에 수직이어야만 한다.
- 가슴은 골반에 떠받쳐있으며 그 위에 떠 있다.
    - 갈비뼈들은 앞보다 뒤에서 약간 높이 정렬되어 있어야만 하며, 갈비뼈들 사이에 공간이 있어야만 한다.
- 목뼈에는 척추뼈앞굽음, 등뼈에는 척추뼈뒤굽음, 허리뼈에는 척추뼈앞굽음이 약간 있다.
    - 이 만곡들은 급격하지 않게 있으며, 어느 방향으로나 과장된 부위가 없다 (너무 크거나 너무 작은 만곡).
- 골반은 약간 골반 앞쪽 기울임에 있다.
    - ASIS들은 두덩결합의 약간 앞쪽에 있다 (이 자세는 척추협착을 가진 개인에서 바뀔

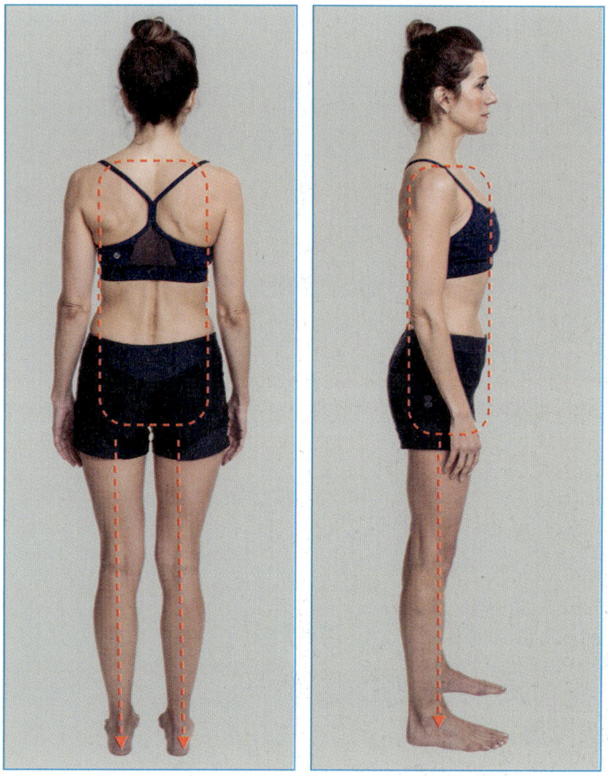

    수 있다 –그들은 보다 골반 뒤쪽 기울임을 취하기가 쉬워서 굽힌 허리뼈 자세를 갖는다).

- 어깨는 앞에서 열려 넓게 있으며, 어깨뼈는 몸통 위에 같은 높이로 붙어 있으며, 약간의 위쪽 돌림 (upward rotation)과 뒤쪽 기울임 (posterior tilt)을 하고 있다.
    - 어깨뼈머리는 어깨봉우리 돌기 앞쪽의 바로 약간 앞에 있다.
    - 팔은 똑바로 매달려 있으며 서 있을 때 손바닥은 몸을 보고 있다.
    - 팔꿈치 오목은 앞을 본다.
- 힙, 무릎, 및 발목은 비교적 직선으로 정렬되어 있다. 다음에 있는 것들을 상대적인 기준점으로 사용하는 것이 중요하다:
    - 옆에서 볼 때, 중력중심선은 큰돌기의 약간 뒤로, 가쪽 무릎의 약간 앞으로, 그리고 가쪽 복숭아뼈의 약간 앞으로 떨어져야만 한다.
    - 앞에서 볼 때, 직선이 힙에서 약간 각을 지면서, 무릎뼈의 가운데를 지난 다음, 발의 두 번째 발허리뼈를 지나간다.
    - 뒤에서 볼 때, 직선이 힙에서 약간 각을 지면서, 오금 오목의 가운데, 아킬레스 힘줄을 지난 다음 발꿈치뼈의 가운데를 지나간다.
- 무릎은 정렬되어 있다.
    - 앞에서 볼 때, 무릎뼈는 똑바로 앞을 본다.
    - 뒤에서 볼 때, 오금 오목은 똑바로 뒤를 본다.
- 발은 힙 너비로 벌리고 서 있는데, 발가락은 똑바르고, 다섯 개의 발허리발가락관절들과 발꿈치뼈가 체중을 일차적으로 받히고 있다.
    - 발의 가로, 안쪽, 세로 아치들이 유지되어 있으며, 발의 중심 위에서 체중의 대부분을 받히고 있다: 첫째 발허리발가락관절 (엄지발가락쪽), 다섯째 발허리발가락관절 (새끼발가락쪽) 및 발꿈치뼈 (뒤꿈치).
    - 아킬레스 힘줄은 비교적 수직이다.

자세 평가는 운동지도자의 임상 범주에 적절한 포괄적인 평가를 따라야만 한다 (동작 범위, 근육 테스트, 조직 촉진, 정형외과/신경학적 검사 등).

교정을 시행한 다음 자세에 어떠한 눈에 띄는 변화가 있는지를 보기 위해서 재–평가해야만 한다. 만약 대상자의 부적절한 움직임 전략을 만들고 있는 주된 문제인, 일차적인 동력 (primary driver)이 다뤄졌다면, 치료를 시행한 이후 개선된 자세 정렬을 종종 볼 수 있다. 대상자가 더 좋게 보이는 자세인지 아닌지 보다 더 중요한 것은 아주 쉽고 효율적으로 그들의 기능적인 목표를 이루게 도울 수 있는 움직임 전략을 갖고 있는 것이다. 일반적으로, 대상자가 적절한 움직임 전략을 더 개발할 때, 그들의 자세 전략 역시 개선되어 더 정렬되어 있게 보일 것이다.

APPENDIX

서스펜션
Suspension

주제

- 서스펜션의 개념.
- 서스펜션을 이루기 위한 허리근의 역할.
- 서스펜션 전략 개발과 부적절한 서스펜션 전략의 징후들

서스펜션의 개념 (Concept of Suspension)

걷거나, 서고, 움직이기 위한 능력은 고정된 자세로 우리를 유지하기 위해서나 특정한 움직임을 실행하기 위해서 그냥 근육을 수축하는 것 이상으로 훨씬 더 조화된 접근을 요구한다. 신경근막 시스템이 디자인된 대로 작동하고 있을 때, 인체는 근본적으로 머리에 매달려 내적 압력 시스템에 의해서 지지되며, 발의 현수 스프링 (suspensory spring) 또는 아치 위에서 전략적으로 균형잡고 있다. 떠 있는 (suspend; 몸이 무언가에 의해 매달려 있는 것 같은) 능력은 안정성과 움직임을 조화롭게 하기 위해서 근육들이 해야만 하는 대로 일을 하게 해주는 것이다. 서스펜션은 인체를 효율적으로 비교적 수월하게 움직이게 해주는데, 거의 자신이 떠있는 것과 같다.

건강한 어린아이는 아무렇지도 않게 놀고 있으며, 잘 훈련된 댄서는 댄스 퍼포먼스를 하고 있으며, 운동선수는 고도로 조화된 스포츠 활동을 하며 쉽게 보이게 만드는데, 모든 것이 효율성을 높이고 비교적 수월한 움직임을 만드는데 있어서 서스펜션 사용의 전형적인 예가 된다.

저항 훈련은 부가적인 압박력을 인체에게 부과한다. 중력, 체중, 및 외부 부하의 힘 아래에서 인체가 자신에 대한 압박을 근본적으로 줄이게 하는 것이 서스펜션을 하는 능력이다.

이러한 서스펜션 정도를 이루는데 궁극적으로 기여를 하는 3가지 구성 성분이 있다:

1. *고유수용성과 신경근육 조절*. 신경계는 인체 전체에 걸쳐서 활동을 조정해야만 하며 그래서 중추신경계는 적절한 정보를 근막 시스템으로 보내고 받는다.
2. *근막 시스템*. 근막 시스템은 근본적으로 인체가 매달리도록 그리고 안정되게 남아 있기 위해서 근육 압박을 단독적인 요구 없이 움직이게 해 준다. 근막은, 근육, 힘줄, 인대, 및 관절낭에

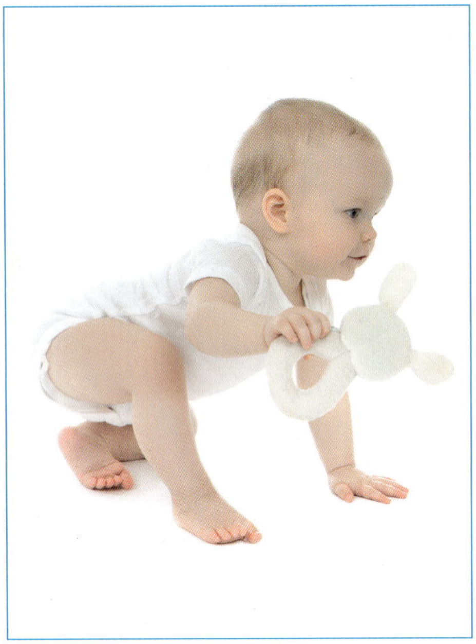
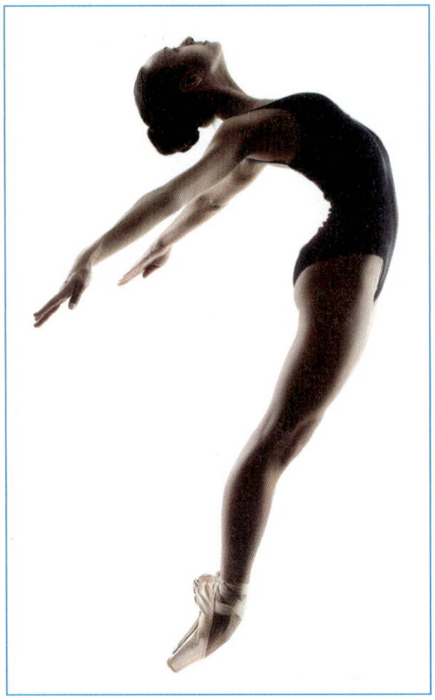
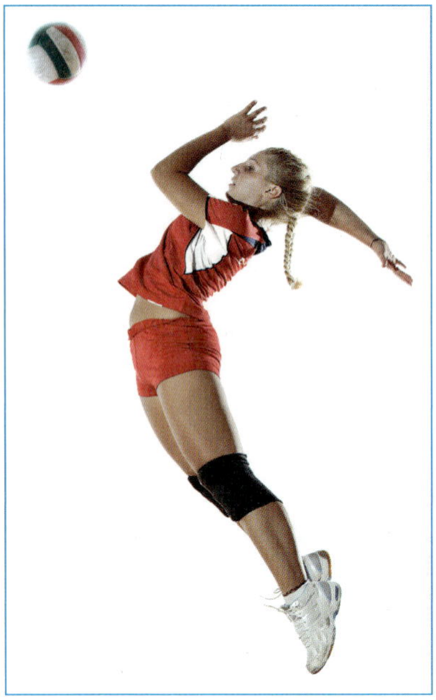

장난감을 갖고 즐겁게 놀고 있는 건강한 아기, 공연을 하고 있는 잘-훈련된 댄서, 그리고 고도로 조화된 스포츠 활동을 쉽게 하고 있는 듯이 보이는 운동선수 모두가 효율적이면서 비교적 수월한 움직임을 만드는데 있어서 서스펜션을 사용하는 전형적인 예가 된다.

매몰되어 있고, 긴장 (tension)과 통합 (integrity) 단어에서 유래된 긴장통합체 (tensegrity)를 제공하며, 떠있는 압박으로 여겨질 수 있다. 안정이라는 긴장통합체 모델에서, 뼈들은 상대적으로 떠있으며 인체의 근막 구조들 내에 포함되어 있다.

이러한 인체의 타고난 디자인은 서스펜션이라는 개념에 상당한 기여를 하는데 그 이유는 근육들이 근막적으로 다른 근육들과 섞여서 인대, 관절낭, 및 뼈들 속으로 들어가서 인체에게 늘어나고 안정성을 유지할 수 있게 하는 능력을 주기 때문이다.

게다가, 거기에는 깊은층과 얕은층 근막 시스템들 모두의 사용을 끊임없이 통합하기 위한 능력이 있어서, 안정과 움직임 요구들은 그 활동을 완성하기 위해서 가장 효율적인 전략을 사용하는데 동등하게 부합된다. 깊은층과 얕은층 근막 시스템들 사이의 신경근육 조절과 균형은 인체 움직임과 요구 전체에 걸쳐서 인체가 비교적인 정렬과 관절의 중심화를 유지하게 해 준다.

3. *삼차원 호흡*. 삼차원 호흡은 감압을 위한 인체 고유의 전략이다. 삼차원 호흡은 가슴, 복부, 및 골반 강들 내의 압력을 조절하며, 외부 부하에 대한 이 부위들을 둘러싸고 있는 근육 수축에 내부 지원을 제공한다. 적절한 삼차원 호흡 전략이 없다면, 몸통, 척추, 및/또는 골반은 과도 압박을 받아서 보상이 생길 것이다.

서스펜션을 이루는데 있어서 허리근의 역할 (Role of the Psoas in Achieving Suspension)

허리근은 몸통과 척추의 서스펜션을 이루기 위한 능력에 매우 중요한 역할을 한다. 이 책에서 논의해 온 것처럼, 허리근은 등허리연접부와 허리뼈를 안정시킨다. 허리근은 가로막의 척추 부착들과 골반저근를 단단히 묶고 있어서, 호흡에서 호흡 근육들을 지원하고 가슴, 배, 및 골반 강들 전체에서 압력을 조절한다.

부적절한 서스펜션의 징후들 (Recognizing Signs of Non-optimal Suspension)

서스펜션 역할을 제대로 하지 못하는 흔한 이유는 근막 그립핑이다. 배곧은근이나 배빗근들의 그립핑이나 만성적인 과활성은 몸통과 척추 굽힘을 만든다. 비슷하게, 넓은등근이나 얕은층 척추세움근의 그립핑이나 과활성은 종종 몸통과 척추의 뒤쪽면에 과도 압박을 만든다. 배 그립핑이나 등 그립핑 둘 다 삼차원 호흡을 제한해서 궁극적으로 몸통, 척추, 및 골반을 과도압박시킨다.

부적절한 서스펜션 전략을 나타내는 3가지 추가적인 일반적인 징후들이 있다:

1. *변경된 호흡 전략과 만성 가슴우리 경직, 허리나 힙의 뻣뻣함*. 몸통, 척추, 및/또는 힙의 만성적인 뻣뻣함이나 경직을 호소하는 고객들은 흔히 서스펜션에 어려움을 갖거나 몸을 감압시키지 못한다. 그들은 자주 몸통, 척추 골반, 및/또는 힙 부위 주위에 그립핑을 가질 것이다; 또한 그들은 비효율적인 삼차원 호흡 전략으로 인해서 변경된 호흡을 보일 것이다.
2. *매우 제한된 "근육"–타입 움직임*. 많은 고객들은 앉아 있기나 서기 같은 매우 간단한 활동에서 너무 많은 근육적 노력을 한다. 이것 때문에 오래 계속된 앉아 있기나 서기 이후 뻣뻣함이나 불편함 또는 피로를 느낀다고 불평한다 –그들은 정말로 너무 큰 노력을 요하는 자세로 앉아 있거나 서 있다.

   게다가, 많은 개인들은 걷기, 체중 스쿼트, 및 비슷한 운동 따위의 비교적 간단한 움직임 동안 과도한 근육 활동을 사용한다. 이러한 과사용은 앞에서 언급한 외상, 부상, 및 수술에 뒤 이은 습관적인 보상과 종종 관련된다. 그러나, 근육 과도 활성 또한 운동 동안 근육들이 일하는 것을 능동적으로 "느끼려고" 하는 것과 연관될 수도 있어서, 그 동작을 실행하는데 필요한 것보다 더 많은 노력을 사용한다. 시간이 가면서, 이 근육 과도 활성은 개인의 자세와 움직임 습관의 일부가 된다.

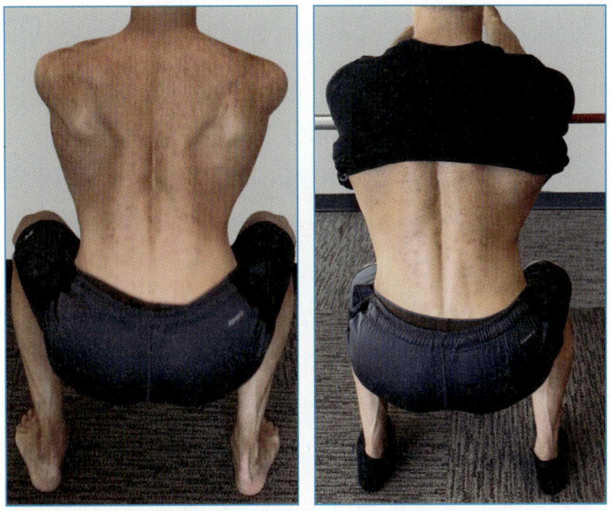

이 개인은 스쿼트와 데드리프트를 하는 능력에 영향을 주는 허리와 힙 통증을 보여 준다. 스쿼트 (왼쪽 사진)와 맨몸스쿼트의 지지 버전 (오른쪽 사진)을 하고 있는 동안의 세움근 긴장도의 차이를 주목해라. 세움근들이 스쿼트 동작에서 몸통과 골반을 지지하도록 요구되는 동안, 이 대상자가 초기에 사용하고 있는 전략은 그 행동을 실행하는데 요구되는 것보다 너무 큰 근육적 부담을 요구한다. 이 동작의 지지 변형은 그에게 정렬, 호흡, 및 조절 (서스펜션)에 집중하게 해 주는 동시에 너무 큰 근육적 활동의 요구를 줄여준다. 그래서 그는 지지 없이 이 동작을 실행하는 동안 감소된 근육적 활동을 재연해서 운동할 것이다.

3. *하복부의 복부 팽만과 증가된 휴식기 탄력* (tone). 대상자가 서스펜션을 만들 수 없을 때, 큰 힘을 쓸 경우, 거기에 종종 아래쪽을 향한 힘이 있을 것이다. 아이를 들어 올리고, 등을 대고 누웠다가 앉거나, 운동을 할 때 같은 분투하는 힘을 쓸

때, 이것은 일종의 발살바 기법 (입과 코를 막고 숨을 내쉬는 동작; 골반의 중압감)이다. 이러한 부적절한 전략에서, 가슴과 복부 기관들은 아래쪽으로 밀려나기 쉬워서 아랫배 부위가 팽만된 외관을 보일 것이다. 이러한 외관은 종종 "허약한" 배근육이라고 비난 받는다; 그러나 촉진을 해 보면 이 아랫배 부위는 일반적으로 상당한 긴장도를 갖고 있는데, 이것이 과도하게 늘어난 상태 유지되어 있었기 때문이다. 이 전략은 종종 근육 부하와 찢김, 사타구니 '당김' 및 배곧은근 분리, 또는 배곧은근의 세로분리의 원인이 된다.

만성 왼쪽 배, 샅고랑, 및 힙 통증을 갖고 있는 한 환자에서 (아래 왼쪽과 가운데 사진들) 하복부 팽만과 배빗근 과도 활성 (화살표); 배곧은근 분리가 있는 이 개인에서 탈장과 기타 복부/골반 장기 병리가 제외되었다 (아래 오른쪽 사진). 이것들은 흔한 임상적 징후들인데, 특히 활동적인 대상자들에게서, 부적절한 내부 압력 조절과 몸통과 척추 (코어) 안정을 위한 얕은층 근육들의 과사용에 의해서 생성된 부적절한 서스펜션 전략의 징후들이다.

서스펜션 이루기 (Achieving Suspension)

만성 긴장, 뻣뻣함, 및 불편함을 겪고 있는 많은 사람들을 위해서, 이러한 만성적 습관을 위한 가장 중요한 전략은 그들에게 적절한 서스펜션 전략을 가르치는 것이다. 이 책에서 다룬 서스펜션을 이루기 위한 많은 교습 전략들은 다음과 같다:

- 똑바로 선 자세에서 머리와 갈비뼈들 뒤에 붙어있는 철사가 당신을 천장에서 부드럽게 당겨 올리는 것을 서스펜션이라고 상상해라. 이러한 방식으로 몸을 잡고 있을 때 몸통과 척추 전체가 전반적으로 가볍게 있어야만 한다.
- "척추 뒤를 길게 늘어뜨리면서, 가슴우리 앞을 부드럽게 유지하세요" 같은 구두 및 시각적 큐 (cue)들을 활용해라. "버티세요," "조이세요," "힘을 주세요," 또는 "엉덩이를 안으로 들이미세요 (tuck)" 같은 큐 (cue)들을 쓰지 않아야 하는데, 이것들은 TPC 전체를 더 압박하는 경향이 있기 때문이다.
- 고객에게 자기-평가를 하거나 그들의 몸을 자각 (check in)해서, 긴장하고 있는 부위를 이완시키라고 말해 준다. 그들에게 다음 부위들을

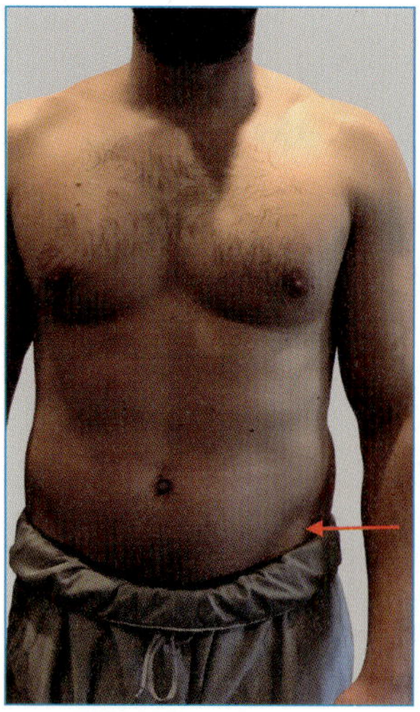

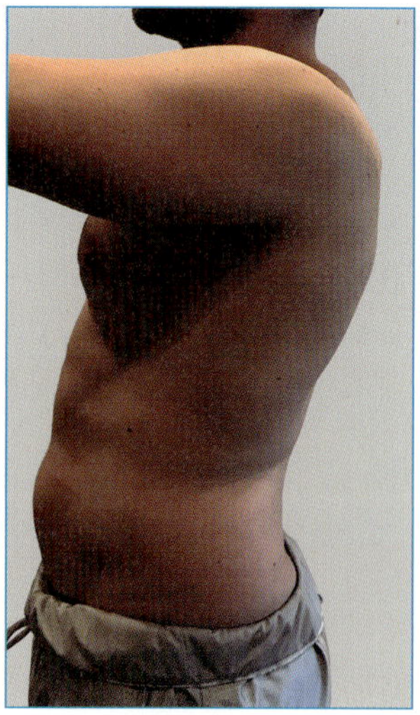

하복부팽만

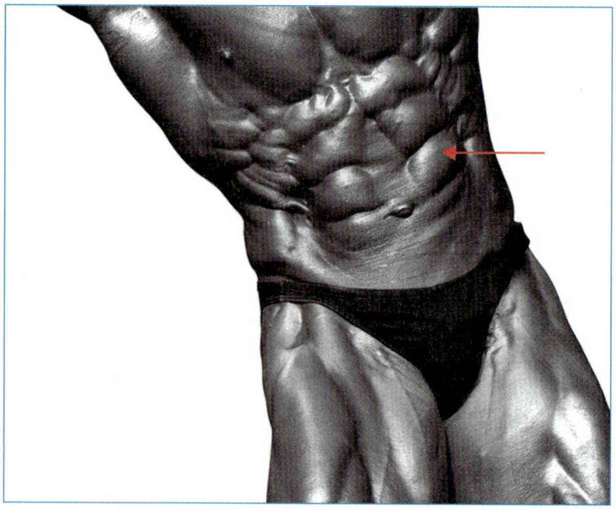

배곧은근 분리

자각하라고 해라, 이 책에서 논의하지 않은 그립핑이 흔히 생기는 부위들이다:

- 배 긴장을 풀기 위해서 배근육들을 부드럽게 해서 이완시켜라.
- 넓은등근 그립핑을 줄이기 위해서 긴장을 풀고 팔 밑에 공간을 만드는데, 목, 어깨, 및 상부 등 긴장의 흔한 원인이 되는 곳이다.
- 발가락에 긴장을 풀고 만성적인 발 그립핑을 풀기 위해서 발을 펼쳐라.

- 제일 잘 듣는 시각적 큐 (cue)를 유지시켜라; 그 다음 그들은 몇 번의 삼차원 호흡을 하는데, TPC 안쪽에서 공이나 풍선이 부풀어 오르는 것을 상상해라. 이런 방식의 호흡은 가슴과 골반 강들을 팽창시키고 척추를 늘리는데, 중립 정렬의 변화를 만들지 않고서 한다.
- 서스펜션 되어 있다는 생각을 계속하며, 호흡 주기 동안 삼차원적으로 호흡을 한다. 그들은 서스펜션을 조장하고 만성 그립핑을 줄이기 위해서 하루 내내 이것을 자주 반복해야만 한다. 또한 이것은 운동 동안, 운동 전 후, 서스펜션 조장을 위한 효과적인 전략이다.

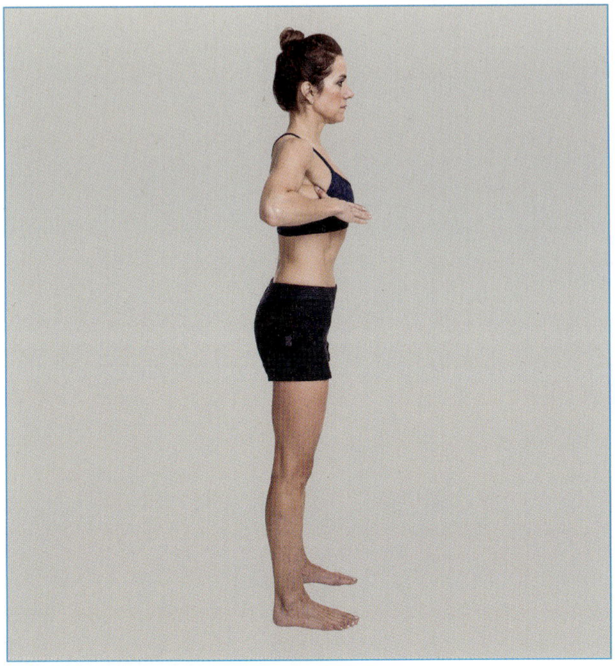

서스펜션을 조장하기 위한 효과적인 전략은 엄지를 겨드랑이에 대고 그 부위를 향해서 호흡을 하는데 초점을 두라고 해라 (위 사진). 그들은 척추가 길어지고 있다고 상상하며 TPC 안으로 호흡을 한 다음 앉거나, 서거나, 운동을 하는 동안 서스펜션되어 있다는 감각을 유지해라.

서스펜션을 만드는 방법을 보려면, www.IIHFE.com/the-psoas-solution을 보아라.

이러한 개념을 여러 자세와 활동에 통합시켜라. 당연히, 스쿼트 또는 데드리프트 동작 같은 외적인 부하를 받는 활동 동안, 서스펜션을 유지하는 능력은 그렇지 않을 때보다 줄어 들 것이다. 그러나, 서스펜션에 대한 이러한 감각을 이루는 것의 궁극적인 목적은 실행하고 있는 운동 동안 몸통과 척추가 과도 압박을 받지 않게 하는 것이다.

압박을 많이 받는 시스템을 갖고 있는 개인들은 다음의 조합으로도 이득을 볼 수 있다; 근막 이완 (자가—근막 이완술이나 도수 치료법), 호흡 훈련, 전반적으로 덜한 노력으로 늘림을 조장하고 정렬을 유지하는 자세 교육, 그리고 운동을 할 때 압박을 덜 주며, 노고를 덜 조장하게 해 주는 운동 큐 (cue)들. 만성적인 습관을 바꾸는 것이 시간이 걸리는 일이지만, 일관성 있게 특정한 접근법을 사용하는 것은 최상의 결과를 볼 것이다.

APPENDIX IV

골반저 그리고 허리근에 대한 그것의 관계

The Pelvic Floor and Its Relationship to the Psoas

주제

- 골반저의 기능 해부학.
- 골반과 힙 안정에 있어서 허리근과 골반저의 역할.
- 골반과 힙 안정에 있어서 골반저의 부적절한 사용 징후 찾기.

골반저는 가슴골반 실린더 (TPC)의 안정뿐만 아니라, 창자, 방광, 및 성 기능에 있어서 중요한 근막 구조이다. 최근까지 골반저에 대한 관심이 많이 주어지지 않아왔으며, 수 많은 사람들이 요실금, 성 기능장애, 및 TPC와 힙의 안정성 문제로 고통을 받고 있다. 이제 골반저를 돌보아야 한다는 필요성이 제기되어, 이러한 골반과 관련된 문제들을 돌보기 위한 골반저 전문가들이 나타나게 되었다. 이 주제를 심도 있게 논의하는 것은 이 책의 범주를 벗어나기는 하지만, 안정과 자세에 있어서 골반저가 허리근과 함께 어떻게 기능을 하는 지를 간단히 주목할 가치가 있다.

골반저의 기능 해부학 (Functional Anatomy of the Pelvic floor)

골반저는 세 층으로 배열되어 있다: (1) 골반내 근막, (2) 골반 가로막 및 (3) 비뇨생식기 가로막 (Carrière 2002):

- 첫 층인 골반내 근막은 평활근, 근막, 및 인대들로 이루어져 있으며, 골반 장기들을 보호한다.
- 두 번째 층은 골반 가로막으로 불린다. 이 층의 일차적인 근육인 항문올림근 (levator ani)은 Carrière에 의하면, 이 부위에서 가장 중요하다고 여겨진다. 이 층 안에 있는 다른 근육들은 다음과 같다: 두덩꼬리근 (pubococcygeus), 두덩곧창자근 (puborectalis), 두덩질근 (여성) (pubovaginalis (females), 전립샘올림근 (남성) (levator prostatae (males), 엉덩꼬리근 (iliococcygeus), 꼬리근 (coccygeus), 및 방광과 직장의 내부 조임근 (internal sphincter muscles of the bladder and rectum). 이 층은 대략 70% 의 느린-연축 섬유들과 30%의 빠른-연축 섬유들을 포함한다; 그것은 일차적으로 (배변)자제에 역할을 하며,

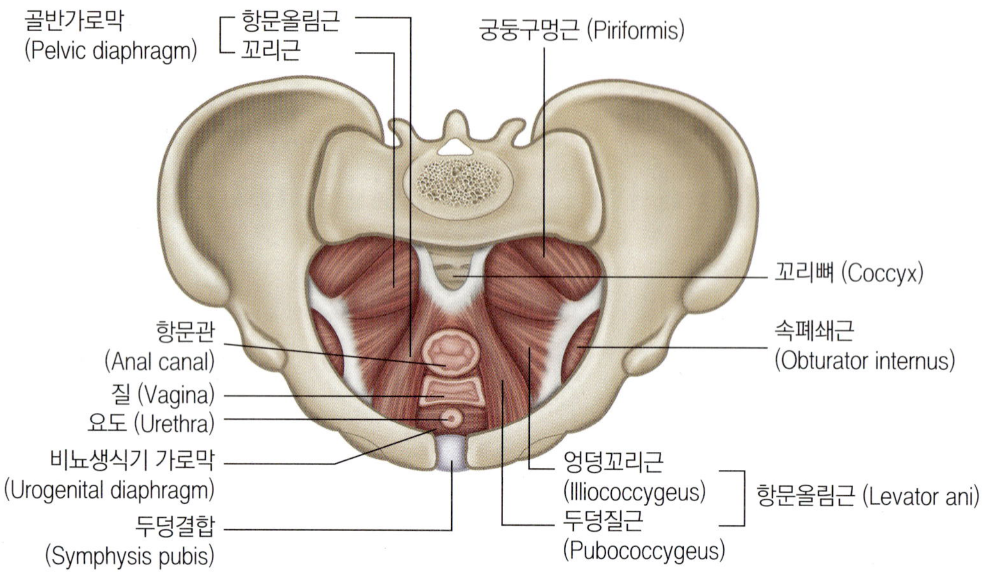

항문과 질, 및 전립선을 보호하여 엉치엉덩 관절의 안정에 관여를 한다.

- 세 번째 층은 비뇨생식기 가로막 (urogenital diaphragm)으로 불리며, 여러 근육으로 구성되어 있다: 깊은샅가로근, 얕은샅가로근, 망울해면체근, 궁둥해면체근, 및 항문조임근. 이 근육들은 항문올림근, 배변자제, 및 성 기능을 조절한다.

골반저의 역할 (Role of the Pelvic Floor)

골반저 근육들의 3가지 일차적인 기능:

1. *골반 장기 지지.* 골반저는 골반 장기들을 지원한다. 골반저 근육들은 들이쉬는 동안 골반 장기들의 하강을 조절하기 위해서 원심성으로 수축시킬 수 있는 정도로 충분하게 강해야만 하며, 그 다음 내쉬는 동안 장기들을 들어 올려 제 자리로 보낸다. 들어 올리고, 기침하고, 재채기하거나 웃을 때, 이 근육들은 창자와 방광 배뇨억제를 위해서 재빨리 수축해야만 한다.
2. *조임근 조절.* 골반저 근육들은 방광과 항문 조임근을 조절해서 배뇨억제를 확실하게 한다; 이완되어 있을 때 그들은 배뇨와 배변을 하게 해 준다. 또한 이 근육들은 성 기관들의 건강한 기능을 지원한다.
3. *골반과 힙 안정.* 골반저 근육들은 호흡 가로막, 허리근 및 배근육들과 함께 일을 해서 내적 압력을 조절하는데, 그것은 골반과 힙을 안정시킨다. 게다가, 골반저 근육 기능장애가 없는 개인들에게서, 골반저와 배가로근은 허리골반–힙 복합체를 안정시키기 위해서 상호 활성화 한다 (Sapsford 등. 2001).

기능 해부학에서 논의한 것처럼, 허리근은 근막적으로 골반저 안으로 섞인다. 허리근과 골반저의 병합된 역할을 평가하기 위해서 실행된 연구가 없지만, 허리근은 허리뼈와 골반을 안정시키는 것을 돕는다고 여겨지며, 그래서 가로막과 골반저의 수축은 조화롭고 효율적이 된다 (Osar 2015).

골반저의 부적절한 사용의 징후 (Signs of Non-optimal Use of the Pelvic Floor)

골반저의 부적절한 기능을 나타내는 3가지 일차적인 징후가 있다:

1. *요실금*. 골반저 기능장애의 가장 일반적인 징후는 요실금이다. 요실금은 종종 여성이 출산 후와 나이가 들어서 생기는 문제라고 종종 여겨진다. 그러나, 아이를 낳지 않은 엘리트 여성 운동선수에서도 요실금이 흔한 것을 보여주는 연구가 있으며, 28~45%의 발병률을 보인다 (Poswiata 등. 2014, Thyssen 등. 2002, Nygaard 등. 1994). 이 특정한 근육을 목표로 해서 처방된 특수 운동을 처방 받은 골반저 훈련은 골반저 기능과 요실금을 대부분의 인구에서 개선시키는 것을 보여주었다.
2. *힙 그립핑과 골반 뒤쪽 기울임 (posterior pelvic tilt)*. 부록 VI (앉아 있기)에서 논의된 것처럼, 구부정한 자세는—골반 뒤쪽 기울임과 허리뼈 굽힘—많은 사람들이 앉아 있을 때 매우 흔하다. 뒤쪽 힙 그립핑과 (얕은층 큰볼기근, 힙 돌림근들, 및/또는 햄스트링) 얕은층 복부 그립핑은 (바깥/속 배빗근과 배곧은근) 각각 골반을 골반 뒤쪽 기울임으로 당기고 허리뼈를 굽힌다. 이러한 상황의 어떤 것이라도 등뼈를 과다 펼시켜 보상을 만들지 않고서는 똑바로 앉은 자세를 취하기가 불가능하게 만든다. 이러한 바람직하지 않은 앉아 있기 전략은 허리근과 골반저 억제를 포함한 불균형을 영속화 시키며, 이것은 부적절한 TPC 안정과 호흡 기능장애를 만든다. 흥미롭게도, (일반적으로 골반 뒤쪽 기울임과 연관된) 과소-척추뼈앞굽음 (lumbar lordosis) 자세로 서 있는 개인들은 골반저의 휴식기 탄력이 더 높게 나타나는데, 중립 또는 과전만 자세로 서 있을 때와 비교해서 이 근육들의 과활성화를 암시한다 (Capson 등. 2011).
여러 자세에서 중립 정렬 조절을 재훈련 시키는 것이 골반저뿐만 아니라 허리근의 기능을 개선시킬 수 있다. Sapsford 들이 (2008) 보고한 것처럼, 보다 똑바로 앉아 있는 (즉, 중립 허리뼈와 골반 정렬 자세를 취한) 요실금을 가진 여성과 안 가진 여성 모두 구부정한 자세로 앉아 있는 사람에 비해서 더 커진 골반저 활성화를 갖고 있는 경향이다. 이 책에서 허리뼈, 골반, 및 힙의 정렬과 조절을 개선하기 위해서 뿐만 아니라, 깊은층 근막 시스템 (DMS) (예로, 허리근, 배가로근 및 골반저)의 기능을 회복하기 위해서 여러 전략들이 논의되어왔다.
3. *골반통증후군*. 골반통증후군은 골반 안에 있는 관절, 근막, 또는 장기들에서 기인한 통증을 포함한다. 이 증후군은 골반저를 최적으로 동원하는 능력에 영향을 주며, 호흡과 DMS의 활성화에 영향을 준다. 이 증후군을 겪고 있는 대부분의 사람들은 통증 구성요소를 돌보고 그 원인을 찾기 위해서 골반저 전문가의 서비스를 요한다. 골반저 근육들에 대한 특정 재훈련 (전체 DMS), 삼차원 호흡 회복, 및 일상 생활과 운동 속으로 해당 전략들의 통합들이 이러한 개인들이 기능을 개선하고 증상을 줄이는 것을 도울 수 있다.

전반적 코어 안정 전략의 일부로서 골반저의 활성 개선방안이 호흡 장 (2장)에서 논의되었다. 이 주제에 대해서 더 자세한 정보를 얻으려면, 독자들은 Lee (2012), Hodges 등. (2013), Richardson 등. (2004), Sapsford 등. (2008, 2001) 및 Carrière (2002)의 논문을 참조하는 것이 권장된다.

넙다리절구충돌 (FAI)과 엉덩관절의 절구입술 (비구순) 병리에서 허리근의 역할
Psoas' Role in Femoroacetabular Impingement (FAI) and Labral Pathologies of the Hip

주제

- 넙다리절구 충돌과 힙의 절구입술 병리.
- 엉덩관절의 중심화에서 허리근의 역할.
- 허리근과 엉덩관절의 중심화에서 부적절한 사용의 징후

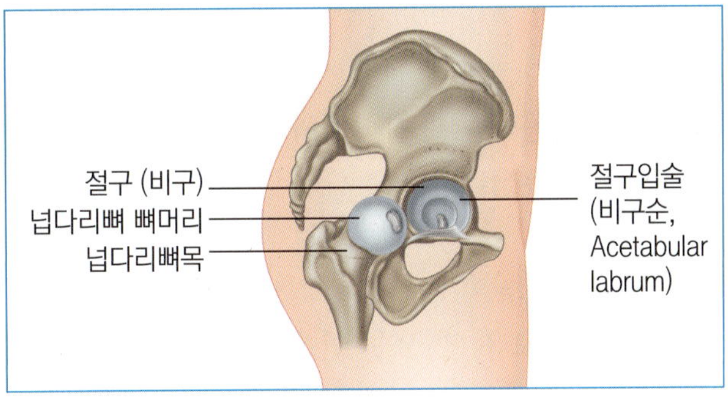

엉덩관절

줄어든 힙 동작 범위, 체력 저하, 통증, 및/또는 줄어든 퍼포먼스를 보이는 많은 개인들은 내부 힙 장애를 갖고 있다. 이 문제의 두 가지 원인들은 순파열과 넙다리절구충돌 (FAI)이다. 이 항목은 이 두 문제에 있어서 허리근의 관여를 간단히 논의할 것이다.

엉덩관절은 소켓 또는 절구 (acetabalum)와 관절하는 넙다리뼈 뼈머리로 형성된다. 힙의 순 (입술)은 절구를 둘러싸고 있는 섬유연골성 구조로, 소켓을 깊게 만든다; 이것은 넙다리뼈 뼈머리 주위에서 부항용 컵 효과를 만드는데, 관절을 안정시키는데 있어서 한 역할을 한다 (Osar 2015). 깊은층과 얕은층 근막 시스템들 사이에 균형이 있을 때, 넙다리뼈 뼈머리는 절구 안에서 중심 에 놓이게 된다; 이것은

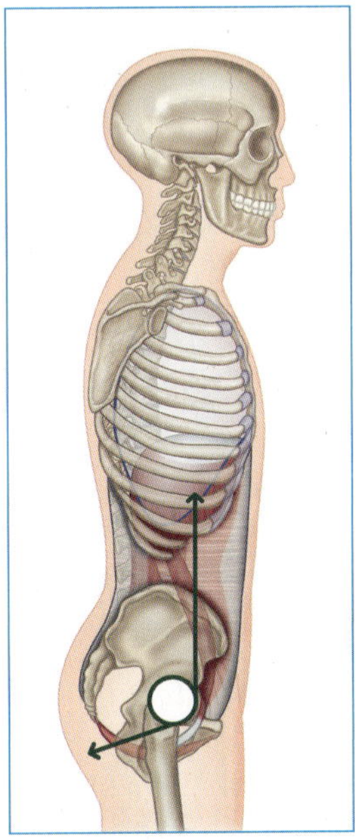

허리근은 넙다리뼈 뼈머리를 위쪽으로 당기고, 큰볼기근의 깊은층, 하부 섬유들은 넙다리뼈 뼈머리를 뒤쪽으로 당겨서 절구 안에서 넙다리뼈 뼈머리 조절을 돕는다.

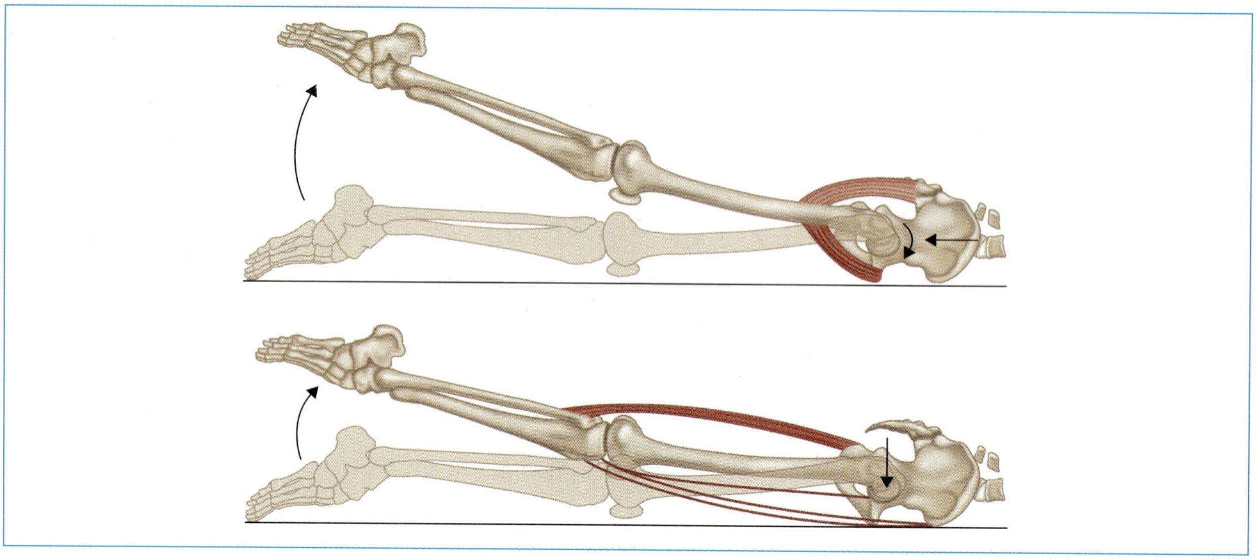

깊은층과 얕은층 근막 시스템의 적절한 상호 활성화는 중심화를 제공하며, 엉덩관절 자체 주위에서 폄이 직접 일어나게 만들어서 넙다리뼈 뼈머리가 절구 안에서 회전하게 해 준다 (위쪽 그림). 허리근, 볼기근, 또는 기타 깊은층 힙 근육들의 억제가 있을 경우, 햄스트링이 힙 폄의 일차적인 역할을 하게 되며, 나중에 힙 폄 동안 넙다리뼈 뼈머리를 앞쪽으로 내몰게 된다 (아래 그림). 이것은 만성적 햄스트링 문제, 순파열과 FAI를 갖고 있는 개인들에게서 흔하게 나타난다.

적절한 힘과 동작 범위를 확실하게 만들며, 연부조직 손상 위험을 줄여준다.

힙 문제의 흔한 원인은–특히, 엉덩 관절 굽힘 (hip flexion), 모음, 및/또는 안쪽돌림에서 앞쪽 죔 (pinching)과 불편함–이 관절 내에서 연부조직 또는 뼈 구조들의 충돌이다. 허리근 힘줄, 및 관절낭, 순과 같은 연부조직이 죄어질 수 있더라도, FAI는 넙다리뼈 뼈머리와 절구 사이의 뼈성 충돌이 있을 때 기술적으로 생긴다.

FAI에는 3가지 종류가 있다: 핀서 (pincer), 캠 (cam) 및 혼합.

- *핀서* (*pincer*) 병소는 과성장된 절구가 넙다리뼈 뼈머리를 덮어서 몇몇 힙 움직임 동안 그것을 죄는 것이다 (왼쪽 그림).
- *캠* (*cam*) 병소는 넙다리뼈 뼈머리, 및/또는 목 주위의 과성장이 몇몇 힙 움직임 동안 충돌을 만드는 것이다 (중간 그림).
- *핀서와 캠의 혼합 병소*는 절구와 넙다리뼈 뼈머리/목에 과성장이 있을 때 생긴다 (오른쪽 그림).

게다가, 뼈 성장들은 허리근 힘줄, 관절낭, 순과 충돌할 수 있어서, 상당한 불편함과 저하된

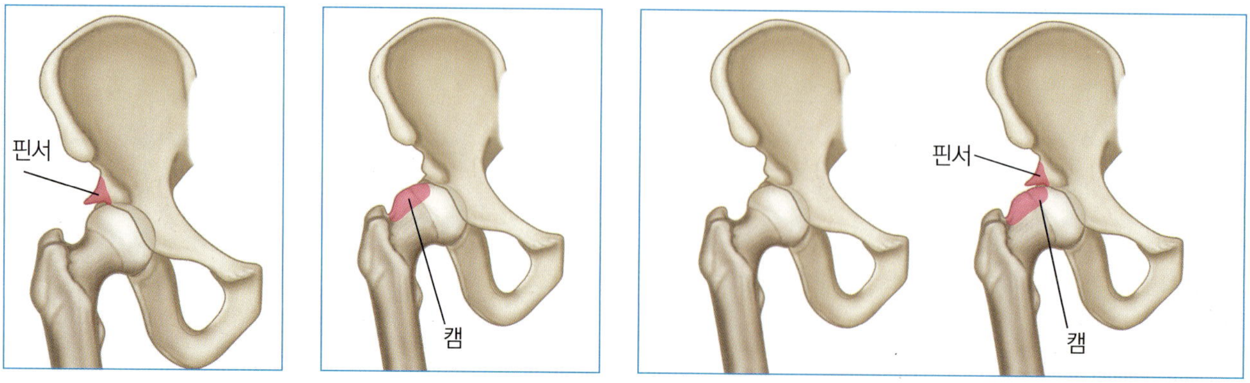

퍼포먼스를 만든다. 대상자들은 일반적으로 특정 동작 범위에서 깊숙하며, 특정하지 않은 힙 통증이나 죄는 감각을 호소한다; 또한 그들은 손으로 골반과 넙다리 바깥쪽 주위에 C자 모양의 컵 모양을 만드는 습관을 갖고 있다 ("C 사인" 으로 알려짐). 일반적으로 이 통증은 오래 앉아 있는 것으로 악화되며 성격상 점진적이다. FAI를 위한 통상적인 치료는 소염제 투여, 휴식, 물리치료, 및/또는 관절경 수술이다 (Kuhlman and Domb 2009, Dooley 2008).

기능장애와 통증의 또 다른 흔한 원인은 절구 충돌과 절구입술 파열 (Acetabular labral tear)이다 (아래 그림을 참조). 이 충돌증후군과 절구입술 파열은 허리근에 책임이 떠 넘겨진다 (Blankenbaker 등. 2012, Hwang 등. 2015, Nelson and Keene 2014, Dobbs 등. 2002, Taylor and Clarke 1995). 그 결과, 엉덩허리근 힘줄에 대한 관절경적 유리 (release)는 절구 충돌을 위한 치료로 추천이 늘고 있으며, 허리근 힘줄이 골반이나 샅고랑 부위 안에서 "깔딱 (snap)" 거리는 상황인 "스냅핑" 힙 증후군에서도 추천된다 (Hwang 등. 2015, Nelson and Keene 2014, Dobbs 등. 2002, Taylor and Clarke 1995).

불행하게도, 힙이나 척추 기능에 대한 이러한 종류의 수술의 장기간 영향을 나타내는 팔로우–업 연구들이 없어왔다 (대부분의 연구가 수술 후 2~3년을 다뤘으며, 수술 후 5년 이상 지속된 연구는 거의

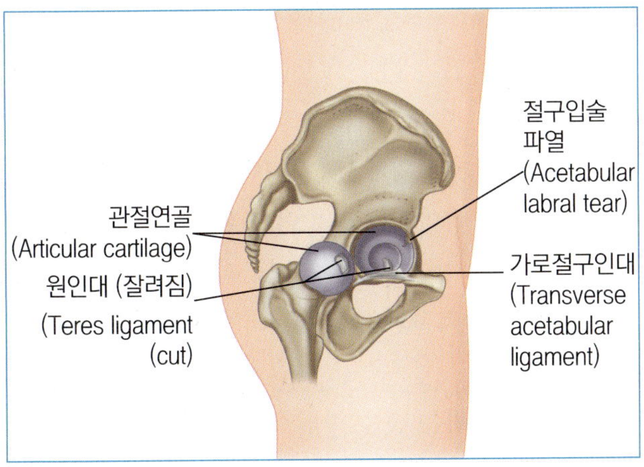

없다). 그러나, 이전의 3년 이내에 관절경 엉덩허리근 유리를 받았던 개인들에 대한 팔로우–업 조사에서, 힙 굽힘에서 위축 (크기가 25% 감소)과 감소된 근력이 주목되었다 (Brandenburg 등. 2016).

이러한 종류의 침습성 절차와 관련된 여러 잠재적인 위험이 있다:

1. 초기 문제를 일으킨 내재 인자는 허리근 단독의 문제가 아닐 수 있다; 그러므로 허리근 힘줄 유리는 이 문제를 몰고 가는 주범을 바꾸지 못한다. 허리근이 고유한 힙 기능에 관련된 유일한 근육이 아닌 것과 똑 같이, 이것은 하나의 기능장애에 책임을 가진 유일한 근육이 되기는 좀처럼 힘들다 (그럴 수도 있지만).
2. 많은 개인들에서, 부적절한 엉덩관절 중심화와 TPC 정렬은 힙 문제에 기여를 한다. 허리근 힘줄의 유리가 개인들의 문제를 풀지 못할 뿐만 아니라, 적절한 힙 기능을 개발하는 것을 실제적으로 불가능하게 만들 것이다. 이 책에서 서술된 전략을 사용함으로써, 나는 허리근 문제, 절구입술 파열, 및 스냅핑 힙이라고 진단을 받아 온 수 많은 대상자들을 성공적으로 치료를 해 왔다.
3. 비록 더 많은 연구들과 장–기간 팔로우–업이 요구되기는 하지만, 수술 그리고 연관된 참여들이 퇴행성 변화를 진전시키는 원인이 될 수 있다 (Salata 등. 2010, Griber 등. 2012). 물론, 수술에 대한 잠재적인 장–기간 위험성보다 더 중요한 현재 문제들을 (통증, 허약, 기능장애) 손 봐야 하는 상황이 분명히 있다.

그들의 문제를 해결하기 위해서 수술을 분명히 요할 때도 있다; 그러나, 그들의 문제에 대한 내재하고 있는 원인들을 적절하게 찾기 전에 수술 권고를 받고 있는 사람들이 많다. 여느 수술적 참여처럼, 여러 의견을 듣고 수술 절차 전에 적절한 보전적인 치료를

따르는 것이 중요하다. 일단 근육이 잘려 나가면 (유리), 근육은 다시 붙여지지 않으며, 이 근육이 책임지고 있는 기능이 무엇일지라도, 이것의 역할은 사라져버리는데, 이것은 다른 근육들에 의해서 보상을 요한다.

충돌의 평가 (Assessing for Impingement)

충돌, 또는 FADIR (flexion, adduction, internal rotation; 굽힘, 모음, 안쪽돌림) 테스트는 허리근 힘줄, 관절낭의 충돌, 및/또는 절구입술의 충돌, 또는 FAI가 존재하는 지를 찾는데 도움이 된다.

절차 (Procedure)

- 개인은 등을 대고 누워서, 팔과 다리를 똑바로 한다.
- 검사자는 개인의 힙과 무릎을 대략 90° 로 굽히고 (유연한 사람은 90° 이상 굽혀질 수 있다), 넙다리뼈를 정중선을 가로지르게 모으고, 힙을 안쪽돌림 시킨다 (아래 사진).

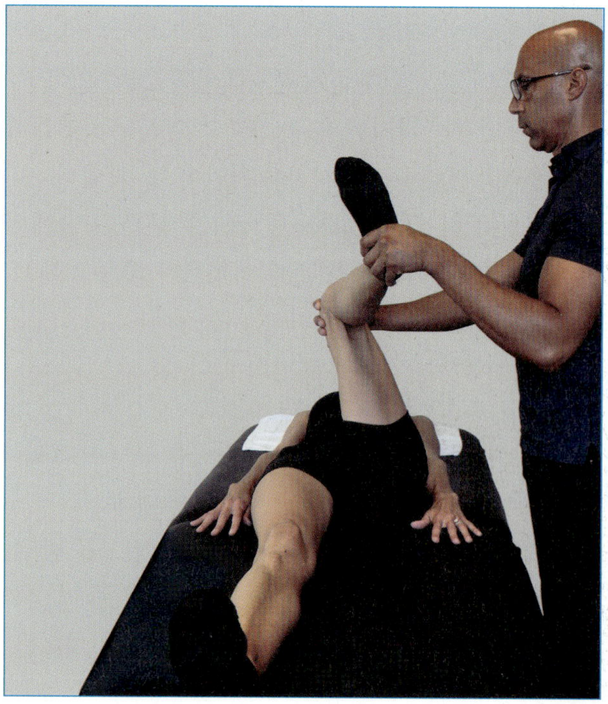

- 양성 테스트는 앞쪽 힙 또는 샅고랑 부위에서 통증이나 "조임 (pinching)" 이 생길 때이다.

충돌 테스트는 연부조직과 연관된 힙 문제와 뼈 구조와 관련된 문제 사이를 구분하지 못한다. 연구가 보여주는 것은 절구입술 파열을 겪고 있는 개인들의 95% 이상이 FAI의 양성 징후를 가졌다고 한다 (Yazbek 등. 2011); 게다가, 엉덩관절의 앞쪽, 위쪽 부위가 이러한 파열을 보이는 가장 흔한 위치임이 밝혀졌다 (Yazbek 등. 2011). 흥미롭게도, 상당한 뒤쪽 및/또는 가쪽 힙 그립핑이 넙다리뼈 뼈머리를 앞쪽과 위쪽으로 옮겨지게 만들 것이다. 임상적으로, 양성 충돌 테스트를 보여서, 절구입술 파열이 의심되는 많은 환자들이 힙 통증으로 평가를 받을 때, 그들은 앞쪽과 위쪽으로 위치한 넙다리뼈 뼈머리를 갖고 있었다. 이 개인들의 대부분은 충돌 테스트에서 양성으로 검사되었는데, 방사선이나 MRI에서 징후를 보이지 않았던 상황에서 조차도 그랬었다.

많은 개인들이 보존적으로 치료될 수 있어서 수술을 요하지 않는다. 적절한 힙 전략, 기능 개선, 그리고 통증 감소를 개발하기 위한 3가지 방법들이 있다:

1. *그립핑 중단.* 힙 문제를 갖고 있는 많은 대상자에서, 일반적으로 힘과 유연성을 기르는 것보다 부적절한 습관을 그만 두는 것이 더 중요하다. 언급한 것처럼, 절구입술 파열 (Acetabular labral tear)과 힙 충돌을 겪는 많은 개인들은 뒤쪽 힙 근육들을 (얕은층 큰볼기근, 힙 돌림근들, 중간볼기근의 뒤쪽섬유들, 햄스트링) 과도하게 그립핑해서 (만성적으로 과다 수축) 넙다리뼈 뼈머리를 앞쪽이나 위쪽으로 몰아간다. 이 전략은 허리근과 큰볼기근의 깊은층 섬유들을 억제해서, 적절한 엉덩관절의 중심화에 지장을 준다.

   근막 그립핑은 종종 무의식적인 과정으로 반사적 보상이나 의식적으로 훈련된 습관 (운동 동작의 동심 단계 동안 근육을 "조이거나" 과도하게 힘을 주는 것에 너무 중점을 둔다)에 의해서 만들어진다. 또한 그립핑은 더 좋은 자세 정렬을 위해서나 배나 엉덩이를 더 작게 보이게 만들기 위한 자세 전략일 수 있다 –즉, 몸의 한 부위를 멋지게 보이기 위한 시도이다.

그립핑 동작을 멈추려는 의식적인 자각 없이, 대상자의 증상들에 있어서 장기간의 발전을 만들어 주는 스트레칭이나 강화 운동은 없다. 이러한 대상자들은 그들이 그립핑을 하고 있다는 자각을 해야만 하며 그 다음 하루 종일 문제가 되는 근육들을 의식적으로 이완시키는 법을 가르쳐라.

그립핑을 하는지 안 하는 지를 정하기 위한 자기–평가 절차와 자기–이완은 다음과 같다:

- 서서 양 손을 양 골반 위에 대는데, 볼기근과 힙 근육들의 탄력의 양을 느끼기 위해서 손바닥을 말아서 이 근육들에 대고 있는다: 쉬고 있을 때, 그것들은 부드럽고 이완되어 있어야만 한다.
- 그 다음 힙 바깥을 따라 손을 밑으로 미끄러뜨려라. 이완되고 잘–발달된 볼기근은 둥그렇게 가득 차 있으며, 수축되어 움푹 들어가 있지 않다. 만약 가쪽이나 뒤쪽 볼기 부위에서 어떤 움푹파임을 의식할 경우, 당신은 힙 그립핑을 하고 있는 사람일 (과도한 힙 그립핑) 가능성이 크다.
- 만성적 그립핑을 풀기 위해서, 개인은 숨을 깊숙이 들이 마시고 볼기근을 수축시켜라. 숨을 내 쉬면서 궁둥뼈 (좌골) 결절들이 벌어진다고 생각해라.
- 힙을 다시 평가해라 –그것들은 이제 보다 이완되어 있으며 부드럽다고 느껴야만 한다; 이것이 가만히 서있거나 앉아 있을 때, 그리고 활동적으로 사용하지 않을 때 느껴야만 하는 방식이다.
- 만성적인 힙 그립핑을 멈추기 위해서, 이 이완 테크닉은 의식적인 습관이 되어야만 하며 일관성 있게 연습해야만 한다. 호흡과 힙의 이완에 집중하면서 하는 스쿼트는 –힙 앞쪽은 부드럽게 그리고 힙 뒤쪽은 넓어진다는 것에 초점을 두어라 –이완된 힙을 유지하기 위한 효과적인 전략이다 (아래 오른쪽 사진).

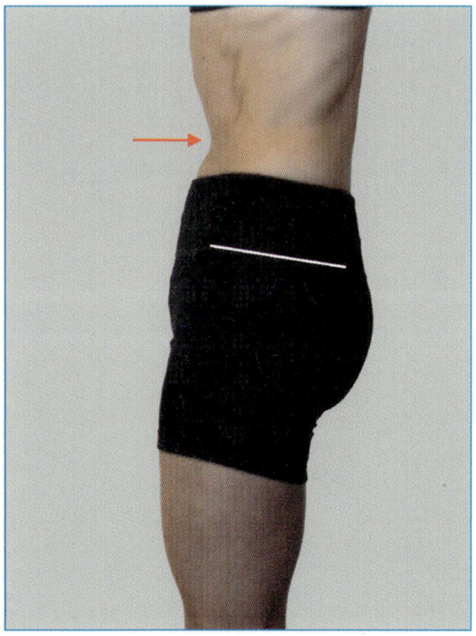
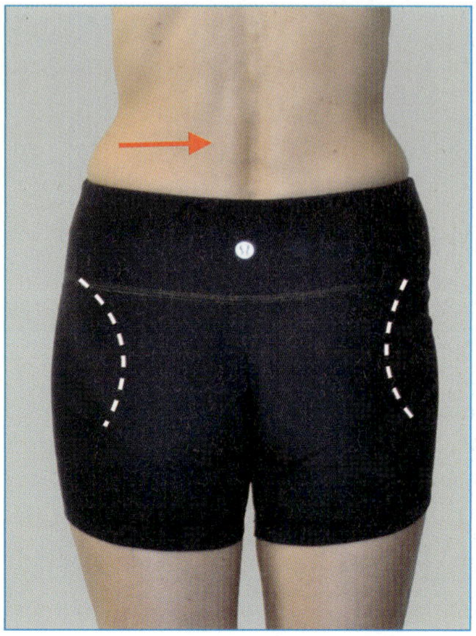
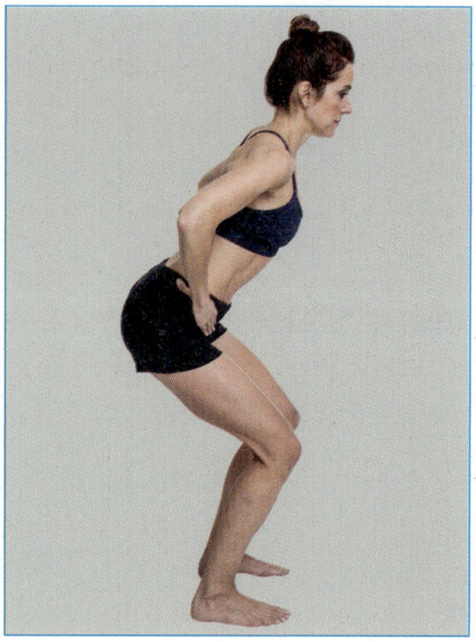

복부 그립핑 (왼쪽); 힙 그립핑 (가운데): 두 전략 모두 골반을 뒤쪽으로 돌림시키고, 허리뼈를 굽히고, 넙다리뼈 뼈머리를 앞쪽으로 몰아내기 쉽다. 이 전략을 만성적으로 유지하는 것은 힙의 연부조직 충돌과 FAI을 만드는 흔한 원인이다.

스쿼트에 관한 비디오를 보아라: www.IIHFE.com/the-psoas-solution

2. *기본적인 ABC 적용하기*. 기본적인 ABC는 –정렬, 호흡, 및 조절–이상적인 허리근 기능과 엉덩관절의 중심화의 개발과 회복에서 논의되었다. 적절한 엉덩관절 중심화는 운동뿐만 아니라 습관 안에도 포함돼야만 하는데, 적절한 자세와 움직임 전략을 성공적으로 채택해서 유지할 수 있게 하기 위함이다.

3. *적절한 훈련*. 만성적 힙 문제를 겪고 있는 많은 개인들은 너무 자주 너무 강하게 운동을 한다; 또한 그들은 몸통, 척추 골반, 및/또는 힙을 조절하기 위한 그들의 현재 능력에 비해서 너무 높은 수준으로 운동을 하고 있을 것이다. 게다가, 많은 수가 그들의 ABC에 충분한 관심을 주지 않고서 점진적인 운동을 하고 있을 뿐만 아니라, 볼기근, 배근육, 및 코어/힙 근육들을 활성화시키기 위해서 부적절한 큐 (cue)를 사용하고 있을 것이다. 위에서 언급한 것처럼, 이것은 허리근을 억제하고 엉덩관절 중심화에 영향을 줄 것이다.

개인에게 ABC 를 유지하고 적절한 움직임 동작들과 진행을 사용하는 것에 집중하게 해라. 개인들에게 반드시 적절한 빈도와 강도로 올바른 큐 (cue)들과 함께 안전하게 진행하게 한다. 가장 적절한 운동 동작들과 큐 (cue)들을 사용하면서, 교정과 기능 운동 프로그램 동안 적절한 ABC를 유지하는 것은 환자와 고객에게 성공적인 결과를 이루기 위한 최고의 기회를 줄 것이다.

APPENDIX VI

앉아 있기
Sitting

주제

- 앉아 있기에서 허리근의 역할
- 적절하게 앉아 있기 전략 교습
- 부적절하게 앉아 있기 전략의 징후.

많은 사람들이 컴퓨터나 스마트 기구들을 사용하고 있기 때문에 앉아 있기에 관한 주제를 다루는 것이 타당하다. 대부분의 개인들이 스탠딩 데스크를 사용하거나, 서 있는 기간 동안 드문드문 앉아 있는 것에서 이득을 얻고 있더라도, 현대 사회에서 거의 모든 사람들은 앉아 있는 자세로 삶의 대부분을 실제로 보내고 있다.

앉아 있는 자세와 연관된 많은 건강상 단점들이 있지만, 근골격계 문제들의 많은 부분이 앉아 있기 자체 보다 개인의 자세와 더욱 더 관련이 있다. 이 항목은 앉아 있기에서 허리근의 역할뿐만 아니라, 적절하게 앉아 있기 전략을 개발하기 위한 전략을 논의할 것이다; 부적절하게 앉아 있기 전략의 일반적인 징후들이 강조될 것이다.

앉아 있기에서 허리근의 역할 (Psoas' Role in Sitting

앉아 있기에서 허리근의 일차적인 3가지 역할:

1. 허리근은 등허리연접부 (TLJ)와 허리뼈를 안정시킨다; 이것은 골반 위에서 몸통과 척추의 적절한 정렬 유지를 돕는다.
2. 허리근은 골반의 중립 정렬 (골반 앞쪽 기울임) 유지를 돕는데, 이것은 골반 위에서 척추 정렬과 지원을 돕는다.
3. 이것이 가로막과 골반저와 근막적으로 연결되어 있는 덕택으로, 허리근은 앉아 있기 자세에서 적절한 삼차원 호흡 전략을 지원하면서, 개인에게 내압을 조절하고 서스펜션을 유지하게 해 준다.

적절하게 앉아 있기 전략 교습 (Teaching an Optimal Sitting Strategy)

적절하게 앉아 있기 전략을 개발하기 위한 3가지 해법이 아래에 제시된다. 이 전략은 사무실 의자에서 앉아 있을 때 최고로 좋은데, 그 이유는 높이를 조절할 수 있기 때문이다; 그러나, 이것은 차, 소파 또는 식당에 있을 때도 사용될 수 있다.

1. *가슴골반 실린더 (TPC) 정렬.*
   - 서 있는 동안, 개인은 골반 위에 가슴을 정렬시켜 쌓아 놓는다. 그들은 철사가 머리 뒤를 천장 쪽으로 당긴다고 상상한다. 그들은 가슴을 위로 들어 올리지 않고서, 척추가 늘어나서 갈비뼈들 사이에 공간이 생겨난다고 상상해야만 한다. 이 자세 위치에 대한 더 많은 정보는 부록 III (서스펜션)을 보아라.
2. *힙에서 힌지.*
   - TPC의 중립 정렬을 유지하면서, 힙에서 힌지하거나 굽힌다.
   - 힙, 무릎, 및 발목을 계속 굽혀서, 골반을 뒤로 보내면서 앉는다; 근본적으로, 의자로 스쿼트를 하는 것이다. 그들에게 생각하게 할 좋은 큐 (cue): "힙 뒤쪽의 힘을 빼세요" 또는 "궁둥뼈 결절을 넓게 벌리세요." 이 자세 위치 및 관련 있는 큐 (cue)들에 관한 더 많은 정보는 스쿼트 (4장)를 참조해라.
   - 그들은 골반 위에 앉게 되는데, 이것은 중립 골반 위치 유지를 도우며, 의자 등받이에 등을 대고 앉으려는 것이 아니다. 그들은 엉치뼈에 앉는 것이 아니라 "궁둥뼈 (seat bone, 궁둥뼈결절)" 로 앉는 것이다. 이 정렬을 유지할 수 있을 경우에만 의자 등받이에 기대는 자세를 하라고 해라. 다리가 짧은 사람들은 자신을 이 위치에 정렬 시키기 위해서 발 받침이 필요할 수도 있다.
3. *궁둥뼈 (seat bone, 좌골)를 벌려라.*
   - 이 테크닉은 (Diane Lee, PT와 Dr. Linda-Joy Lee, Ph.D., PT에게서 배운 것을 변형한 것이다) 대상자가 골반과 힙을 더 좋게 위치시키는 것을 보조하는데 상당히 효과적이다. 앉은 다음, 손을 컵 모양으로 만들어 넙다리 상부 밑에 놓은 다음, 위로, 바깥으로, 뒤로 부드럽게 당긴 다음, 다른 다리에서 반복한다. 이것은 골반을 보다 더 중립이거나 앞쪽 기울임 자세로 골반을 위치 시키고 정렬시키면서 엉덩관절의 중심화 시키기 위한 매우 적절한 전략이다.

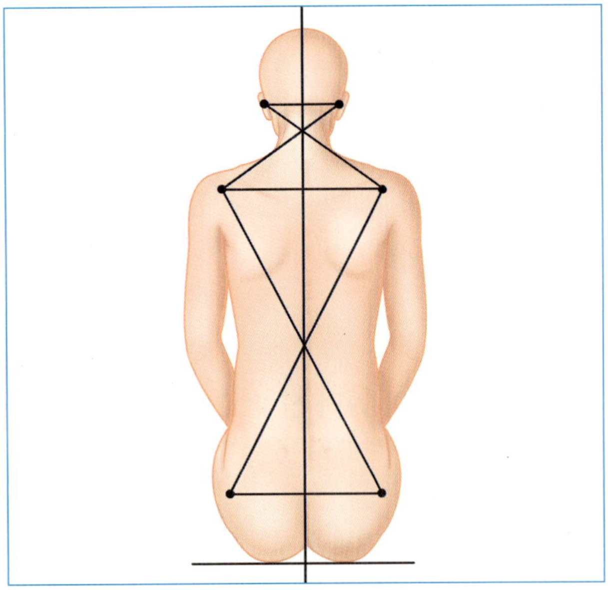
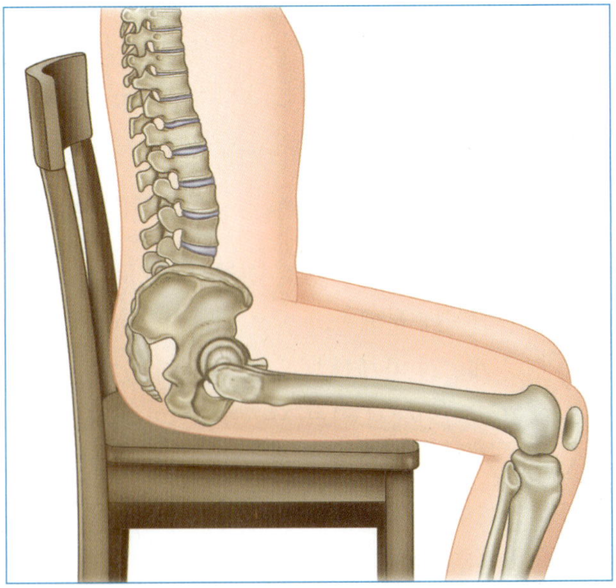

궁둥뼈가 받히고 있는 머리와 척추는 자세 효율성을 도모하는 것을 돕는다. 중립 골반 정렬은 허리뼈의 적절한 척추뼈앞굽음을 지원한다 (오른쪽 그림).

이 테크닉의 시연을 위해서, www.IIHFE.com/the-psoas-solution을 보아라.

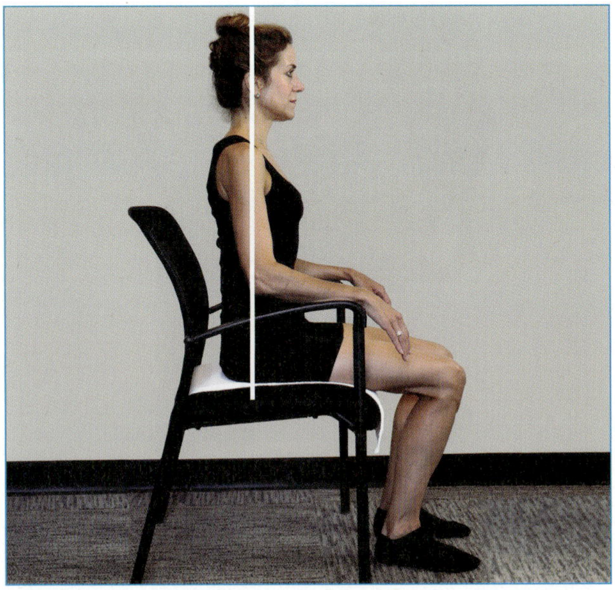

적절하게 앉아 있기 전략은 몸통을 골반 꼭대기 위에서 받혀주며 중립 척추 정렬을 조장한다. 위 왼쪽 사진에서 골반 위에 있는 머리와 몸통의 전체적인 정렬뿐만 아니라, 상대적인 척추뼈앞굽음 자세를 주목해라. 개인의 체중은 일차적으로 궁둥뼈결절(seat bone, 좌골) 위에서 지지되고 있다.

부적절하게 앉아 있기 전략의 징후 (Signs of a Non-optimal Sitting Strategy)

부적절하게 앉아 있기 전략의 3가지 일반적인 징후들:

1. 흉곽이 골반 뒤에 위치해 있다.
2. 골반이 골반 뒤쪽 기울임으로 위치해 있다.
3. 허리뼈가 굽힘으로 있으며, 등허리연접부(TLJ)에서 과도한 굽힘이거나 증가된 등뼈 척추뼈앞굽음.

부적절하게 앉아 있기 자세를 만드는 여러 요인들:

1. 대부분의 의자들이 골반 뒤에 가슴우리를 두도록 디자인되어 있는데, 의자의 등받이가 시트 뒤에 위치해 있기 때문이다. 또한 많은 의자들과 대부분의 소파가 무릎의 위치가 힙보다 높게 디자인되어 있어서 골반 뒤쪽 기울임과 허리뼈 굽힘으로 갈 가능성이 더 커진다.
2. 많은 대상자들은 힙 가동성이 좋지 않으며 골반 뒤쪽 기울임으로 위치되어 있다. 이것의 결과로, 중립 정렬이 어디인지를 알지 못하는 것과 합해져서, 그들은 삶의 대부분을 끈질긴 골반

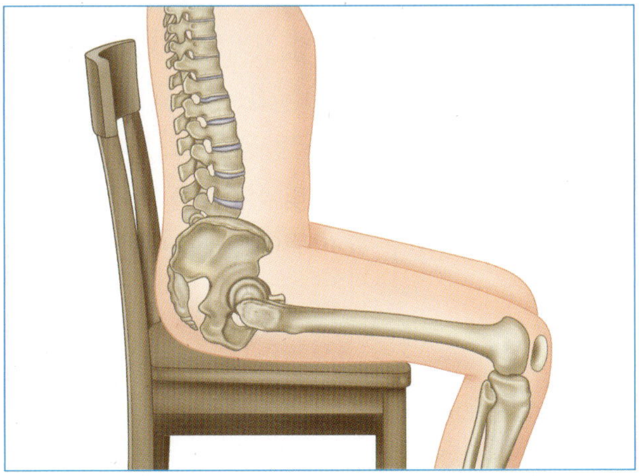

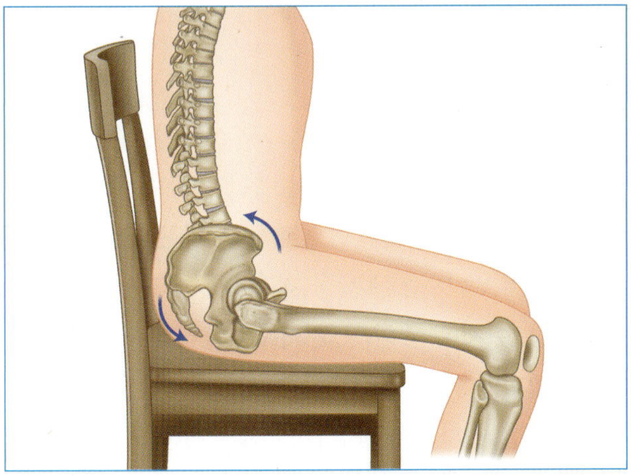

보다 중립인 앉아 있기 정렬 (왼쪽) – 골반은 중립이며 척추뼈앞굽음 그리고 체중은 일차적으로 골반의 궁둥뼈결절 위에 있다 –그리고 위 오른쪽은 골반의 뒤쪽 돌림과 허리뼈 굽힘을 특징으로 하는 전형적인 앉은 자세로 체중은 궁둥뼈결절 뒤에 있다 (오른쪽).

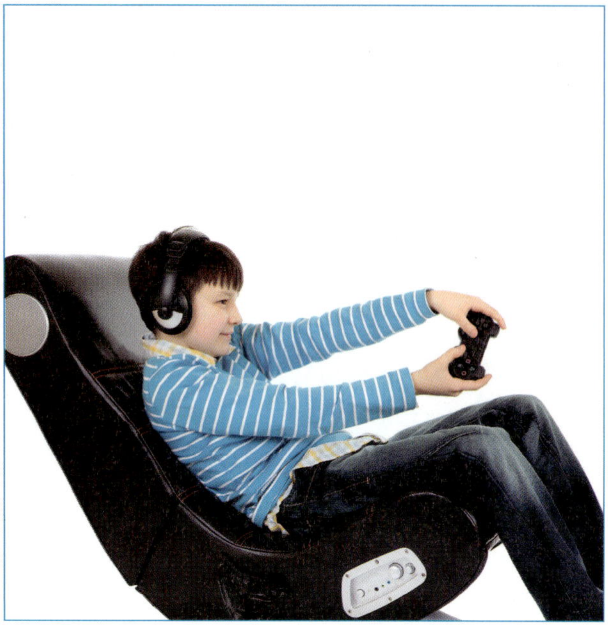
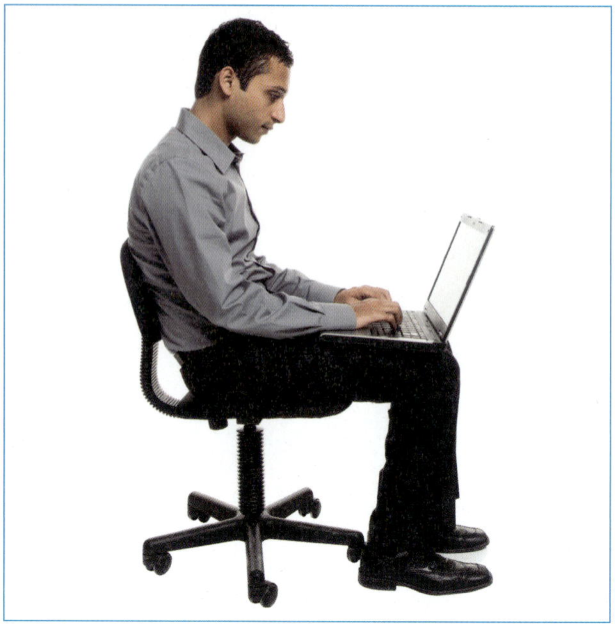

흔히 앉아 있는 두 가지 자세인 비디오 게임을 할 때와 (왼쪽) 랩톱 컴퓨터를 할 때 흉곽이 골반 뒤에 있고, 척추 굽힘 및 골반 뒤쪽 기울임 자세를 주목해라.

뒤쪽 기울임으로 앉아있다. 그 다음 골반 뒤쪽 기울임는 허리뼈를 굽힘으로 당기고, 그래서 허리뼈의 자연적인 척추뼈앞굽음을 줄어들게 만든다.

3. 이러한 변화들을 수용하고 똑바로 있기 위해서, 개인은 종종 TLJ 나 상부 등 전체를 과도하게 펼 것이다.

부적절하게 앉아있는 자세는 TPC와 힙에 다음과 같은 변화를 만들게 된다:

- 큰볼기근의 얕은층 섬유들, 햄스트링, 배곧은근, 및 배빗근의 단축과 긴장; 개인을 골반 뒤쪽 기울임과 허리뼈 굽힘으로 있게 만든다.
- 등허리 및/또는 상부 등 척추세움근의 단축과 긴장; 이것은 등허리 및 척추세움근의 폄과 빳빳함을 지속시킨다.
- 적절한 삼차원 호흡을 이루지 못함; 흉곽이 골반 위에 쌓여 있지 않고, 과도한 등허리 및/또는 등뼈 폄이 가로막 뒤쪽 면의 적절한 사용을 막기 때문이다.
- 허리근과 깊은층 근막 시스템의 억제; 부적절한 TPC 정렬과 변경된 호흡 습관으로 인해서, 허리뼈, 골반, 및 힙의 부적절한 위치 조절을 만든다.
- 과도 신장된 엉덩 관절 굽힘근들[1]; 단축된 햄스트링과 얕은층 볼기근과 결합해서 골반 뒤쪽 기울임과 허리뼈 굽힘을 영속화 시킨다.

시간이 가면서, 이 자세는 척추사이 디스크들에 과부하를 주고, 허리뼈와 엉치엉덩 관절들의 뒤쪽 인대들과 관절낭을 과도 신장 시키며, 신경 구조들을 (허리뼈의 경막과 신경뿌리) 과도 신장 시킨다. 이들은 점진적으로 허리와 골반통, 디스크성 병리 (팽윤과 탈루), 삼차신경통, 및 신경통을 만든다; 또한 이것이 몸통, 골반, 및 하지 주위에서 다수의 근육 불균형들을 지속시킨다.

[1]과도 신장된 근육들은 과도 활성적인데 (과긴장성), 그들의 기능적 길항근들에 대항하려고 하기 때문이다; 이 경우, 힙 굽힘근들은 얕은층 볼기근과 햄스트링의 당김에 대항을 하고 있다. 이것이 대상자에게 힙 굽힘근들이 과도하게 "팽팽하다"는 느낌을 갖게 만든다. 그들은 실제로 너무 단축되어 있다기 보다, 과도 신장되어 있으며 팽팽하다고 느껴진다.

의자 디자인 때문에 쉽지는 않지만, 부적절하게 앉아 있기 전략을 자가 –교정하기 위한 최선책은 다음과 같다:

- 일어나서 위에서 서술한 대로 TPC를 재위치 시킨다. 머리 뒤에서부터 그리고 척추와 흉곽의 뒤쪽면에서부터 서스펜션 되어 있다는 느낌을 유지해라.
- 5번의 삼차원 호흡을 하는데, 가슴우리 뒤를 향한 호흡에 집중해라.
- 책상이나 테이블 가장자리를 잡고 지지 스쿼트 동작을 5회 실행해라. 힘을 빼고 힙을 뒤로 빼면서 앉는데 집중을 해라.
- 위의 전략을 사용해서 자신의 자세를 다시 잡아라
- 몸의 자세를 다시 잡고 장기간 앉아 있는 자세와 관련된 위험성을 최소화 시키기 위해서 잦은 짧은–휴식을 취해라. 하루의 많은 시간을 앉아 있는 개인들을 대부분을 위해서, 이것이 앞에서 말한 전략들 중에서 가장 중요한 것이다.

적절하게 앉아 있기 전략을 개발하는 방법에 관한 시연은 www.IIHFE.com/the-psoas-solution을 보아라.

APPENDIX

VII 교정 운동
Corrective Exercise

주제

- 교정 운동의 정의.
- 부적절한 자세와 움직임 개발에 있어서 습관적 정형화 (습관)의 역할.
- 적절한 기능 개발에서 교정 운동의 역할.
- 내적과 외적 초점 테크닉을 함께한 교정 운동에서 큐 (cue)의 역할.
- 기본적인 움직임 동작을 함께한 교정 운동의 통합.

"교정 운동" 이라는 용어는 지난 10년간 유행하고 있다. 당신이 말하고 있는 사람에 따라, 그것이 무엇인지 그리고 그것을 어떻게 트레이닝 프로그램들 속으로 시행할 지에 관한 많은 다른 의견이 반드시 있을 것이다.

그것의 전임자들인 코어 트레이닝과 기능적 트레이닝처럼, 교정 운동은 잘못 규정되어왔다. 그것은 대부분 자가 –근막 이완술 테크닉들 (폼–롤링, 스트레칭, 또는 가동술 따위), 그리고 재활–목적 운동들 (호흡, 버드–독, 및 브리지 따위)과 연관되어 있다. 교정 운동이 이러한 방법들을 포함할 수도 있지만, 우리의 접근법은–통합 움직임 시스템 교정 운동 전략™ (The integrative movement system corrective exercise strategy™)–교정 운동을 우리 고객과 환자의 프로그램 속으로 통합하고 규정하기 위해서 매우 특수한 방법을 동반한다.

교정 운동이 필요한 이유는 무엇인가? 그것은 실제로 하나의 중요한 이유로 압축된다: 습관. 습관이란 무엇인가? 습관은: "잦은 반복 또는 생리학적 노출로서 그것은 자신을 규칙적으로나 퍼포먼스의 증가된 특징을 보이는 것에 의해서 획득된 행동이나 동작" (원천: http://www.merriam–webster.com/dictionary/habit).

우리 자세와 움직임 습관은 여러 요인들 의해서 깊게 배어들며, 이것은 다음을 포함한다:

- 부모, 선생, 건강 관리자, 및/또는 코치들에 의해서 배운 것들.
- 부상, 외상, 또는 수술 이후에 발달된 의식적 또는 무의식적 보상들.
- 부모, 선생, 코치 들을 보고서 배운 것들, 특히, 성장 초기에서.
- 우리가 실행해 온 운동의 종류.

- 오래 계속된 신체적 무활동.
- 직업과 그 결과로 발달된 반복적인 동작들.
- 감정–보다 자신감 있는 개인들은 일반적으로 만성적으로 디프레스된 사람이나 신체적, 성적, 또는 구두적 오용을 받아 온 개인들에 비해서 매우 다른 자세를 취한다.
- 통증 –특히 성질상 만성적 통증은 항상 개인의 자세와 움직임 전략에 영향을 줄 것이다.
- 낮은 에너지 수준이나 피로–이들은 종종 자세와 움직임을 위해서 근육을 적절히 활용하는 것을 힘들게 만들 수 있다.

건강과 피트니스 전문가로서 가장 중요한 책임의 하나는 환자/고객들이 현재 갖고 있는 기능이상이나 비효율적인 퍼포먼스의 원인이 되는 것을 찾도록 돕는 것이다 그 다음 이러한 정보를 갖고서 그들이 보다 적절한 습관을 개발하고 그들의 건강과 피트니스 목표를 이루는 쪽으로 그들을 움직이게 하는 것이다.

통합 움직임 시스템 교정 운동 전략™ (The Integrative Movement System Corrective Exercise Strategy™)

그 이름이 암시하듯이, 통합 움직임 시스템 교정 운동 전략™은 개인의 현재 부적절한 자세와 움직임 습관에 기여를 하는 중요한 인자들을 찾는데 목표를 두고 있는 접근법이다 (일련의 운동이 아니다). 그것은 평가를 포함하며 그 뒤에 그들의 만성적인 문제들이나 저하된 퍼포먼스를 만드는 개인의 일차적인 문제들을 손 보기 위한 활성 테크닉이나 사려 깊은 특정 이완 실행을 포함한다 (이것은 자세와 움직임 기능장애, 힘의 상실, 및/또는 저하된 퍼포먼스에 직접적으로 기여를 하고 있는 인자들이다). 이 책 안에서 활용된 특정 교정 운동들은 개인의 자세와 움직임 습관을 개선하기 위해서 통합 움직임 시스템™의 원칙을 포함한다 –즉, 정렬, 호흡, 및 조절.

이 접근법에서, 교정 운동은 개인의 자세나 움직임을 고치거나 교정하는 것을 뜻하지 않는다. 또한 그것은 기본적으로 정상적인 트레이닝이나 컨디셔닝 프로그램을 대체하려고 디자인되지 않았다. 통합 움직임 시스템 교정 운동 전략™의 중요한 한 부분은 부적절한 자세 및/또는 움직임 습관의 원인이 되는 인자들을 찾아서 수정하는 것뿐만 아니라, 이러한 변화들을 기본적인 움직임 동작들–스쿼트, 런지, 벤딩, 회전, 밀기, 당기기, 균형, 및 보행–안으로 포함시켜서, 개인이 효율적으로 그들의 건강과 피트니스 목표를 이루도록 하는 것이다. 그러므로 교정 운동은 디자인이 잘 된 강화나 컨디셔닝 프로그램을 대체하려고 의도된 것이 아니다; 그러나, 이것은 프로그램의 성공을 증진시켜주는 중요한 구성 성분이다.

통합 움직임 시스템 교정 운동 전략™에는 3가지 분명한 구성 성분이 있다: 이완, 활성화, 및 통합.

이완 (Release) → 활성화 (Activation) → 통합 (Integration)

통합 움직임 시스템 교정 운동 전략™ (Osar 2015).

이완 (Release)

이 전략의 첫 번째 구성 성분은 개인이 올바른 근육이나 움직임 동작에 접근하는 것을 막고 있는 제한 부위를 풀어주는 것이다. 근막 제한, 외상에 따른 유착, 및 수술로 인한 흉터조직 들이 근막 제한, 적절한 조직 활주 상실, 근육 억제, 및 관절 제한을 만들 수 있다. 독립적으로나 병합해서 이것은 부적절한 자세와 움직임 습관을 만들 수 있다.

이완은 자가–근막 이완술 (근막 도구의 사용), 도수 치료, 및 호흡을 포함한다. 임상적으로, 유념 이완™과 함께 호흡을 활용하는데, 이것은 환자와 고객들이 그들의 만성적인 그립핑 전략을 해소하게 돕기 위한 매우 효과적인 테크닉이다. 당신이 의식적으로 수축하고 있는 한 근육을 스트레칭 할 수 없는 방식과 유사하게, 당신은 개인이 안정을 위해서 그립핑하고 있는 부위의 어떤 근육을 스트레칭 할 수 없다. 예를 들어, 많은 대상자들은 햄스트링이나 얕은층 볼기근들을 잡고 있을 것이며, 그들이 이 근육들을 스트레칭 하려고 할 때, 그들은 단지 더 유연한 구조들만을 (허리 세움근들 따위) 스트레칭 하는 것으로 끝나게 된다.

유념 이완™은 안정을 위해서 과다 수축하거나 그립핑 하고 있는 곳으로의 (그들이 보통 인식하고 있지 않은) 개인의 주목에 초점을 맞춘다. 그 다음 그들은 등척성으로 가볍게 수축한 다음 그 근육의 " 힘을 풀어라," "놔둬라," 또는 " 늘려라" 등의 큐 (cue)를 받는다.

유념 이완™의 시연은 www.IIHFE.com/the-psoas-solution을 보아라.

만성 긴장이나 불편함을 갖고 있는 많은 개인들을 위해서, 그들에게 특정 근육 활성화나 움직임을 가르치는 것보다 그립핑을 그만두는 법을 가르치는 것이 훨씬 더 중요하다.

활성화 (Activation)

근육 억제 (muscle inhibition) 는 허약이며 신경계가 이것의 전체 생리학적 용량으로 한 근육을 수축시킬 수 없을 때 생긴다. 이것은 다음의 결과일 수 있다:

- *상호 억제 (Reciprocal inhibition)*: 길항근들의 과도 활성으로 만들어진 억제.
- *부상 (Injury; 급성이나 반복성)*: 국소적이나 전체적 근육 억제를 만들 수 있다.
- *관절성 억제 (Arthrogenic inhibition)*: 변경된 관절 자세나 동작 결과로 만들어진 근육 억제는 변경된 자기 수용 감각을 일으켜서 근육 수축성을 바꾼다.
- *통증유발점*: 수축된 근육들의 과도-민감성 밴드들로, 그것들은 근육 수축의 전체적인 힘을 줄일 수 있으며, 종종 활동 동안 조기 근육 피로에 기여를 한다 (Page 등. 2010).
- *거짓불완전마비 (Pseudoparesis)*: Janda가 서술한대로, 신경반사 동작과 연관된 근육 억제 종류로서, 전체적인 근육의 저탄력, 도수 근육 테스트에서 저하된 힘, 및 지연된 근육 시작 (onset)을 일으켜서, 협력근 우세를 만든다 (Page 등. 2010).
- *구심로차단 (Deafferentation)*: 말초 신경근육 수용체들 (고유수용체들)에서 저하된 감각 정보를 받아서, 근육 힘에서 국소적 또는 먼쪽 상실을 만든다 (Page 등. 2010).
- *피로*: 일상 생활, 직업, 특히 운동 동안 근육의 과사용으로 인한 전체적인 피로를 포함하며, 이것은 잠정적이거나 또는 심지어 보다 장기간 근육 억제 문제를 만들 수 있다.
- *스트레칭 허약 (Stretch weakness)*: 오래 계속된 (만성적) 과다 -스트레칭 자세로 한 근육을 유지한 다음, 근육 허약이 생긴다.
- *긴장성 허약 (Tight weakness)*: 오래 계속된 (만성적) 단축 자세로 한 근육을 유지한 다음 근육 허약이 생긴다.
- *수술 (Surgery)*: 임상적 경험으로 볼 때, 최소 침습 절차를 포함한 많은 정형외과 수술은 근육 억제 수준을 만드는데, 수술에 의해서 직접적으로 영향을 받은 근육에서 국소적 그리고 그 근육들이 배벽, 골반, 바닥, 척추, 또는 관절 구조들을 포함할 때 전반적으로 영향을 받는다. 수술은 거짓불완전마비나 구심로차단을 만들 가능성이 있으며 이것은 근육 억제에 기여를 한다.

어떤 근육이 억제되었는지 아닌지는 자세 평가나 선입관에 하나에 기반을 두고 결정해서는 절대 안 된다. 근육 억제를 찾기 위한 일차적인 방법들은 다음과 같다; 해당 근육 촉진 (조직의 질, 탄력, 등); 그리고 근육 타이밍과 순서 (어떤 근육이 먼저 발화하는 가). 근육 억제를 결정 할 때, 이러한 평가 방식들의 각각에 대한 누적적 결과를 고려해야만 한다.

촉진 테크닉들은 (근육 활성을 개선하기 위한 전략들) –시각화 (유념적 자각과 의식적 주목), 등척성 수축, 촉진, 및 호흡–근육 억제가 존재할 때 보다 적절한 근육 활성을 회복하는데 있어서 통합 움직임 시스템 교정 운동 전략™의 중요한 부분 들이다. 이러한 전략들의 상당 수를 이 책에서 볼 수 있다.

통합 (Integration)

일단 근막 제한이나 그립핑 문제를 수정했다면, 새롭게 배운 동작 범위, 정렬, 호흡, 및/또는 조절 전략을 기본적인 움직임 동작들 (스쿼트, 런지, 벤딩, 회전, 밀기, 당기기, 및 보행) 속으로 통합시키는 방법을 가르쳐 주어야 한다.

이 단계는 자세와 움직임 습관을 장기적으로 변화시키는데 매우 중요하다; 소홀할 경우, 개인의 신경 시스템은 종종 그것의 원래 부적절한 습관 상태로 되돌아 갈 것이다.

교정 운동 접근법들이 미치지 못하기 쉬운 곳은 의사나 피트니스 전문가가 교정 운동을 통해서 얻은 동작 범위, 정렬, 호흡, 또는 기본적 움직임 동작들로 (스쿼트, 런지, 벤딩, 회전, 밀기, 당기기, 및 보행) 가는 조절 전략 들을 포함하지 않을 때다. 그러므로 개인이 "교정적" 치료를 일정 기간 시행한 이후 발전하지 않거나 특정한 객관적인 진전을 보이지 않을 때, 그것이 효과가 없었기 때문에 교정 운동은 폐기된다. 교정 운동은 실패하지 않았다; 실패한 것은 그 접근법일 가능성이 더욱 더 크다.

교정 운동이 무엇이라는 것을 알았다면, 교정 운동은 무엇이 아니라는 것을 아는 것이 중요하다. 교정 운동은 다음이 아니다:

- 개인의 자세 기능장애, 근육 불균형, 및/또는 통증을 위한 교정;
- 개인들을 "완벽한" 자세로 앉아 있거나 서 있거나 "완벽한" 방식으로 운동을 하게 만들기 위한 방식;
- 부적절한 운동을 실행해 온 결과를 (즉, 정렬, 호흡, 및 조절을 유지할 수 없는 운동을 실행해 왔다) 되돌리기 위한 치료 운동 그룹;
- 진단이나 공인 건강 관리 전문가에 의한 철저한 평가의 대안;
- 잘–디자인된 통합 체력 트레이닝 프로그램의 대안.

사려 깊게 사용될 경우, 교정 운동은 전체적인 훈련 전략의 중요한 부분으로, 고객이나 환자를 한 개인으로서 평가를 하고 그들의 문제를 성공적으로 다루는 동시에 그들의 기능적 목표를 위해, 그들에게 유용한 옵션을 제공하기 위해서 디자인 되었다. 그러므로 교정 운동은 체력, 가동성, 스피드, 지구력, 또는 어떠한 다른 객관적인 결과를 증진시키게 권장 해야만 한다. 근본적으로, 교정 운동은 개인이 목표를 이루는 것을 막고 있는 장벽을 제거하는 것을 돕는다.

교정 운동은 포괄적 체력 트레이닝 프로그램 속으로 이음매가 없이 포함될 수 있으며 포함돼야만 하며, 그래서 당신은 고객이나 환자들이 (만성적 자세나 움직임 문제로 고생을 하고 있는) 개인적 건강과 피트니스 목표를 이루도록 효과적으로 돕는다.

이 책은 우리가 임상적으로 사용하고 있는 많은 교정 운동 전략들을 포함하고 있는데, 만성적인 자세와 움직임 문제들을 다루고 있는 개인들을 도와서 그들이 좋아하거나 필요한 수준에서 제대로 실행하도록 돕기 위함이다.

교정 운동을 당신의 현재 프로그램들 속으로 통합시키는 것에 대해서 자세히 알기 위해서, Osar (2012)를 보고 통합 교정 운동 접근법™ 웹사이트 (http:// integrativecorrectiveexercisespecialist.com)를 확인해라.

용어사전
Glossary

Agonists (주동근)
원하는 결과를 만들기 위해서 함께 일하는 근육들. 일반적으로, 이 근육들은 특정한 관절에서 비슷한 기능을 갖는다. 예: 허리근과 넙다리곧은근은 주동근인데, 두 근육이 힙을 굽히기 때문이다; 큰볼기근과 햄스트링은 주동근인데, 둘 다 힙을 펴기 때문이다.

Antagonists (길항근)
다른 근육들의 행동에 맞서는 근육들. 예: 힙 굽힘근들은 힙을 굽히고, 힙 펌근들은 힙을 펴기 때문에, 이 두 근육 그룹들은 길항근으로 간주된다.

Activation (활성화)
의식적인 근육 활동의 촉진이나 권장. 억제된 근육에서 보다 적절한 근육 활성 촉진하기를 참고해라.

Axis of Rotation (회전축)
동작 평면에 직각인 가상의 선으로, 그 주위로 관절이 회전한다. 관절의 중심화는 적절한 회전축의 유지를 돕는다.

Centration (관절의 중심화)
관절이 최적으로 정렬/조절되어 있는 이론적인 자세. 각각의 관절 복합체는 관절면들이 부하를 받기 위해서 최고로 정렬되어 있는 자세를 가지며, 거기에는 특정 활동 동안 관절을 지원하기 위해서 적절한 근막 조절이 있다.

Closed—chain Motion (닫힌-사슬 동작)
일련의 연속적으로 정렬된 관절들의 동작으로, 거기서 그 구획의 먼쪽 끝이 바닥이나 물체에 고정되어 있다. 예: 스쿼트 또는 런지 동작으로 거기서 발은 바닥에 고정되어 있어서 운동 사슬의 몸쪽 구획들에 영향을 끼칠 수 있다.

Concentric Contraction (동심 수축)
근육이 짧아지는 수축으로, 그것의 기시와 종지가 서로 가까워진다. 일반적으로, 이런 종류의 수축은 관절 동작을 만들거나 가속시키는데 관여된다.

Control (조절)
(운동 조절—motor control—을 참조) 주어진 활동 동안 가장 적절하며 바람직한 관절 위치와 동작을 유지하기 위한 신경근육 능력. 적절한 조절은 가장 이상적이거나 효율적인 자세와 움직임 전략을 조절하며, 부상 위험을 잠재적으로 줄인다. 부적절한 조절은 덜 이상적이거나 비효율적인 자세와 움직임

전략을 말하며, 관절과 연부조직에 과부하를 주는 잠재력과 누적적이거나 반복적인 부상이 생길 위험을 늘린다.

Corrective Exercise (교정 운동)

자세 및/또는 움직임에서 적절하거나 바람직한 결과를 만드는데 목표를 둔 특정 운동들과 연부조직 이완 (도수 또는 자가 –근막 이완술)을 활용하는 특수한 접근법. 통합 움직임 시스템 교정 운동 전략™을 기반으로 해서 적절한 정렬, 호흡, 및 조절을 유지하거나 회복시키는 전략들.

Deep Myofascial System; DMS (깊은층 근막 시스템)

근육들의 깊은층에서 중간까지의 층들과 그것들을 감싸는 근막. DMS는 구획 안정에 책임이 있으며, 이것은 자세와 움직임 동안 특정 관절 조절을 제공한다. 이 시스템은 피드포워드 활성을 특징으로 하는데, 이것은 움직임 전에 한 관절을 중심 잡게 만든다 (얕은층 근막 시스템도 참조).

Dissociation (분리)

이웃한 뼈 분절과 독립적으로 한 관절의 한 뼈 분절을 움직이는 능력. 예: 열린–사슬 동작에서 개인은 골반과 독립적으로 넙다리뼈 뼈머리를 분리하거나 움직일 수 있어야만 하며, 또 닫힌–사슬 동작에서 골반을 넙다리뼈 뼈머리 동작에서 분리할 수 있어야만 한다. 적절한 관절 분리의 상실은 하나 이상의 먼쪽 관절 분절들에서 보상 동작을 만든다.

Distal (먼쪽)

몸의 중심에서 멀리 떨어진 쪽.

Eccentric Contraction (편심 수축)

한 근육이 늘어나는 곳의 수축으로, 기시와 종지가 더 멀어진다. 일반적으로, 이런 종류의 수축은 느리거나 멈추게 하는 동작에 관여되어, 한 관절의 한 쪽에서 조직들이 과다 스트레칭 되는 것과 다른 쪽에서 과도 압박되는 것을 막아준다.

Facilitation (촉진)

일반적으로 억제된 근육에서, 의식적인 근육 활동의 증가. 시각화, 등척성 수축, 촉진 및 호흡 들은 원하는 근육 활성을 촉진 시키기 위해서 통합 움직임 시스템 교정 운동 전략™ 안에서 사용되는 방법들이다.

Fascia (근막)

감각성 요소와 수축성 요소들 모두를 갖고 있는 매우 특화된 결합조직. 근막은 근육, 힘줄, 인대, 및 관절낭을 포함한 인체의 대부분의 조직들과 연결되거나 둘러싸고 있어서, 이 부위들을 지원한다. 많은 근육들은 서로 서로 근막적으로 연결되어 있어서, 이것들이 위치해 있는 부위를 넘어서 영향을 끼칠 수 있다. 예: 허리근은 근막적으로 가로막뿐만 아니라, 골반저와 연결되어서, 호흡과 골반 안정에 직접적인 영향을 갖는다.

Feedforward (피드포워드)

중추신경계는 조절을 중재하는데, 이것은 움직이기 바로 전에 관절 안정을 제공하기 위해서 깊은층 근육들의 수축이나 활성화를 만든다. 피드포워드 근육 활성의 상실을 만성 요통, 골반, 및 목 통증을 겪는 개인들에게서 볼 수 있었다.

Functional Synergists (기능적 협력근)

관절 조절 및/또는 움직임을 제공하기 위해서 함께 일을 하는 맞서고 있는 근육들. 이 근육들은 서로가 맞서는 행동을 하기 때문에 (그렇기 때문에 일반적으로 길항근으로 분류된다), 함께 일을 할 때, 이것들은 항상 함께 일을 하는 근육들과 구분하기 위해서 기능적 협력근이라 불린다 (공력근을 참조). 예: 허리근과 큰볼기근은 일반적으로 길항근으로 간주되는데, 전자는 힙 굽힘근이며 후자는 힙 폄근이기 때문이다; 그러나, 이것들은 활동 동안 절구 안에서 넙다리뼈 뼈머리의 조절을 제공하기 위해서 함께 기능해야만 한다.

Fundamental Movement Patterns (기본적인 움직임 동작들)

생활, 스포츠, 및 직업에 필수적인 움직임 동작들. 실제로 거의 모든 인간 움직임은 스쿼트, 런지, 벤딩, 회전, 밀기, 당기기, 및 균형/보행을 포함한 기본적인 움직임 동작들에 속한다. 교정과 기능적 운동의 목적은 기본적인 움직임 동작들을 실행하는데 있어서 개인의 효율성 증진을 위한 환경을 제공하는 것이다.

Gripping (그립핑)

관절 안정과 조절을 제공하기 위한 특정 근육의 과도 활성이나 과다 수축. 이 과도 활성은 종종 관절의 중심화의 상실 및/또는 과도 활성 부위 주위에 있는 관절들의 과도 압박을 만든다. 척추나 힙에 영향을 주는 그립핑에 관여되는 흔한 근육들은 얕은층 척추세움근, 얕은층 배근육들, 얕은층 큰볼기근, 및 얕은층 힙 굽힘근들을 (예를 들어, 넙다리곧은근과 넙다리근막긴장근) 포함한다.

Inhibition (억제)

(이 책의 문맥에서) 자세 지지나 움직임을 위해서 요구되는, 신경학적으로 온전한 근육을 최적으로 활성화시키지 못하는 것을 말한다. 일반적으로, 이런 종류의 근육 억제는 진정한 내재하는 신경학적 병리가 없을 때 존재한다 (근육 억제에 대해서 더 자세한 것은 부록 VII 교정 운동을 참조). 근육 억제는 응용 근신경학 (George Goodheart, DC)에서나 임상 근운동학 (Alan Beardall, DC)에서 가르치는 근육 검사로 찾을 수 있다. 억제된 근육은 신장된 자세에서 검사할 때 일반적으로 강하다고 검사되지만, 그러나 단축된 자세에서 검사할 때 약하다고 검사된다. 근육 활성화 전략을 사용함으로써 (관절의 중심화에서 등척성 근육 수축, 기시–종지 근육 촉진 및/또는 호흡 따위), 근력 (요구 시 수축하는 능력)이 회복될 수 있다.

Isometric Contraction (등척성 수축)

근육의 길이가 변함이 없는 수축. 일반적으로, 등척성 수축은 관절 안정에 관여를 한다. 일부 두–관절 근육들은 (예를 들어, 넙다리곧은근과 햄스트링) 한쪽 끝은 늘어나고 다른 끝은 짧아져서, 근육 길이의 순수한 변화는 없다; 이것은 종종 거짓–등척성 수축이라고 불린다.

Kinetic Chain (운동 사슬)

일련의 연속적으로 정렬된 관절들로, 물리적으로나 신경적으로 연결되어 있다. 예: 하부 운동 사슬은 발, 발목, 무릎, 및 힙을 포함한다; 손, 손목, 팔꿈치, 및 어깨는 상부 운동 사슬을 구성한다.

Micro—breaks (미세—휴식)

반복적인 자세나 일을 잠시 중단하고 목적을 가진 짧고 (미세) 정기적인 휴식으로, 개인의 자세, 호흡, 및/또는 움직임 전략을 바로 잡기 위해서 디자인되었다. 미세–휴식 동안, 일반적으로 개인의 정렬, 호흡, 또는 조절 전략에 초점을 맞추는데, 이것은 문제의 가장 중요한 주범을 다룬다.

Mindful Release™ (유념 이완)

만성적으로 근막을 잡고 있는 (그립핑) 동작들을 푸는데 목적을 둔 교정 운동 전략™의 일부로서 가르치는 특정 이완 테크닉. 유념 이완™은 의식적인 자각을 무의식적으로 근막을 수축하고 있는 부위들로 보내며, 그렇게 함으로써 붙잡고 있는 동작들을 "놓아주도록" 보조한다. 이 전략은 일반적으로 수축–이완 전략을 사용하는데, 이것은 호흡과 함께 조율되며, 그 동안 근막 수축 부위들을 "늘려라" 또는 "놓아 줘라"는 큐를 준다.

Mindfulness (마음챙김; 유념)

보다 적절하거나 바람직한 결과를 만들기 위해서 인체의 어느 부위나 개인의 자세나 움직임에 의식적인 자각을 하고 사려 깊은 주목을 하는 것. 유념 운동은 만성적 자세와 움직임 습관을 바꾸는데 뿐만 아니라 보다 적절한 전략을 채택함에 있어서 중요한 구성 성분이다.

Open—chain Motion (열린-사슬 동작)

예: 앉아서 다리−펴기 또는 라잉 레그컬 머신으로, 거기서 발은 바닥에 고정되어 있지 않으므로, 운동 사슬의 보다 몸쪽 관절들에서 생기는 것에 테크닉적으로 영향을 끼칠 수 없다.

Osteoarthritis (골관절염)

(퇴행성 관절 질환 −DJD으로도 불린다). 서서히 일어나며 일반적으로 점진적인 관절들의 손상으로, 줄어든 관절, 과도한 뼈 성장, 및 간혹 통증을 만든다. 일반적으로, 골관절염은 개인의 자세와 움직임 습관뿐만 아니라 이전의 부상이나 수술과도 연관이 있다. 이것은 생활 스타일 문제이며 류마티즘처럼 자가면역 관절염 따위의 유전적인 문제가 아니다.

Prone (엎드린)

얼굴을 밑으로 해서 누운 자세.

Proximal (몸쪽)

몸의 중심과 가까운.

Quadruped (네발로)

팔 또는 앞팔과 무릎으로 몸을 받히고 있는.

Release (이완)

근막 수축을 완화하여 연부조직을 느슨하게 유지해 줌 (근막 이완이나 비슷한 전략). 또한 이것은 만성적으로 근막을 잡고 있는 (그립핑) 동작들을 풀거나 없애기 위해서 신경 시스템과 교류하는 능력을 포함한다 (유념 이완; Mindful Release™을 참조).

Spinal Stenosis (척추 협착)

척수가 척추뼈 사이로 달리는 곳인 척추관이 좁아지거나 (협착), 척수에서 말초로 신경뿌리들이 빠져 나오는 부위 주위에서 척추사이관이 좁아짐. 척추 협착은 뿌리 증상을 (무감각, 저림, 또는 전류성 통증 같은 신경−종류 감각) 만들거나 및/또는 사지의 근육 기능에 영향을 줄 수 있다.

Strategy (전략)

특정 반응을 만들기 위한 신경근육 시스템의 조율. 평가의 목적은 자세와 움직임을 위한 개인의 전략을 찾는 것이다. 교정 운동 전략의 목적은 자세와 움직임을 위한 보다 적절하며 효율적인 전략을 개발하도록 개인을 도와서, 기능을 높이고 부상의 잠재력을 줄이는 것이다.

Superficial Myofascial System; SMS (얕은층 근막 시스템)

SMS의 일반적인 역할은 전체적인 (불 −특정) 관절 안정과 움직임을 만든다 (Deep 근막 시스템 참조).

Supine (등을 대고 누운)

얼굴을 위로 해서 누운 자세.

Syndromes (증후군)

연관되어 있는 병적인 징후와 증상들의 집합. 예: 줄어든 힙 동작 범위, 힙 동작 범위 동안 앞쪽 힙 통증, 및 힙 충돌 테스트 동안 깊숙한 힙 통증들이 힙 충돌 증후군의 징후와 증상들이다.

Synergists (협력근)

관절 조절 및/또는 움직임을 제공하기 위해서 함께 일을 하는 근육들 (기능적 협력근을 참조).

System (시스템)

조율된 활동들과 함께하는 구조들의 그룹으로, 인체 내에서 동일한 전체적인 기능을 이루기 위해서 총괄적으로 일을 한다. 예: 신경근육골격 시스템은 신경, 근육 (근막, 인대, 및 연관 결합조직), 및 골격 시스템으로 구성되어 있다. 신경근육 근막 시스템은 총괄적으로 자세, 안정, 및 움직임에 기여를 한다.

참고 문헌
Bibliography

일반 (General)

Andersson, E., Oddsson, L., Grundstrom, H., and Thorstensson, A. 1995. The role of the psoas and iliacus muscles for stability and movement of the lumbar spine, pelvis and hip. *Scandanavian Journal of Medicine and Science in Sports* 5, 10–16.

Barker, K.L., Shamley, D.R., and Jackson, D. 2004. Changes in the cross-sectional area of multifidus and psoas in patients with unilateral back pain. *Spine* 29 (22), E515–E519.

Benz, A., Winkelman, N., Porter, J., and Nimphius, S. 2016. Coaching instructions and cues for enhancing sprint performance. *Strength & Conditioning Journal* 38 (1), 1–11.

Blankenbaker, D.G., Tuite, M.J., Keene, J.S., and Munez del Rio, A. 2012. Labral injuries due to iliopsoas impingement: Can they be diagnosed on MR arthrography? *American Journal of Radiology* 199, 894–900.

Bogduk, N. 2005. *Clinical Anatomy of the Lumbar Spine and Sacrum*, 4th edn. Elsevier: New York.

Bordoni, B. and Marelli, F. 2016. Failed back surgery syndrome: review and new hypotheses. *Journal of Pain Research* 9, 17–22.

Bordoni, B. and Zanier, E. 2013. Anatomic connections of the diaphragm: Influence of respiration on the body system. *Journal of Multidisciplinary Healthcare* 3 (6), 281–291.

Brandenburg, J.B., Kapron, A.L., Wylie, J.D., Wilkinson, B.G., Maak, T.G., Gonzalez, C.D., and Aoki, S.K. 2016. The functional and structural outcomes of arthroscopic iliopsoas release. *American Journal of Sports Medicine* 44 (5), 1286–1291.

Capson, A.C., Nashed, J., and McClean, L. 2011. The Role of lumbopelvic posture in pelvic floor muscle activation in continent women. *Journal of Electromyographic Kinesiology* 21 (1), 166–167.

Carrière, B. 2002. *Fitness for the Pelvic Floor*. Thieme: Stuttgart, Germany.

Casale, M., Sabatino, L., Moffa, A., Capuano, F., Luccarelli, V., Vitali, M., Ribolsi, M., Cicala, M., and Salvinelli, F. 2016. Breathing training on lower esophageal sphincter as a complementary treatment of gastroesophageal reflux disease (GERD): A systematic review. *European Review of Medical and Pharmacological Science* 20 (21), 4547–4552.

Chaitow, L., Bradley, D., and Gilbert, C. 2014. *Recognizing and Treating Breathing Disorders*, 2nd edn. Elsevier: New York.

Cleveland Clinic Foundation 2014. What are vital signs? (<https://my.clevelandclinic.org/health/diagnostics/hic_Vital_Signs> Accessed January 23, 2016).

Dangaria, T.R. and Naesh, O. 1998. Changes in cross-sectional area of psoas major muscle in unilateral sciatica caused by disc herniation. *Spine* 23 (8), 928–931.

Danneels, L.A., Vanderstraeten, G.G., Cambier, D.C., Witvrouw, E.E., and De Cuyper, H.J. 2000. CT imaging of trunk muscles in chronic low back pain patients and healthy control subjects. *European Spine Journal* 9, 266–272.

di Vico, R., Ardigo, L.C., Salernitano, G., Chamari, K., and Pudulo, J. 2013. The acute effect of the tongue position in the mouth on knee isokinetic test performance: A highly surprising pilot study. *Muscles Ligaments Tendons Journal* 3 (4), 318–323.

Dobbs, M.B., Gordon, J.E., Luhmann, S.J., Szymanski, D.A., and Schoenecker, P.L. 2002. Surgical correction of the snapping iliopsoas tendon in adolescents. *American Journal of Bone and Joint Surgery* 84-A (3), 420–424.

Dooley, P.J. 2008. Femoroacetabular impingement syndrome. *Canadian Family Physician* 54, 42–47.

Dostal, W.F., Soderberg, G.L., and Andrews, J.G. 1986. Actions of hip muscles. *Physical Therapy* 66, 351–359.

FitzGordon, J. 2013. *Psoas Release Party!* FitzGordon Method Books: Lexington, KY.

Fortin, M. and Macedo, L.G. 2013. Multifidus and paraspinal muscle group cross-sectional areas of patients with low back pain and control patients: A systematic review with focus on blinding. *Physical Therapy* 93 (7), 873–888.

Franklin, E. 1996. *Dynamic Alignment Through Imagery.* Human Kinetics: Champaign, IL.

Franklin, E. 2004. *Conditioning for Dance: Training for Peak Performance in All Dance Forms.* Human Kinetics: Champaign, IL.

Franklin, E. 2011. *The Psoas: Integrating Your Inner Core.* OPTP: Minneapolis, MN.

Garrison, J.C., Osler, M.T., and Singleton, S.B. 2007. Rehabilitation after arthroscopy of an acetabular labral tear. *North American Journal of Sports Physical Therapy* 2 (4), 241–250.

Gibbons, S.G.T. 2005a. Integrating the psoas major and deep sacral gluteus maximus muscles into the lumbar cylinder model. *Proceedings of "The Spine": World Congress on Manual Therapy.* 7–9th October, Rome, Italy.

Gibbons, S.G.T. 2005b. *Assessment & Rehabilitation of the Stability Function of the Psoas Major and the Deep Sacral Gluteus Maximus Muscles.* Kinetic Control: Ludlow, UK.

Gibbons, S.G.T. 2007. Assessment and rehabilitation of the stability function of psoas major. *Manuelle Therapie* 11, 177–187.

Gibbons, S.G.T., Comerford, M.J., and Emerson, P.L. 2002. Rehabilitation of the stability function of psoas major. *Orthopaedic Division Review*, Jan/Feb, 9–16.

Gildea, J.E., VanDen, H.W., Hides, J.A., and Hodges, P.W. 2015. Trunk dynamics are impaired in ballet dancers with back pain but improve with imagery. *Medicine and Science in Sports and Exercise* 47 (8), 1665–1671.

Gruber, H.E., Rhyne, A.L., Hansen, K.J., Phillips, R.C., Hoelscher, G.L., Ingram, J.A. and Hanley, E.N.Jr. 2015. Deleterious effects of discography radiocontrast solution on human annulus cell in vitro: changes in cell viability, proliferation, and apoptosis in exposed cells. *Spine* 12 (4), 329–335.

Hagins, M., Pietrek, M.D., Sheikhzadeh, A., Nordin, M., and Axen, K. 2004. The effects of breath control on intra-abdominal pressure during lifting tasks. *Spine* 29 (4), 464–469.

Hall, L., Tsao, H., MacDonald, D., Coppieters, M., and Hodges, P.W. 2009. Immediate effects of co-contraction training on motor control of the trunk muscles in people with recurrent low back pain. *Journal of Electromyographic Kinesiology* 19 (5), 763–773.

Hides, J.A. and Stanton, W.R. 2014. Can motor control training lower the risk of injury for professional football players? *Medicine and Science in Sports and Exercise* 46 (4), 762–768.

Hides, J.A., Endicott, T., Mendis, M.D., and Stanton, W.R. 2016. The effect of motor control training on abdominal muscle contraction during simulated weight bearing in elite cricketers. *Physical Therapy in Sport* 20, 26–31.

Hides, J., Stanton, W., McMahon, S., Sims, K., and Richardson, C. 2008, Effect of stabilization training on multifidus muscle cross-sectional area among young elite cricketers with low back pain. *Journal of Orthopaedic & Sports Physical Therapy* 38 (3), 101–112.

Hides, J.A., Stanton, W.R., Mendis, M.D., Gildea, J., and Sexton, M.J. 2012. Effect of motor control training on muscle size and football games missed from injury. *Medicine and Science in Sports and Exercise* 44 (6), 1141–1149.

Hodges, P.W., Cholewicki, J., and van Dieen, J. 2013. *Spinal Control: The Rehabilitation of Back Pain*. Churchill Livingstone Elsevier: Edinburgh, UK.

Hodges, P.W., Sapsford, R., and Pengel, L.H. 2007. Postural and respiratory functions of the pelvic floor muscles. *Neurology Urodynamics* 26 (3), 362–371.

Hodges, P.W., Moseley, G.L., Gabrielsson, A., and Gandevia, S.C. 2003. Experimental muscle pain changes feedforward postural responses of the trunk muscles. *Experimental Brain Research* 151 (2), 262–271.

Hu, H., Meijer, O.G., van Dieen, J.H., Hodges, P.W., Bruijn, S.M., Strijers, R.L., Nanayakkara, W.B., van Royen, B.J., Wu, W.H., and Xia, C. 2011. Is the psoas a hip flexor in the active straight leg raise? *European Spine Journal* 20, 759–765.

Hwang, D.S., Hwang, J.M., Kim, P.S., Rhee, S.M., Park, S.H., Kang, S.Y., and Ha, Y.C. 2015. Arthroscopic treatment of symptomatic internal snapping hip with combined pathologies. *Clinics in Orthopedic Surgery* 7, 158–163.

Kim, J.W., Kang, M.H., and Oh, J.S. 2014. Patients with low back pain demonstrate increased activity of the posterior oblique sling muscle during prone hip extension. *American Academy of Physical Medicine and Rehabilitation* 6, 400–405.

Kim, W.H., Lee, S.H., and Lee, D.Y. 2011. Changes in the cross-sectional area of multifidus and psoas in unilateral sciatic caused by lumbar disc herniation. *Journal of Korean Neurosurgery Society* 50, 201–204.

Koch, L. 1997. *The Psoas Book*, 2nd edn. Guinea Pig Publications: Felton, CA.

Kolar, P. et al. 2013. *Clinical Rehabilitation*. Alena Kobesova: K. Vapence 16, Praha 5.

Kuhlman, G.S. and Domb, B.G. 2009. Hip impingement: Identifying and treating a common cause of hip pain. *American Family Physician* 80 (12), 1429–1434.

Lamoth, C.J.C., Meijer, O.G., Daffertshofer, A., Wuisman, P.I.J.M., and Beek, P.J. 2006. Effects of chronic low back pain on trunk coordination and back muscle activity during walking: Changes in motor control. *European Spine Journal* 15, 23–40.

Lee, D. 2003. *The Thorax: An Integrated Approach*, 2nd edn. Diane G. Lee Physiotherapist Corp: White Rock, BC.

Lee, D. 2012. *The Pelvic Girdle: An Approach to the Examination and Treatment of the Lumbopelvic-hip Region*, 4th edn. Churchill Livingstone: Edinburgh.

Lee, D. and Lee, L.J. 2014. *Treating the Whole Person—The Integrated Systems Model for Pain & Disability*. Course handouts. Vancouver, BC.

Lewis C.A., Sahrmann, S.A., Moran, D.W. 2007. Anterior hip joint forces increases with hip extension, decreased gluteal force, or decreased iliopsoas force. *Journal of Biomechanics* 40, 3725–3731.

Massery, M. 2006. The patient with multi-system impairments affecting breathing mechanics and motor control. In: Frownfelter, D. and Dean, E., eds. *Cardiovascular and Pulmonary Physical Therapy Evidence and Practice*, 4th edn. Mosby & Elsevier Health Sciences: St. Louis, MO.

Mendis, M.D. and Hides, J.A. 2016. Effect of motor control training on hip muscles in elite football players with and without low back pain. *Journal of Science in Medicine and Sport* 19 (11), 866–871.

Michaud, T. 2011. *Human Locomotion*. Newton Biomechanics: Newton, MA.

McGill, S. 2004. *Ultimate Back Fitness and Performance*. Wabuno: Waterloo, Ontario.

McGill, S. 2007. *Low Back Disorders: Evidence-based Prevention and Rehabilitation*, 2nd edn. Human Kinetics: Champaign, IL.

Myers, T.W. 2014. *Anatomy Trains*. Churchill Livingstone: Edinburgh.

Nelson, I.R. and Keene, J.S. 2014. Results of labral-level arthroscopic iliopsoas tenotomies for the treatment of labral impingement. *Arthroscopy* 30 (6), 688–694.

Neumann, D.A. and Garceau, L.R. 2014. A proposed novel function of the psoas minor revealed through cadaver dissection. *Clinical Anatomy* 28 (2), 242–252.

Niemelainen, R., Briand, M.M., and Battie, M.C. 2011. Substantial asymmetry in paraspinal muscle cross-sectional area in healthy adults questions its value as a marker of low back pain and pathology. *Spine* 36 (25), 2152–2157.

Nygaard, I.E., Thompson, F.L., Svengalis, S.L., and Albright, J.P. 1994. Urinary incontinence in elite nulliparous athletes. *Obstetrics Gynecology* 84 (2), 183–187.

Osar, E. 2012. *Corrective Exercise Solutions to Common Hip and Shoulder Dysfunction*. Lotus Publishing: Chichester, UK.

Osar, E. 2015. *Integrative Movement Systems Mastery Series: The Thoracopelvic Canister*. Course handouts. Chicago, IL.

Osar, E. and Bussard, M. 2016. *Functional Anatomy of the Pilates Core*. Lotus Publishing: Chichester, UK.

Paalanne, N. Niinimaki, J., Karppinen, J., Taimela, S., Mutanen, P., Takatalo, J., Korpelainen, R., and Tervonen, O. 2011. Assessment of association between low back pain and paraspinal muscle atrophy using magnetic resonance imaging: a population-based study among young adults. *Spine* 36 (23), 1961–1968.

Page, P., Frank, C.C., and Lardner, R. 2010. *Assessment and Treatment of Muscle Imbalance: the Janda Approach*. Human Kinetics: Champaign, IL.

Penning, L. 2000. Psoas muscle and lumbar spine stability: a concept uniting existing controversies. *European Spine Journal* 9, 577–585.

Penning, L. 2002. Spine stabilization by psoas muscle during walking and running. *European Spine Journal* 11, 89–90.

Ploumis, A., Michailidis, N., Christodoulou, P., Kalaitzoglou, I., Gouvas, G., and Beris, A. Ipsilateral atrophy of paraspinal and psoas muscle in unilateral back pain patients with nonsegmental degenerative disc disease. *British Journal of Radiology* 84 (100), 709–713.

Poswiatia, A., Socha, T., and Opara, J. 2014. Prevalence of stress urinary incontinence in elite female endurance athletes. *Journal of Human Kinetics* 44, 91–96.

Retchford, T.H., Crossley, K.M., Grimaldi, A., Kemp, J.L., Cowan, S.M. 2013. Can local muscles augment stability in the hip? A narrative literature review. *Journal of Musculoskeletal Neuronal Interaction* 13 (1), 1–12.

Richardson, C., Hides, J., and Hodges, P.W. 2004. *Therapeutic Exercise for Lumbopelvic Stabilization: a Motor Control Approach for the Treatment and Prevention of Low Back Pain*, 2nd edn. Churchill Livingstone: Edinburgh.

Sackett, D.L., Rosenburg, W.M.C., Muir Gray, J.A., Haynes, R. B., and Richardson, W.S. 1996. Evidence-based medicine: What it is and what it isn't. *British Medical Journal* 312, 71.

Sahrmann, S. 2002. *Diagnosis and Treatment of Movement Impairment Syndromes*. Mosby: St. Louis, MO.

Sajko, S. and Stuber, K. 2009. Psoas Major: A case report and review of its anatomy, biomechanics, and clinical implications. *Journal of the Canadian Chiropractic Association* 53 (4), 311–318.

Salata, M.J., Gibbs, A.E., and Sekiya, J.K. 2010. A systemic reviw of clinical outcomes in patients undergoing meniscectomy. *American Journal of Sports Medicine* 38 (9), 1907–1916.

Sapsford, R.R., Richardson, C.A., Maher, C.F., and Hodges, P.W. 2008. Pelvic floor muscle activity in different sitting postures in continent and incontinent women. *Archives of Physical Medicine and Rehabilitation* 89 (9), 1741–1747.

Sapsford, R.R., Hodges, P.W., Richardson, C.A., Cooper, D.H., Markwell, S.J., and Jull, G.A. 2001. Co-activation of the abdominal and pelvic floor muscles during voluntary exercises. *Neurologic Urodynamics* 20 (1), 31–42.

Saragiotto, B.T., Maher, C.G., Yamato, T.P., Costa, L.O., Menezes Costa, L.C., Ostelo, R.W., and Macedo, L.G. 2016. Motor control exercise for chronic non-specific low-back pain. *Cochrane Database Systemic Review* 41 (16), 1284–1291.

Schuster, C., Hilfiker, R., Amft, O., Schneidhauer, A., Andrews, B., Butler, J., Kischka, U., and Ettlin, T. 2011. Best practice for motor imagery: A systematic literature review on motor imagery training elements in five different disciplines. *British Medical Journal* 9 (75), 1–35.

Seongho, K., Hyungguen, K., and Jaeyeop, C. 2014. Effects of spinal stabilization exercise on the cross-sectional areas of the lumbar multifidus and psoas major muscles, pain intensity, and lumbar muscle strength of patients with degenerative disc disease. *Journal of Physical Therapy Science* 26 (4), 579–582.

Smith, D. 2004. Female pelvic floor health. *Journal of Wound Ostomy and Continence Nursing* 31 (3), 137.

Smith, M.D., Coppieters, M.W., and Hodges, P.W. 2008. Is balance different in women with and without stress urinary incontinence? *Neurologic Urodynamics* 27 (1), 71–78.

Stecco C. 2015. *Functional Atlas of the Human Fascial System*. Churchill Livingstone, Elsevier: New York.

Steffens, D., Maher, C.G., Pereira, L.S., Stevens, M.L., Oliveira, V.C., Chapple, M., Teixeira-Salmela, L.F., and Hancock, M.J. 2016. Prevention of low back pain: A systematic review and meta-analysis. *Journal of the American Medical Association Internal Medicine* 11, 1–10.

Sullivan, M.S. 1989. Back support mechanisms during manual lifting. *Physical Therapy* 69, 38–45.

Taylor, G.R. and Clarke, N.M.P. 1995. Surgical release of the "snapping hip tendon." *The Journal of Bone and Joint Surgery* 77-B, 881–883.

Tsao, H. and Hodges, P.W. 2007. Immediate changes in feedforward postural adjustments following voluntary motor training. *Experimental Brain Research* 181 (4), 537–546.

Tsao, H. and Hodges, P.W. 2008. Persistence of improvements in postural strategies following motor control training in people with recurrent low back pain. *Journal of Electromyographic Kinesiology* 18 (4), 559–567.

Thyssen, H.H., Clevin, L., Olesen, S., and Lose, G. 2002. Urinary incontinence in elite female athletes and dancers. *International Urogynecology Journal* 13 (1), 15–17.

Umphred, D.A. 2007. *Neurological Rehabilitation*, 5th edn. Mosby Elsevier: St. Louis, MO.

Vleeming, A. 2012. *Understanding the diagnostics and treatment of the lumbopelvic spine*. Course handouts. Chicago, IL.

Vostatek, P., Novák, D., Rychnovský, T., and Rychnovská, S. 2013. Diaphragm postural function analysis using magnetic resonance imaging. *PLOS ONE* 8 (3), 1–13.

Yazbek, P.M., Ovanessian, V., Martin, R.L., and Fukuda, T.Y. 2011. Nonsurgical treatment of acetabular labrum tears: A case series. *Journal of Orthopedic and Sports Physical Therapy* 41 (5), 346–353.

Yoon, T.L., Kim, K.S., Cynn, and H.S. 2014. Slow expiration reduces sternocleidomastoid activity and increases transversus abdominis and internal oblique muscle activity during abdominal curl-up. *Journal of Electromyographic Kinesiology* 24 (2), 228–232.

근육 도수 테스트 (Manual Muscle Testing)

Beardall, A.G. 1982. *Clinical Kinesiology Instruction Manual*. A.G. Beardall, D.C., Lake: Oswego, OR.

Beardall, A.G. 1983. *Clinical Kinesiology Vol IV: Muscles of the Upper Extremities, Shoulder, Forearm, and Hand.* Lake Oswego, OR.

Beardall, A.G. 1985. *Clinical Kinesiology Vol V: Muscles of the Lower Extremities, Calf, and Foot.* Lake Oswego, OR.

Beardall, A.G. and Beardall C.A. 2006a. *Clinical Kinesiology Vol I: Low Back and Abdomen.* Woodburn, OR.

Beardall, A.G. and Beardall C.A.: 2006b. *Clinical Kinesiology Vol II: Pelvis and Thigh.* Woodburn, OR.

Beardall, A.G. and Beardall C.A.: 2006c. *Clinical Kinesiology Vol III: TMJ, Hyoid, and Other Cervical Muscles and Cranial Manipulation.* Woodburn, OR.

Buhler, C. 2004. *The Evaluation and Treatment of Low Back & Abdomen.* Course handouts. Kaysville, UT.

Frost, R. 2002. *Applied Kinesiology: A Training Manual and Reference Book of Basic Principles and Practice.* North Atlantic: Berkeley, CA.

Kendall, F.P., McCreary, E.K., Provance, P.G., Rodgers, M.M., and Romani, W.A. 2005. *Muscles: Testing and Function with Posture and Pain*, 5th edn. Lippincott Williams & Wilkins: Baltimore, MD.

Walther, D.S. 2000. *Applied Kinesiology: Synopsis*, 2nd edn. Systems DC: Pueblo, CO.

찾아보기
Index